国医大师刘柏龄简介

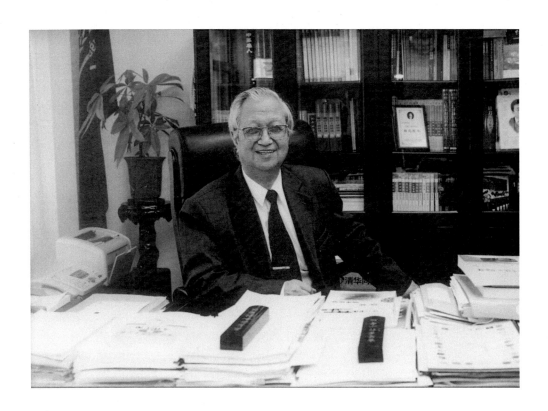

刘柏龄，出生于中医世家，国医大师，吉林省终身教授，硕士、博士研究生导师，全国第一批至第五批名老中医药专家学术经验继承工作指导老师；全国名老中医药专家传承工作室、全国级中医流派工作室——"天池伤科流派"主要创建、传承人。

现兼任世界中医骨科联合会资深主席，受聘为中国中医科学院客座研究员等。首届世界手法医学与传统疗法资深大师，是"20世纪中国接骨学最高成就奖"及"华佗金像奖"和"吉林英才"奖章获得者，中华中医药学会授予"国医楷模"称号及"首届中医药传承特别贡献奖"和"成就奖"，国家中医药管理局授予"全国继承工作优秀指导老师"荣誉称号。

刘柏龄崇尚"肾主骨"理论，提出"治肾亦即治骨"的学术思想，成为当代的"补肾学派"。刘老从医60余年，获长春科技发明一等奖1项，国家中医药管理局科技进步奖三等奖1项，吉林省科技进步奖一等奖1项、二等奖1项、三等奖3项，吉林省高等院校教育技术成果二等奖1项。

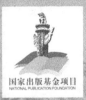

国家出版基金项目
NATIONAL PUBLICATION FOUNDATION

"十二五"国家重点图书出版规划项目

国医大师临床研究

中华中医药学会 组织编写

刘柏龄 脊柱病学

闻辉
赵长伟
主编

天池伤科
医学丛书

赵文海
冷向阳
总主编

科学出版社
北京

内 容 简 介

本书是"十二五"国家重点图书出版规划项目《国医大师临床研究·天池伤科医学丛书》分册之一，获得国家出版基金项目资助。本书内容共分为10章，详细介绍了天池骨伤科流派渊源、发展以及第三代传承人国医大师刘柏龄教授的学术思想；选取脊柱疾病临证中有诊疗特色和良好疗效的疾病进行论述，在每个疾病中，均附有国医大师刘柏龄临证医案。天池伤科学派历史悠久，向上可追溯到清代，为北方具有代表性的骨伤学派，在全国具有重要的学术影响力，第三代传承人国医大师刘柏龄教授与第四代传承人中华骨伤名师赵文海教授，秉承"肾主骨理论"指导临床，尤其在脊柱疾病的诊疗上，具有较高的造诣。

本书可供中医临床、科研人员使用。

图书在版编目(CIP)数据

刘柏龄脊柱病学／闻辉，赵长伟主编.—北京：科学出版社，2015.12
（国医大师临床研究·天池伤科医学丛书）

国家出版基金项目·"十二五"国家重点图书出版规划项目

ISBN 978-7-03-046528-3

Ⅰ.①刘…　Ⅱ.①闻…②赵…　Ⅲ.①脊椎病–中医学–临床医学–经验–中国　Ⅳ.①R274.915

中国版本图书馆CIP数据核字（2015）第285568号

责任编辑：郭海燕／责任校对：桂伟利
责任印制：李　彤／封面设计：黄华斌　陈　敬

科学出版社 出版
北京东黄城根北街16号
邮政编码：100717
http://www.sciencep.com

北京虎彩文化传播有限公司 印刷
科学出版社发行　各地新华书店经销
*

2016年1月第 一 版　开本：787×1092　1/16
2022年7月第四次印刷　印张：16 1/2　插页：1
字数：437 000
定价：88.00元
（如有印装质量问题，我社负责调换）

《国医大师临床研究》丛书编辑委员会

《天池伤科医学丛书》编委会

主　　审　　刘柏龄

总 主 编　　赵文海　冷向阳

副总主编　　闻　辉　赵长伟　李振华　刘钟华

　　　　　　刘　茜　黄丹奇

编　　委　　(以下按姓氏笔画排序)

　　　　　　于　栋　弓国华　王旭凯　尹宏兵

　　　　　　闫秀宝　李成刚　李建安　李绍军

　　　　　　崔镇海　谭　贺　潘贵超

《刘柏龄脊柱病学》编者名单

主　　编　　闻　辉　赵长伟

副 主 编　　刘　茜　刘钟华　李振华　尹宏兵

　　　　　　谭　贺

编　　者　　(以下按姓氏笔画排序)

　　　　　　王旭凯　尹燕红　邓　伟　庄世伟

　　　　　　杨春辉　李向欣　李绍军　李　海

　　　　　　张雄波　陈　蕾　周晓玲　龚　庆

　　　　　　崔镇海　潘其鹏　魏延冕

《国医大师临床研究》丛书序

2009年6月19日，人力资源和社会保障部、卫生部和国家中医药管理局在京联合举办了首届"国医大师"表彰暨座谈会。30位从事中医临床工作（包括民族医药）的老专家获得了"国医大师"荣誉称号。这是新中国成立以来，中国政府部门第一次在全国范围内评选国家级中医大师。国医大师是我国中医药事业发展宝贵的智力资源和知识财富，在中医药的继承创新中发挥着不可替代的重要作用。将他们的学术思想、临床经验、医德医风传承下来，并不断加以发展创新，发扬光大，是继承发展中医药学，培养造就高层次中医药人才，提升中医药软实力与核心竞争力的重要途径。

为了弘扬中华民族文化，广泛传播和充分利用中医药文化资源，满足中医药人才队伍建设的需要；进一步完善中医药传承制度，将国医大师的学术思想、经验、技能更好地发扬光大。科学出版社精心组织策划了"国医大师临床研究"丛书的选题项目，这个选题首先被新闻出版总署批准为"十二五"国家重点图书出版规划项目，后经科学出版社遴选后申报国家出版基金项目，并在2012年获得了基金的支持。这是国家重视中医药事业发展的重要体现，同时也为中医药学术传承提供良好契机。国家出版基金是国家重大常设基金，是继国家自然科学基金、国家社会科学基金之后的第三大基金，旨在资助"突出体现国家意志，着力打造传世精品"的重大出版工程，在"弘扬中华文化，建设中华民族共有精神家园"方面与中医药事业有着本质和天然的相通性。国家出版基金设立六年以来，对中医药事业给予了持续的关注和支持。

作为我国成立最早、规模最大的中医药学术团体，中华中医药学会长期以来为弘扬优秀民族医药文化、促进中医药科学技术的繁荣、发展、普及推广发挥了重要作用。本丛书编辑出版工作得到了中华中医药学会大力支持。国家卫生和计划生育委员会副主任、国家中医药管理局局长、中华中医药学会会长王国强亲自出任丛书主编。

作为中国最大的综合性科技出版机构，60年来科学出版社为中国科技优秀成果的传播发挥了重要作用。科学出版社为本丛书的策划立项、稿件组织、编辑出版倾注了大量心血，为丛书高水平出版起到重要保障作用。

本丛书同时还得到了各位国医大师及国医大师传承工作室和所在单位的大力支持，并得到各位中医药界院士的支持。在此，一并表示感谢！

本丛书从重要论著、临床经验等方面对国医大师临床经验发掘整理，涵盖了中医原创思维与个性诊疗经验两个方面。并专设《国医大师临床研究概览》分册，总括国医大师临床研究成果，从成才之路、治学方法、学术思想、技术经验、科研成果、学术传承等方面疏理国医大师临床经验和传承研究情况。这既是对国医大师临床研究成果的概览，又是研究国医大师临床经验的文献通鉴，具有永久的收藏和使用价值。

文以载道，以道育人。丛书将带您走进"国医大师"的学术殿堂，领略他们深邃的理论造诣，卓越的学术成就，精湛的临床经验；丛书愿带您开启中医药文化传承创新的智慧之门。

《国医大师临床研究》丛书编辑委员会

2013 年 5 月

《天池伤科医学丛书》总前言

　　中医骨伤科为中国中医药的重要组成部分，为一门实践性较强的学科。天池伤科流派是以雄伟、奇丽风光而闻名海内外的长白山天池命名，其地域蕴含着丰富中药材资源，造就了名医大家成才的必要条件。

　　天池伤科流派是北方地域，亦是满、汉族医药形成、发展的代表之一。国医大师刘柏龄教授是其标志性的传承人，其曾祖刘德玉老先生以仁善的医德、精湛的医术，于清代在现今的吉林省扶余县三岔河镇悬壶济世而远近闻名；刘德玉先生逝世后，刘德玉先生的次子刘秉衡子承父业；因当时战乱频争，创伤及战伤病人就诊者较多，刘秉衡专攻正骨科，其整骨手法、理伤方药闻名于扶余地区，乃至周近市县，救治了大量的骨伤病人。刘柏龄教授作为天池伤科流派第三代传承人，自幼随叔父刘秉衡先生学习医术、治伤手法，且成为当地小有名气的骨伤科医生，为深造学习，精益求精，于1955年考入吉林省中医进修学校，亦即现长春中医药大学的前身，成为吉林省第一批中医进修学员。经几十年从事骨伤科临床、教学及科研工作，刘柏龄承家学而集众长，其医术精湛，学术贡献卓著，终成一代大家，为我国中医骨伤学界的代表人物之一。

　　《国医大师临床研究·天池伤科医学丛书》，将天池伤科标志性传人刘柏龄理伤治骨的精华均融入其中，充分地体现了"辨病与辨证、手法与药物并重"。《刘柏龄骨科学术思想传承》、《刘柏龄脊柱病学》、《刘柏龄医案集》、《中医骨伤科学》等。囊括国医大师刘柏龄教授成长历程，天池伤科流派的发展历史，及标志性传承人在继承与发扬的过程中，不断创新与开拓。展现了"治肾亦即治骨"的学术思想，主张"肾主骨"，理论指导临床。充分说明了手法在骨伤科的重要性，并将天池伤科流派的特色展现得淋漓尽致。

　　本套丛书集中了天池伤科标志传人、国医大师刘柏龄教授及几代传人毕生所学和临床经验之精华，充分体现"识伤体现望、闻、问、切之理，施法囊括辨证施治之机"的特点。

　　本套丛书编写过程中，得到各位编委的大力支持与协助，我们深表感谢；由于作者较多，涉及内容广泛，编写难度较大，虽经努力收集整理，但难免仍有不足，挂一漏万，难达完美。恳请读者、同道多提出宝贵意见，批评指正。

赵文海

2015 年 12 月 15 日

目　录

第一章　刘柏龄学术思想

第一节　刘柏龄简介

　　刘柏龄（1927~）祖籍山东莱州府昌邑县（今昌邑市）。迁来东北已有200多年的历史，祖辈皆以医为业。刘柏龄出生于吉林省扶余县三岔河镇一个中医正骨世家。其祖父刘德玉是刘氏正骨第三代传人，叔父刘秉衡为刘氏正骨第四代传人，刘柏龄为刘氏正骨第五代传人。刘柏龄自幼受祖辈医学业绩的影响，耳闻目睹骨伤患者的痛苦及康复后的喜悦，他幼小心灵深处埋下了一颗将来要继承祖业、立志做一名治病救人的好医生的决心。由于先天的悟性和酷爱医学的追求，从五岁起就随祖父学习，背诵《四百味》、《药性赋》、《汤头歌诀》，八岁读初小和高小期间祖父病故，刘柏龄即跟随叔父继续学习中医医学入门书籍，如《濒湖脉学》等。16岁毕业于伪满新京（长春）国民高等学校，嗣后即投身到叔父刘秉衡老中医身边继续学习中医基础理论，边学习边临床实践，边接受刘氏正骨手法之真传。1946年即悬壶于三岔河镇，专事骨伤科。1948年他率先参加了中医联合诊所。1951年县人民政府把他调到扶余县第十八区（即现在三岔河镇）人民卫生所（今扶余县人民医院前身），成为当地一名年轻有为的医生。1955年就学于吉林省中医进修学校，毕业后留校任教。1958年长春中医学院成立，被学院选送到北京培养深造。在北京中医学院（现更名为北京中医药大学）学习期间深得全国名老中医任应秋、秦伯未、宋向元、董建华、刘寿山等老一辈恩师的精心指导和深情教诲。

　　刘柏龄教授现为国医大师、全国首届"中医骨伤名师"、吉林省中医终身教授，长春中医药大学附属医院（吉林省中医院）主任医师、博士生导师，国家500名名老中医之一，全国第一、二、三、四、五批继承老中医药专家学术经验指导老师。并被美国国际中医药学院授予荣誉博士、黑龙江中医药大学博士生导师、中华中医药学会终身理事；中国中医科学院客座研究员；广东省中医院、广州中医药大学第二临床学院继承国家名老中医学术经验指导老师；广东省佛山市中医院骨伤科医学顾问、主任导师；河南省洛阳正骨医院继承国家名老中医学术经验指导老师；吉林省"真中医"人才培养工程第一批老中医药专家学术经验项目指导老师。曾兼任中华中医药学会骨伤科分会副会长兼学术部长、世界中医药学会联合会骨伤科专业委员会顾问、全国高等中医院校骨伤教育研究会常务副会长兼骨病学委员会主任委员、中国骨伤外固定学会副理事长、中华骨伤医学会终身荣誉会长、世界中医骨科联合会资深主席、世界骨伤专家协会副主席、国际华佗中医学院教授兼副院长、美国世界健康组织协会常务理事、吉林省中医药学会顾问。《中国中医骨伤科》杂志编委会副主任委员、《中医正骨》杂志编委会副主委兼副总编、《中国骨伤》杂志编委会顾问。中国普通高等教育中医药类规划教材编审委员会委员等。

　　刘柏龄教授1992年起享受国务院政府特殊津贴，他是"20世纪中国接骨学最高成就奖"（吴阶平副委员长颁发全国九名中西医获奖专家之一）及"全国华佗金像奖"和"吉林英才"奖章获得者。中华中医药学会授予"国医楷模"称号及"首届中医药传承特别贡献奖"和"成就奖"，国家中医药管理局授予"全国老中医药专家学术经验继承工作优秀指导老师"荣誉称号。他还是吉林省先进科技工作者（1983 年）、省优秀科技人员（1987 年）、省医药先进科技工作者（1996 年）、全国杰出科技人才（1997 年）、当代华佗医学教育家（1998 年金杯奖）、跨世纪骨伤医学杰出人才（2001 年金杯奖）、世纪骨伤杰出人才（2004 年环球金杯奖）及吉林省和长春市资深名医，获中华中医药学会"国医楷模"荣誉称号（2006 年）、获中国人才研究会骨伤人才分会、全国高等中医院校骨伤研究会、世界骨伤专家协会、世界杰出人才学会"中华骨伤医学大师"称号（2009 年）、评为第二届"国医大师"（2014 年）。

刘柏龄教授从医 60 余年取得较多的科研成果和奖励：①治疗骨质增生、骨质疏松的"骨质增生丸"的研究，获长春发明与革新一等奖（1987 年），该项研究于 1991 年获吉林省科技进步一等奖、1992 年获国家中医药管理局科技进步三等奖；②治疗风湿、类风湿关节炎的"风湿福音丸"获吉林省科技进步三等奖（1987 年）；③治疗骨质疏松的"健骨宝胶囊"获省科技进步三等奖（1999 年）；④治疗颈肩腰腿痛的"壮骨伸筋胶囊"获吉林省科技进步二等奖（2000 年）；⑤治疗股骨头缺血性坏死的"复肢胶丸"获省科技进步三等奖（2003 年）；⑥刘柏龄"二步十法"治疗腰椎间盘突出症的研究（DVD 光盘）获吉林省高等院校教育技术成果二等奖（2004 年）；⑦"刘柏龄治疗腰病手法"获优秀卫生部医学视听教材及 CAI 课件奖一等奖（2006 年）；⑧治疗软组织伤痛及风湿骨病的"汉热垫"（具有理疗与药物治疗的双重效果）的研究获省科研成果二等奖（1986 年）；⑨治疗软痛与风湿骨病的"药柱灸"的研究，1991 年通过省级科研成果鉴定，并转让吉林市灸疗厂批量生产。

刘柏龄教授以继承先贤、启迪后学为己任，半个世纪笔耕不辍，他在诊疗之余、教学之暇，致力于理论著作和实践经验总结，刘柏龄教授在国内外学术刊物上，发表学术论文 50 余篇，著（7 部），主编（10 部，包括高校教材 4 部），参编、编委（6 部，包括高校教材 3 部、丛书 3 部），出版学术著作共 23 部，为临证诊疗提供了系统的理论和实践技术，其骨伤科手法治疗亦形成了北派手法的独特风格，在全国范围内得到公认与应用。

第二节　刘柏龄学术思想

刘柏龄教授从事临床医疗工作 60 年，做医学教育和科学研究工作 50 年。在长期的临床、教学、科研实践中善于总结、博采众长、融贯古今，积累了丰富的临床、教学、科研经验，临证时提倡辨证施治，亦药、亦法，因人制宜，建立了独特诊疗平台，在继承前人的基础上逐步形成了具有自己的特色和治疗风格，在学术上推崇"肾主骨"的理论，临床中贯彻"补肾亦即治骨"的原则，形成了自己的思想体系。

一、在中医骨科的理论上倡导"肾主骨"学说

肾位于腰部，脊柱两侧，左右各一。肾主藏精，主水液、主纳气，为人体脏腑阴阳之本，生命之源，称为先天之本。肾与骨的生长发育密切相关。《素问·上古天真论》："女子七岁，肾气盛，齿更发长……三七肾气平均，故真牙生而长极；四七，筋骨坚，发长极，身体盛壮……丈夫八岁，肾气实，发长齿更……三八，肾气平均，筋骨劲强，故真牙生而长极；四八，筋骨隆盛，肌肉满壮；五八，肾气衰，发堕齿槁……七八，肝气衰，筋不能动；八八，天癸竭，精少，肾脏衰，形体皆极，则齿发去。"说明了肾与生长发育的密不可分的关系。《灵枢·本神篇》："肾藏精。"《素问·宣明五气篇》："肾主骨。"《素问·六节藏象论》"肾者……其充在骨。"《素问·五脏生成论》："肾之合骨也。"《素问·阴阳应象大论》："肾生骨髓，其体在骨。"说明肾藏精，精

生髓，髓养骨，所以骨的生长、发育、修复均须依赖肾精的滋养。如果肾精不足，髓不能养骨，则骨的生长、发育、修复就会出现障碍。唐代孙思邈认为补肾药能长骨髓，在治疗骨伤科疾病时多用补肾药；蔺道人在治疗骨伤的系列药中亦多有补肾药。元代《外科集验方》中提出了"肾实则骨有生气"的论点，发展了《黄帝内经》（简称《内经》）的理论，在治疗上力主补肾治疗骨伤科疾病。刘老在继承《内经》及总结前人的理论基础上，结合现代疾病的特点，创制了治疗骨伤科疾病的一系列方法和药物。

二、在中医骨科临证上强调"治肾亦即治骨"的学术思想

刘柏龄教授从事临床医疗工作 60 年余，深研古代医籍，重视现代科技。在继承师门学术思想的基础上，注重汲取前贤之精华，对《黄帝内经》、《伤寒杂病论》、《医宗金鉴》等经典著作仔细研读，体会颇深。在实践中，首先他初步确立了"治肾亦即治骨"的学术思想。这是因为"肾主骨、生髓，髓充则能健骨"的理论为指导提出的。《素问·宣明五气篇》云："肾主骨。"《灵枢·本神》云："肾藏精。"《素问·六节藏象论》云："肾者……其充在骨。"《素问·阴阳应象大论》云："肾生骨髓……在体为骨。"肾藏精，精生髓，髓养骨，所以骨的生长、发育、修复，均须依赖肾藏精气的滋养和推动。临床上肾的精气不足可见小儿的骨软无力，囟门迟闭，以及某些骨骼的发育畸形；对成人而言，肾精不足，骨髓空虚，不能养骨，易致下肢痿弱而行动困难，或骨质疏松、脆弱，易于骨折等。《诸病源候论》云："肾主腰脚"，"劳损于肾，动伤经络，又为风冷所侵，气血搏击，故腰痛也"。《医宗必读》认为腰痛的病因："有寒、有湿、有风热、有挫闪、有瘀血、有滞气、有积痰，皆标也，肾虚其本也"。所以肾虚者，易患腰部扭闪和劳损等，而出现腰酸背痛、腰脊活动受限等症状。又如骨伤折断，必内动于肾，因肾生精髓，故骨折后如肾精不足，则无以养骨，骨折难以愈合。临床治疗时，必须用补肾之法，以续骨、接骨。"治肾亦即治骨"也。

20 世纪 60 年代，他对"肾主骨"和"治肾亦即治骨"的理论，作了深入研讨。他认为保养肾的精气，是抵御病邪，防治骨病、骨折，延缓衰老的重要措施。如女子七七、男子八八以后，肾脏衰、精少、筋骨、肌肉得不到很好的濡养，因而形体皆极，骨质脆弱，易发生骨折，且折后愈合较慢。临床上女性绝经后发生骨质疏松、男性好发骨质疏松的年龄与《素问·上古天真论》所述"男不过尽八八，女不过尽七七，而天地之精气皆竭矣"的年龄段相吻合。因此，早期调养，保精气，壮筋骨，对防治老年"骨属屈伸不利"和骨折等病患是非常重要的。

（一）骨质增生病的防治

刘老认为该病好发于中老年人，以肾气虚等内在因素为根本，以小外伤的积累为诱因。于 20 世纪 60 年代研制出骨质增生丸，并根据不同情况进行施治。

（1）颈椎肥大性脊椎病，也称颈椎肥大性脊椎炎，包括在广义的颈椎病范畴。该病又因肾虚颈部劳损、外伤等导致椎间软骨盘退行性变、椎间隙变窄、椎体前后缘处骨质增生。临床表现：颈部不适，僵硬，发板或酸痛，严重者可引起神经根的刺激症状，出现肩臂痛，手指麻木，或手部肌肉萎缩。

治疗以补肾通经络、止麻痛为主。方用：熟地黄、鸡血藤、骨碎补、丹参、泽兰叶、红花、桂枝、姜黄、天麻、葛根、当归、川芎等药水煎服。配用：透骨草、威灵仙、五加皮、炙川乌、炙草乌、半夏、山楂、乌梅、细辛、红花等药为粗末装布袋内扎口，放水盆内熬沸后熨腾颈部、肩部，每次一小时以上，每日 2~3 次。

（2）增生性脊椎炎，又称肥大性或退行性脊椎炎，是一种常见的慢性腰背痛病。引起该病的

主要原因是肾虚不能化精生髓而充骨，致使骨本身发生退变。

治疗以健肾壮腰为主，首选骨质增生丸，或用壮腰健肾丸、健步虎潜丸等。兼风寒湿者，配用独活寄生汤。兼外伤有瘀者，用补肾活血汤或身痛逐瘀汤。亦可外用熨腾药治之。

（3）增生性关节炎，又称骨关节炎。治疗宜补肾、壮骨、舒筋。首选骨质增生丸或服健步虎潜丸。局部用熨腾药。兼外伤者配用活血汤或身痛逐瘀汤。

注意预防该病的发生与发展，该病的预防甚为重要：颈椎：晚婚节育，防止肾气早衰，预防颈部的过度疲劳及外伤。不宜睡高枕。腰椎：防止房劳伤肾；防止腰背外伤及劳损，纠正不正确的劳动姿势；坚持经常性腰背肌锻炼。关节：防止骨关节损伤，防止膝关节、踝关节因长期负重而劳损；避免作业环境潮湿和持续性震动；及时治疗外伤，注意休息；坚持体育锻炼，增强关节灵活性与抗损伤、抗病能力。骨质增生是中老年人的一种常见病，这是因为人们随年龄的增长，骨关节发生退行性变，是人体衰老的必然结果。新陈代谢是生命的一个基本特征，衰老是客观规律，是不可避免的，但它能像人的寿命可以延长一样，这种退变也是可以推迟发生的。人的衰老主要是肾气衰。因为肾为先天之本。是人体生命活动的动力源泉。肾主骨生髓，肾精不足则齿摇发堕，腰膝酸软无力，生命活动逐渐低下。因此，预防退行性变乃致衰老的关键在于防止肾气早衰。适当的药物治疗和体育锻炼是很重要的。

刘老认为预防和治疗骨质增生应首选补肾精、健脾胃、通经络、活气血的药物，不可大量或长期应用抗风湿药物或酒剂，认为这类药物不仅能损及阴阳而且还有戕伐胃气之弊，不但不能抗衰老，反而会加速衰老。至于体育锻炼，刘老认为应采取适当的锻炼方式，如太极拳、广播体操。身体欠佳者可以户外散步或适当活动关节。不论身体状况如何，中老年人都不宜跑步锻炼，以免顿挫损伤关节，锻炼必须循序渐进，轻柔适度，不宜操之过急，更不能间断，要坚持经常，久而久之，自见功效。

值得一提的是，刘老遵照《内经》所说"三八肾气平均，筋骨劲强，四八筋骨隆盛，肌肉满壮，五八肾气衰，发堕齿槁"，又说"腰者，肾之府，转摇不能，肾将惫矣……骨者，髓之府，不能久立，行将振掉，骨将惫矣"的论述。体会到肾与骨、骨与髓内在的生理、病理变化，充分地揭示了由骨质增生而引起的腰腿痛的内在因素是由肾气虚不能生髓充骨而致骨的退变——骨质增生。他紧紧抓住这一机理，经过反复医疗实践，从多次成功的经验和失败的教训中，摸索出对该病的治疗规律和治疗骨质增生的"骨质增生丸"处方，这样使"骨质增生"从"不治"向可治方面转化，前进了一步。

骨质增生丸由熟地黄、肉苁蓉、淫羊藿、骨碎补、鹿衔草等七味药组成，制成浓缩丸剂。

为进一步探索骨质增生丸的作用机理，我院（即长春中医药大学）药理研究室，用骨质增生丸复方和各单味药的水醇法提取液进行了动物（大鼠）实验研究。实验结果表明：①复方和单味药中熟地黄、肉苁蓉具有抑制肉芽囊的增生和渗出作用；②有一定的镇痛效应；③其抑制增生的作用，可能是由于刺激垂体-肾上腺皮质系统释放肾上腺糖皮质激素的结果。该药经省科委、省卫生厅主持科研成果鉴定，专家们认为：属国内首创，具有国内领先水平。骨质增生丸从20世纪60年代至现在，已应用半个多世纪，共治疗骨质增生患者10万多例，取得较好疗效，总有效率在90%以上，从而填补了治疗骨质增生病的国内外空白。应用到现在，其疗效不减，信誉不减，销量不减，该药已纳入《中华人民共和国药典》（简称《药典》），目前国内很多药厂均在批量生产。

该成果1987年获长春发明一等奖、1991年获吉林省科技进步一等奖、1992年获国家中医药管理局科技进步三等奖。

（二）颈腰椎病的治疗

颈腰椎病是临床常见病及多发病，其发病原因多为年老体弱，肝肾不足，颈腰部筋脉失养；

或长期颈腰部慢性劳损，致使颈腰部经络阻滞，血流不畅；以及素体虚弱，气血不足，腠理不固，外邪滞留经脉，气血运行不畅，而致该病。在长期的临床实践中，研制出治疗颈、肩、腰腿痛新药"壮骨伸筋胶囊"（通化金马药业公司生产），此药获得 2000 年获吉林省科技进步二等奖、2003 年获中华中医药学会科学技术三等奖。

三、坚持中医基本理论，独创具有特色的治疗手法

中医骨伤科经过几千年的临床实践，形成了独特的手法治疗体系，可谓流派纷呈，各具特色，刘老深明经旨，对《内经》提出的按摩、导引等治法领悟颇深，他认为手法治疗疾病，是先贤们在与疾病长期斗争中总结出来的宝贵经验，应当继承与发扬。刘老从医 60 年，在骨伤科医疗实践中，自创了多种风格独特、疗效卓越的理筋手法，在我国北方独树一帜。其手法的特点是"重而不滞，轻而不浮，稳而见准；法之所施，使患者不感觉痛苦"。

（一）刘氏手法三个施术阶段的内容与意义

（1）第一阶段：为准备阶段，一方面运用手法为进行治疗作准备。它具有镇痛、解痉、散瘀活血、放松紧张肌肉的作用。使手法在肌肉舒松的情况下，得以顺利地进行，以达到满意的治疗效果。另一方面也是使患者的肢体具有一个适应过程。如轻度按摩法（或叫抚摩法）深度按摩法（或称推摩法），以及滚、擦、揉法等。

（2）第二阶段：是解决疾病的主要矛盾阶段，即应用手法治疗各种软组织损伤（筋伤），以达到理顺筋络、调和营卫、通经活血、矫正畸形等治疗目的。

（3）第三阶段：是在理筋手法操作之后，患者往往有一个刺激反应过程，特别是使用较重、较猛手法解决主要矛盾以后，还可能或有筋骨间微有错落不合缝者，是伤虽平，而气血流行未畅，用叩击、揉按、摇晃、运展等手法，使紧张的肢节放松，进而推动气血的运行，是手法结束、整理收功的最后一步。

总之，理筋手法的应用是由轻到重，再由重到轻，循序渐进的治疗过程。

（二）刘氏"二步十法"治疗腰椎间盘突出症

1. 手法和步骤（二步十法）

第一步：运用按、压、揉、推、滚五个轻手法。

A. 按法：患者俯卧按摩床上，术者立其身旁，以双手的拇指掌面侧自患者的上背部沿脊柱两旁足太阳膀胱经之第二条经线，自上而下地按摩至腰骶部，连续三次。

B. 压法：术者两手交叉，右手在上，左手在下，以手掌自第一胸椎开始，沿棘突（即督脉）向下按压至腰骶部，左手于按压中稍向足侧用力，连续三次。

C. 揉法：术者单手张开虎口，拇指与中指分别置于两则肾俞穴。轻轻颤动，逐渐用力。

D. 推法：术者以两手大鱼际自腰部中线向左右两侧分推。

E. 滚法：术者用手背或掌指关节的突出部，着于皮肤上，于背部足太阳膀胱经两条经线及督脉，自上而下地滚动（腰部着力，直至患侧下肢足部）反复三次。

第二步：运用摇、抖、搬、盘、运五个重手法。

A. 摇法：术者将双手掌置于患者腰臀部，推摇患者身躯，使之左右摇摆，连续数次。

B. 抖法：术者立于患者足侧，以双手握住患者双踝，用力牵伸与上下抖动，将患者身躯抖起呈波浪形动作，连续三次。

C. 搬法：分俯卧搬与侧卧搬。

俯卧搬腿法：术者以一手按住患者第3、4腰椎，另手托患者对侧膝关节部，使关节后伸至一定程度，双手同时相对交错用力，恰当时可听得弹响声，左右各做一次。

俯卧搬肩法：术者一手按压患者第4、5腰椎，另手搬起对侧肩部，双手同时交错用力，左右各做一次。

侧卧搬法：患者健肢在下伸直，患肢在上屈曲，术者立于患者腹侧，屈双肘，一肘放于髂骨后外缘，一肘放于患者肩前与肩平，两肘在躯体上相互交错用力，然后换体位，另侧再做一次。

D. 盘法：分仰卧盘腰与侧卧盘腿。

盘腰：患者仰卧屈膝，屈髋，术者双手握其双膝，并过屈贴近胸前，先左右旋转摇动，然后推动双膝，使腰及髋、膝过度屈曲，反复做数次。继之以左手固定患者右肩，右手向对侧下压双膝，扭转腰部，然后换右手压其左肩，左手向相反方向下压双膝，重复一次。

盘腿：患者侧卧，健腿在下伸直，患肢在上屈曲，术者站在患者腹侧，一手从患肢下方绕过按着臀部，此时前臂部即托拢患者患肢小腿，术者腹部在患者膝关节前方，同时另手握住膝部上方，这时术者前后移动自己躯干，使患者骨盆产生前后推拉动作，带动腰椎的活动。然后屈髋，使膝部贴胸，术者一手向下方推屈膝部，另手拢住臀部，以前臂托高患肢小腿，并在内旋的动作下，使患肢伸直，然后换体位，另侧再做一次。

E. 运法：术者以左手握住患者膝部，右手握其踝部，运用徐缓加提的运动手法，使患肢做屈伸，逐渐升高和略行拔伸的动作，运展的时间稍持久为好。

2. 术后处理

A. 术后卧床休息30分钟后再活动。

B. 每天可有规律地做腰背肌锻炼。

C. 避免在腿伸直姿势下搬重物，以防突然扭闪腰部，引起病情加重或复发。

D. 注意预防感冒，汗后避风冷。

二步十法的作用机理：刘老认为就腰椎间盘突出症的临床症状来看，乃属于腰背部督脉和足太阳膀胱经两经气血运行失调所致，而运用按、压、揉、推、滚等轻手法，使经络气血得以畅通，则骨正筋柔，其痛自止。正如《医宗金鉴》所说："按其经络以通郁闭之气，摩其壅聚以散瘀结之肿。"其患可愈。

又据该病乃腰椎间盘突出物压迫脊髓神经根为其主要原因，只行推摩之法，对该病之治尚恐有所不及，因而运用摇、抖等重手法可以改变间盘的位置，加宽椎间隙，利用纤维环外层及后纵韧带的张力逼使突出的椎间盘还纳，再通过扳盘等手法分离粘连及受压的神经根。特别是侧扳手法，能使上下两椎体相互旋转、扭错，可将突出物带回原位或变小；运法通过徐缓加提，反复直腿抬高动作，而达到松解神经的作用，总之，二步十法是通过疏通经络改变突出的髓核位置，松解神经根与椎间盘粘连，消除神经根水肿，来改善患侧神经血管机能，从而达到治疗的目的。

（三）刘氏"一针一牵三扳法"治疗急性腰肌扭伤

急性腰肌扭伤较常见，俗称"闪腰"、"岔气"，是腰痛中最多见的疾病，刘老运用一针一牵三搬法治疗该病疗效显著，兹介绍如下。

（1）一针法：先用三棱针将唇系带之粟粒大小的硬结刺破，然后将上唇捏起，用毫针刺人中穴（针尖斜向上重刺激），留针15分钟，每5分钟捻转1次；针刺后嘱患者深呼吸，活动腰部。往往针后立见功效。

（2）一牵法：患者俯卧位。术者立于患者足侧，以双手握住患者双踝上，把双腿提起，使腰部后伸，缓缓用力牵伸（与助手行对抗牵伸），重复3次。

（3）三扳法。

一扳：俯卧位：①扳肩压腰法：术者一手以掌根按压患者第4、5腰椎，一手将肩扳起，与压腰的手交错用力，对侧再做一次。②扳腿压腰法：术者一手以掌根按压患者第3、4腰椎，一手将一侧大腿外展抬起，与压腰的手上下交错用力，对侧再做一次。③双髋引伸压腰法：术者一手以掌根按压患者第3、4腰椎，一手与前臂同时将双腿抬高，先左右摇摆数圈，然后上抬双腿，下压腰部，双手交错用力。

二扳：侧卧位：①腰部推扳法：患肢在上屈曲，健肢在下伸直，术者立其背后，助手立其胸前，双手扶持胸背部，二人协同向相反方向推和扳，使患者腰部获得充分的旋转活动。此法重复3次。②单髋引伸压腰法：术者一手用力按压腰部，一手握持患者大腿下端，并外展，向后方拉，使腰髋过伸，后再做屈膝、屈髋动作，如此交替进行，重复3次。

三扳：患者仰卧位，屈髋屈膝。术者双手握其双膝，过屈贴近胸前，先做左右旋转摇动，然后推动双膝，使腰及髋、膝过度屈曲，反复数次。

术后让患者卧床休息30分钟再活动。

作者用上法治疗急性腰肌扭伤数千例，疗效满意，往往一次即可治愈。

一针一牵三扳法的作用机理：急性腰肌扭伤，缘由腰背部经络气血受创，致经脉瘀滞不得宣通，发为腰痛，病在督脉。《内经》云："督脉为病，脊强反折"、"腰痛似折，不可俯仰"。而"龈交"乃督脉之端，督伤经阻，结聚于该穴，遂现"经结"（即"报伤点"）于斯，针之以宣通经气，同时配刺"人中穴"，此穴亦督脉之络也，是治疗腰脊背痛项强之要穴。于是经气通，血脉和，"通则不痛"。复以手法牵伸理顺腰肌筋络，舒散筋结，宣通郁闭之气，再用扳、压法以解除骨节间微有错落（小关节紊乱），不合缝者之虞。

（四）刘氏"理筋八法"治疗腰背肌劳损

腰背肌劳损是一种慢性腰背痛病。缘由腰部经常固定于一种姿势，做持久而超重的劳动，致使腰背部分肌肉、筋膜、韧带等长期处于紧张状态，引起局部组织水肿、纤维变性、粘连和失去正常张力等，以致腰肌萎缩无力，腰痛或腰背痛。

腰部扭伤后，未得到及时和适当的治疗，形成广泛瘢痕粘连，失去正常组织张力，亦可引起慢性腰痛。脊柱发育畸形，也可造成长期腰痛。

治疗该病，刘老运用"理筋八法"，即按、揉、推、滚、劈、击、摇、晃法。主要作用是：推理肌肉，活血通络，舒筋散结，解痉祛痛。

（1）按法：患者俯卧位，术者立其身旁（俯卧位左侧）以右手掌根置于患者腰背部，沿脊柱即督脉及两旁之足太阳膀胱经经线，自上而下按压至腰骶部，反复做数次。

（2）揉法：术者单手虎口张开，拇指与中指分别置于患者两侧肾俞穴，轻轻颤动，逐渐用力。

（3）推法：术者以两手大鱼际，自脊柱中线（背及腰部）向左右两侧分推。

（4）滚法：术者用手背或掌指关节的突出部着于患者的皮肤上，沿背部足太阳膀胱经两条经线及督脉，自上而下的滚动直至腰骶部。

（5）劈法：术者双手小鱼际劈打患者腰背部。

（6）击法：术者用双手十指指端叩击患者腰背部。

（7）摇法：术者将双手掌置于患者腰臀部，推摇患者身躯，使之左右摆动。

（8）晃法：患者取仰卧位，屈膝屈髋，术者双手握住双膝，并屈膝贴近胸前，做环转摇晃。

注意：以上每法，均须连续做3～5次，手法宜轻柔和缓，切忌粗暴，每日或隔日做一次，10

次为一个疗程，该法若能与全身药浴或腰背部熨腾中药相结合，疗效更佳。

理筋八法作用机理：按、揉、推、滚4个轻手法，用以推理肌肉，活血通络；而劈、击、摇、晃4个较重手法，主要用以舒筋理气散结，并通过摇、晃法来解除肌筋痉挛而祛痛。必须注意，在应用八法时一定要因人制宜，对青壮年人手法宜重些，对妇女、老年人手法应轻些。总之法之所施使患者感到舒适，而无痛苦为原则，最终要达到取得治疗效果的目的。

刘氏手法的禁忌证：临床诊断不清者，患有严重心脑血管疾病者，骨关节结核、骨髓炎、骨肿瘤，全身性皮肤病及妇女妊娠或月经期等，均禁忌施行手法。

总之，刘柏龄教授的学术思想概括起来就是：在中医骨科基础理论上强调"肾主骨"学说；在中医骨科临证上，突出从肾论治，是近代中医骨科"治肾亦即治骨"灵活运用的大师，在中医骨科临床基本理论上独创了特有的治疗手法；为当今中医骨伤界的一代名医。

第二章　天池伤科流派的渊源

天池伤科为东北地区骨伤学派的代表流派，由于长白山天池作为东北地区的代表名胜，因此流派得以命名"天池伤科"。天池伤科学派依托长春中医药大学附属医院，长春中医药大学附属医院中医骨伤学科现为国家中医药管理局重点专科、中华中医药学会全国骨伤名科、吉林省重点学科、中医药管理局重点学科、吉林省中医药管理局重点实验室、重点研究室、国家药品临床试验基地。2010年启动的名老中医工作室建设项目，十一五期间"基于信息挖掘技术的名老中医临床诊疗经验及传承方法研究"系统整理和挖掘了流派的学术思想，并在传承方法方面进行了系统的研究。

天池伤科流派始于清代刘德玉老先生，刘德玉老先生在清代光绪年间在吉林省三岔河镇悬壶济世，并因精湛的医术而远近闻名。刘秉衡为刘德玉老先生第二个儿子，在刘德玉老先生去世后，刘秉衡继承其衣钵，同时专擅正骨科，天池伤科由此闻名。刘秉衡也成为当地的名医。

刘柏龄教授是天池伤科的主要代表性人物，刘柏龄教授出生于1927年6月5日，为天池伤科的第三代传人，刘老很早便成为吉林省扶余地区小有名气的骨伤科医生，1955年以优异成绩考入吉林省中医进修学校，成为吉林省第一批中医进修学员。1956年留校任教，1958年长春中医学院成立，他继任教师工作，并被选送北京中医学院培养深造，1960年从北京中医学院毕业后，一直在长春中医学院（现改名为长春中医药大学）从事临床、教学及科研工作。刘老由于其在骨伤业界成绩斐然，已成为我国骨伤学界的代表性人物之一。

刘老传承弟子众多，除家传的第六代传人刘茜外，刘老的研究生、师承高徒数十人，并有多人成为国内著名的骨伤名家，目前正在承担传承工作的代表人物有：赵文海、冷向阳等。

赵文海教授为刘柏龄教授的首批高徒、中医骨伤名师，是天池伤科流派主要传承人，现任长春中医药大学附属医院（吉林省中医院）骨伤科教研室主任，骨科主任，博士生导师、国家重点专科、省重点学科带头人、省精品课程负责人、中华中医药学会骨伤名科负责人。先后被评为国务院政府特殊津贴获得者，吉林省高级专家，吉林省名中医，吉林省政府授予有突出贡献中青年专家，吉林省创新拔尖人才，长春市有突出贡献专家、中国药学发展奖康辰骨质疏松医药研究奖学科成就奖获得者、首届中华中医药学会高徒奖获得者。赵文海教授为吉林省中医骨伤领军人物，在国内骨伤学界也具有较高的声誉。

赵文海教授继承了刘老肾主骨理论指导临床，在近40年医疗实践中，精研医理、博采众长，深得理伤正骨手法、中医药诊疗技术要旨，对常见多发疑难沉疴疗效卓著。在骨坏死病、骨质疏松症、骨性关节炎、腰椎间盘突出症、颈椎病、腰椎管狭窄、老年性骨折及急慢性软组织损伤等方面，皆进行了较为深入的研究和探讨，特别在骨坏死病、骨质疏松、骨性关节炎等疾病研究独有建树，为吉林省中医骨伤领军人物，其成果在国内中医骨伤科学界处于领先地位。

在国内率先开展骨坏死疾病中医认识、病因病理、辨证施治方面的研究，发表大量文章，为该病的中医认识取得了理论上共识，明确了"肾主骨"、"活血化瘀"是该病的研究方向。经大量的临床观察、总结分析，提出了股骨头坏死病的中医分型标准、早期诊断标准和用药疗程等诊疗方案。通过对流行病学调查、大样本的分析，进一步明确了不同发病原因对该病的发生和预后的影响，从而通过控制致病因素，降低该病的发生率。经过多年总结研究，研发出治疗股骨头坏死的"健骨复肢"系列新药，其成果分别获全国中西医结合科学技术二等奖、吉林省科技进步三等奖。

在国内首先提出关节软骨细胞修复紊乱学说，获得了国家自然科学基金资助。挖掘传统手法并结合多年临床实践，筛选有效的手法，合理配伍，总结出治疗颈椎病"三步八法"的手法，即松体、整脊、理筋三步，揉、滚、拿、点、旋、端、推、叩八法，通过松体手法能够改善和加强局部血液循环，提高局部组织的痛阈，缓解肌肉痉挛，消除疼痛。此谓之"松之通"。通过整脊手法纠正"筋出槽"、"骨错缝"，松解颈椎小关节的粘连，加宽狭窄的椎间隙，扩大椎间孔，恢复颈椎正常生理曲度，理顺重叠或弯曲的椎动脉，使椎动脉血流恢复正常。此谓之"顺之通"。通过理筋手法缓解前两步治疗所刺激而引起的肌肉痉挛起到舒理筋骨的作用。以上三法为"松则通"、"顺则通"、"动则通"的有机结合，临床应用后证明该法灵活、简便、疗效好，机理明确；总结出以牵扳为主手法治疗腰椎间盘突出症，该法临床可操作性强、安全、高效，作为规范手法在行业内广泛推广应用。

天池伤科学派有代表性的特色技术如下所述。

1. 二步十法治疗腰椎间盘突出症

二步十法治疗腰椎间盘突出症为北派代表手法。第一步运用按、压、揉、推、滚五个轻手法。第二步运用摇、抖、搬、盘、运五个重手法。该方法疗效确切，安全有效，临床应用取得了良好的治疗效果。

2. 针刺人中穴治疗急性腰扭伤

针刺人中穴治疗急性腰扭伤，起效快，治疗效果好，同时充分体现传统医学"简、便、验、廉"的特点，适宜基层推广应用，2003 年"针刺人中穴治疗急性腰扭伤"列入国家中医药管理局《中华人民共和国针灸穴典》腧穴主治临床研究项目（课题号为：03XDL18）。2006 年 6 月 13 日上报国家中医药管理局并通过课题验收，针刺人中穴治疗急性腰扭伤收录在《中华人民共和国针灸穴典》。关于针刺人中穴治疗急性腰扭伤的推广应用研究获吉林省卫生厅立项资助，并申报省级继续教育项目推广应用。

3. 复肢胶囊治疗股骨头无菌性坏死

从疾病的病因病理及辨证施治方面入手研究，并在国内首先提出了一整套对股骨头坏死的病因病机、诊断及治疗的独特方法及诊治标准，其诊疗规范已作为中华中医药学会标准在业内实施。研制的治疗股骨头坏死的"复肢胶囊"系列新药，获国家药品监督局临床研究批号。

4. 骨性关节炎治疗的系列方案

研制治疗骨性关节炎的药物"骨质增生丸"已收入《药典》、获得国家中医药管理局科技进步三等奖；提出了"二补一健一通法"，即补肝肾、健脾胃、通经络，治疗骨性关节炎。总结确立四步八法治疗骨性关节炎。

5. 复方鹿茸健骨胶囊治疗骨质疏松症

以肾主骨理论，研发的以鹿茸为主药的"复方鹿茸健骨胶囊"治疗骨质疏松症。复方鹿茸健骨胶囊已于 2006 年获新药生产批号，并批量生产，投放临床使用，获良好的经济效益和社会效益。复方鹿茸健骨胶囊治疗骨质疏松的研究 2008 年获吉林省科技进步二等奖。

6. 颈椎病治疗的系列方案

院内制剂"颈肩痹痛胶囊"、"舒筋片"治疗颈椎病，治疗颈椎病的中药新药"壮骨伸筋胶囊"已开发为中药新药，该研究获吉林省科技进步二等奖。

第三章　天池伤科流派的传承与创新

第一节　天池伤科流派主要传承与研究方向

一、脊柱方面的应用研究

脊柱退行性疾病主要由于多种因素导致的脊柱生理曲度改变和椎间盘、关节突等组织的退行性变化，出现的脊柱各椎体或小关节骨质及周围组织的增生、钙化，进而引发的一系列临床表现的疾病。是目前骨科临床中的常见、多发病之一。主要包括颈椎间盘突出症、颈椎病、颈椎管狭窄症、腰椎间盘突出症、腰椎管狭窄症等。本学派经几十年临床经验总结，依据"肾主骨"理论为指导，推创理筋手法、精选处方，研制出有效的中成药、高效的治疗手法，在颈、腰椎疾病诊治方面取得了显著的成绩，研制了治疗颈腰椎退行性疾病的"壮骨伸筋胶囊"中药新药，具有补益肝肾、强筋健骨、活络止痛之效。获吉林省科技进步二等奖（2000 年）、中华中医药学会科技三等奖（2003 年）。

研发的治疗腰椎管狭窄、腰椎间盘突出症中成药腰腿痛宁胶囊作为院内制剂临床应用多年，具有舒筋活络、活血止痛、补益肝肾之效，在吉林省科学技术厅及吉林省教育厅、吉林中医管理局资助下，通过药效、药理方面研究，发现该药能改善局部循环，改善腰部神经、血管、肌肉的功能状态，消除局部炎症，另外还兴奋脊髓神经及其所支配的肌群，调整失衡的椎体，对坐骨神经疼痛反应有明显的抑制作用，故疗效显著。该药于 2008 年获国家知识产权局的专利。作为国家中医药管理局重点专科协作组组长单位，腰腿痛宁胶囊已经列为重点优势病种及临床路径的治疗药物。

中医学认为，人之生存，必须依赖于气血，举凡脏腑经络，骨肉皮毛，都必须有气血来温煦濡养。经络是人体气血循行的路线，它的分布领域，内连脏腑，外达肌表，贯通而网络整个机体，在人体来讲，是无微不至的。正如《医宗金鉴》所说："按其经络以通郁闭之气，摩其壅聚以散瘀结之肿。"其患可愈也。说明营卫不和，经络气血滞而不宣，故病生麻木不仁，宜用推拿和药酒宣通经络，调和营卫，使气血周流，其病可瘥。我们经挖掘、整理传统手法结合临床实践经验，精选有效手法，并合理配伍，创立二步十法治疗腰椎间盘突出症，即"按、压、揉、推、滚、摇、抖、搬、盘、运"治疗腰椎间盘突出症，其特点在于"重而不滞，轻而不浮，稳而见准；法之所施，使患者不觉其痛"。其手法可操作性强，安全、高效，在国家"十五"科技攻关项目资助下，此手法已作为规范手法在全国行业内广泛推广应用，并出版学术专著《刘柏龄治疗脊柱病经验撷要》，并出版手法治疗的音像教材。二步十法治疗腰椎间盘突出症作为国家中医药管理局重点专科、重点优势病种及临床路径的治疗手段之一，于 2011 年获得吉林省科技厅登记成果。

二、骨性关节炎的应用研究

骨性关节炎系多种因素包括生物因素（如遗传、年龄、炎症等）及机械性损伤造成关节软骨的破坏。病变初发于髌股关节或股胫关节，然后波及全关节，主要病理变化是关节软骨受损、破坏，从髌骨和股骨有软骨片剥脱，形成游离体，骨骼异常增生形成骨赘。滑膜、关节囊和髌下脂肪垫充血、增生、肥厚和纤维化。中医属于"痹症"、"骨痹"范畴。《素问·痹论》曰："风寒湿三气杂至，和而为痹也。……痹在于骨则重，在于脉则血凝而不流，在于筋则屈而不伸，在于肉则不仁……。"

本学派经多年基础理论及临床实践研究，基于"肾主骨"、"治肾亦即治骨"的理论基础，认为骨性关节炎以中老年人的肾气虚等内在因素为根本，以外伤的积累为诱因。以 20 世纪 60 年代研制的"骨质增生丸"（已收入《药典》、1987 年获长春发明与革新一等奖，1991 年获吉林省科技进步一等奖、1992 年获国家中医药管理局科技进步三等奖）治疗骨关节病的基础药物。在此骨质增生丸研发基础上，其改进药物骨质增生止痛丸（长卫药制字（94）0530 号）已作为院内制剂多年，提出了"二补一健一通法"，即补肝肾、健脾胃、通经络，本治疗方法从整体观念出发，将其当作全身性疾病治疗，围绕肾、肝、脾三脏立法组方，以滋补肾阳为基础，温煦肢节、气化水湿，同时从"肝肾同源"、"肝主筋"理论出发滋补肝阴、柔筋利节，治疗骨性关节炎临床研究取得良好苗头，其疗效明显，深受广大患者欢迎。此药物已经列为国家中医药管理局重点专科"十一五"优势病种，为膝骨关节炎的诊疗及临床路径中的治疗药物之一。该治疗药物于 2008 年获得国家专利。

我们根据传统医学理论以营卫气血、经络学说为基础，经几十年的临床筛选、整理、总结的经验手法——四步八法，总结确立四步八法即：第一步顺筋：筋肉放松法，肌腱揉按法，肌肉弹拨法；第二步拿髌（调整髌骨法）：髌周按摸法，髌骨拨理法；第三步调膝：按压屈伸关节法，提拉环转法；第四步点穴：指穴法。治疗膝骨性关节炎独具风格的手法，疗效可靠。2010 年在吉林省中医药管理局的资助下，通过对诊疗方案、手法方面进行了深入研究，证实该手法具有行气活血、舒筋通络止痛之效，又能松解韧带、肌肉，梳理松动关节，改善或恢复肌肉间不协调的力学关系，减轻或消除疼痛，并且恢复或改善关节功能。为国家中医药管理局重点专科优势病种——膝骨性关节炎的临床路径的治疗手段之一。

三、骨质疏松症的应用研究

骨质疏松症为骨科临床中常见、多发、疑难病之一，是以骨量减少、骨质微观结构退化为特征的，致使骨脆性增加，易发生骨折为特征的全身代谢性骨病。该病女性多于男性，常见于绝经后妇女和老年人。中医属腰痛、骨痿、骨痹范畴。《内经》有"肾脂枯不长"为骨痹，"骨枯而髓减"为骨痿的论述。骨痿在《素问·痿论》曰："肾主身之骨髓……。肾气热，则腰脊不举，骨枯而髓减，发为骨痿。"骨痹在《素问·逆调论》曰：是人者，素肾气盛，以水为事，太阳气衰，肾脂枯不长……一水不能胜二火，故不能冻慄，病名曰骨痹，是人当挛节也。说明久病的虚亏则损于骨。《素问·阴阳应象大论》曰："肾生骨髓。"《素问·六节藏象论》曰：肾"其充在骨。"《素问·解精微论》曰："髓者，骨之充也。"肾主骨，骨的生长发育及功能的发挥，需依赖肾精的充养。肾藏精，精生髓，髓养骨。因此肾精充足，则骨骼坚韧，不易折断，肢体活动有力，若肾精不足，则骨骼生长发育不良，骨质脆弱，易于骨折。故骨质疏松症发生因素系年老体衰、肾虚不足，或劳伤久病，药物伤及于肾，肾虚精气亏损，不能充髓养骨而致骨痿脆弱无力所致。

本学派针对疾病的特点、难点进行较系统研究与分析，以"肾主骨"理论为指导，研究的以东北道地药材鹿茸为主药的"复方鹿茸健骨胶囊"及"健骨宝胶囊"，取得了良好的临床疗效，并作为院内制剂临床应用多年。复方鹿茸健骨胶囊经过新药的研发，于1999年获国家药品监督管理局临床研究批号（1999ZL-36），成果转让给白求恩医科大学药厂，创经济效益百万元。2006年复方鹿茸健骨胶囊获新药生产批号，批量生产，投放临床使用，获良好的经济效益和社会效益。一种治疗骨质疏松症新药的制备方法2008年获国家专利。复方鹿茸健骨胶囊治疗骨质疏松的研究2008年获吉林省科技进步二等奖。2011年获中国中西医结合学会科学技术三等奖（2011-9-1B）。"复方鹿茸健骨胶囊产业化开发"获得吉林省科技厅资助，于2011年复方鹿茸健骨胶囊成为吉林省科学厅登记成果。

四、骨坏死的应用研究

骨坏死病是近20多年来发病率急剧上升、致残率极高性疾病，该病的机理主要因长期应用激素或乙醇中毒可引起高脂血症、脂肪肝、血液流变学异常等，从而形成脂肪栓子，使血管栓塞，骨内压增高，静脉瘀滞，最终导致股骨头血液供应障碍，股骨头坏死甚至塌陷。多采用手术和无创伤保守治疗，但效果不甚理想。中医认为与股骨头坏死病变关系最为密切的为肝、肾。其主要机制是以肝肾不足、血瘀阻络为主。肾藏精，主骨，肝主筋、藏血，且精血同源则肝肾同源，精血荣衰与共，精血充盈，故骨坚则筋强，反之，骨痿则筋弱。《内经·生气通天论》记载："岐伯曰：……因而强力，肾气乃伤，高骨乃坏。"《内经》说"正气存内，邪不可干；邪之所凑，其气必虚"，先天不足，卫外不固，极易受各种外因的作用而发生该病。

本学派于20世纪80年代，在国内率先开展对该病的中医认识及病因病理、辨证施治方面的研究，并以传统中医理论指导对该病的研究与治疗，从疾病的病因病理及辨证施治方面入手，经万余例临床患者观察，和大样本流行病学的研究，在国内首先提出了一整套对股骨头坏死的病因病机、诊断及治疗的独特方法及诊治标准，其诊疗规范已作为中华中医药学会标准在业内实施。针对股骨头坏死的病因病机和临床特点，研制出以"二补一活一通法"即补肝肾、活血、通络法治疗股骨头坏死的制剂"复肢胶囊"系列新药，已获国家药品监督局临床研究批号，其治疗研究先后于2003年获吉林省科技进步三等奖、2005年中国中西医结合学会科技二等奖、"股骨头无菌性坏死的病因病机及临床应用研究"2010年获中华中医药学会科学技术奖三等奖；治疗股骨头坏死的中成药获2008年国家知识产权局的专利。

第二节 鹿茸的相关基础研究

鹿茸为鹿科动物梅花鹿或马鹿的雄鹿密生茸毛的未骨化的幼角，是我国传统名贵药材。记载早在秦汉时期《神农本草经》中就有记载："鹿茸，禀纯阳之质，肝肾不足，则四肢酸痛，……此药走命门、心包络及肝、肾之阴分，补下元真阳。"《本草纲目》亦记有"鹿茸，生精补髓，养血益阴，强筋健骨"。现代药理学研究表明，鹿茸的组成成分非常复杂，最新发现的肽类物质为鹿茸活性成分之一。鹿茸为东北三宝之一，是吉林省的道地药材。本学派经几代人的传承，确立了稳定的研究方向，围绕鹿茸肽类物质研发，对脊髓和神经损伤、骨性关节软骨细胞及骨缺损的修复与保护机制进行深入研究，目前已获得了良好成效。

一、鹿茸对脊髓神经元细胞保护作用的研究

脊髓损伤目前临床发病呈上升趋势，早期干预继发损伤的发生和发展，寻找合适的神经保护药物是目前重要的治疗策略。目前在鹿茸内分离得到两种具有促进神经细胞增殖作用的蛋白单体，且表现较高的活性。现代药理研究证明，鹿茸中的多肽提取物对中枢神经系统损伤修复作用显著，表现对明显促进中枢神经细胞增殖的活性。目前前期工作证实鹿茸多肽具有抑制辐射诱导脊髓神经细胞凋亡的作用，为进一步明确其作用机制，我们推断：鹿茸中含有具有抑制脊髓神经细胞凋亡的低分子量多肽单体成分，现对鹿茸中提取的活性多肽混合物进行分离筛选，可明确其药效的物质基础，获得抑制脊髓神经元细胞凋亡作用的多肽单体，并采用酵母双杂交技术确定其在分子识别中的细胞信号转导受体，结合蛋白质组学手段，建立鹿茸活性分子作用后的特异蛋白表达谱，在分子水平上对其作用机制做出初步探索，为研究治疗脊髓损伤的药物作理论准备。该项研究已获得国家自然科学基金的资助（编号：81072829）。于2009年"鹿茸多肽对脊髓损伤大鼠的保护作用及机制研究"获得吉林省科技进步三等奖（证书号2009J30067）。

二、鹿茸对周围神经损伤的修复研究

周围神经损伤的修复与再生是医学领域至今尚未解决的问题之一。因此，神经损伤缺损部位存在瘢痕形成阻碍轴突再生、再生轴突生长速度缓慢、对远端靶器官不能有效支配等方面问题一直是周围神经损伤的研究热点。bFGF对神经前体细胞的增殖分化、类神经元的分化、诱导神经递质或合成酶的释放、对神经胶质细胞的分裂增殖等均有广泛的促进作用，还可通过它的促血管生成作用来影响中枢神经系统和周围神经系统的发育。目前的研究进展，应用LIF、bFGF基因转染骨髓间充质干细胞，进行促进周围神经损伤修复，利用骨髓间充质干细胞作为载体表达LIF、bFGF蛋白持续作用损伤部位，促进周围神经损伤修复及抑制瘢痕形成，采用生长因子类药物——鹿茸多肽进行干预，以通过基因表达与细胞培养技术，解决周围神经损伤修复过程中神经轴突的再生能力、瘢痕形成，以及营养物质的问题。为提高外周神经损伤修复，从而恢复受损组织功能，提供理论依据。基于LIF、bFGF基因探讨鹿茸多肽对周围神经损伤修复的研究已获得为国家自然科学金项目资助（编号81273773）。

三、鹿茸多肽对软骨细胞的保护作用的相关研究

骨性关节炎主要病理变化是关节软骨受损、破坏，从髌骨和股骨有软骨片剥脱，形成游离体，骨骼异常增生形成骨赘。关节软骨病变是骨性关节炎病理演变的出发点。目前，临床普遍认同的观点是骨关节炎软骨发生退行性病变，最常见的为降解性的退行性变，即软骨细胞完全丧失合成胶原蛋白的能力，导致软骨结构破坏，软骨细胞坏死，功能逐渐丧失。而另一观点认为，骨性关节炎发病并非完全退行性改变，而是病变部位既有增生修复又有退行性改变，增生性修复贯穿病程始终。

在国家自然科学基金"骨性关节炎关节软骨细胞修复紊乱机制研究"（编号：30472224）资助下，已经证明骨关节炎早期有明显的软骨细胞代偿性增生修复过程，而不是简单的软骨退行性变。同时也证明，骨性关节炎代偿增殖的软骨细胞出现异常表型，导致软骨细胞异常分化，生成骨赘和纤维化软骨等异常结构，最终软骨正常结构破坏，关节功能丧失。鹿茸多肽对骨关节炎软骨细胞有一定的保护作用。"骨性关节炎关节软骨细胞紊乱及鹿茸多肽对软骨细胞的保护作用研

究"2011年获吉林省科技进步三等奖（证书号201J30092）。

现代研究表明，由于机械性外伤或炎症等因素造成软骨损伤，从而使软骨成分暴露，诱导自体免疫性关节炎，并产生一些细胞因子、趋化因子、含氮氧化物及一些具有损伤机体作用的酶。它们能破坏软骨基质，使一些软骨抗原反应暴露于免疫反应中，引起自身免疫反应性损伤。鹿茸多肽有促伤口愈合、提高免疫功能、抗氧化、抗炎等多方面的药理活性。作为生长因子类药物，其促进再生和加速创伤愈合功能给人们留下了深刻的印象。研究发现，鹿茸多肽的保护作用机制研究中抗氧化损伤方面证实：骨关节炎软骨细胞中活性氧水平显著增高，培养上清中抗氧化损伤酶SOD、GSH-PX分泌降低，彗星实验中代表DNA断裂损伤的拖尾细胞比例升高，说明骨关节炎软骨细胞的确存在氧化损伤。鹿茸多肽对骨关节炎软骨细胞的氧化损伤有逆转作用，提示抗氧化损伤可能是鹿茸多肽保护软骨细胞，但其具体作用靶点尚不明确。现正深入研究鹿茸多肽保护软骨细胞抗氧化损伤中作用机制，并利用iRNA技术探索Notch信号通路在促进软骨细胞分化与增殖、软骨细胞氧化损伤中存在的干预因素。观察鹿茸多肽保护软骨细胞抗氧化损伤机理，及Notch信号通路在该机制中干预因素，为鹿茸多肽防治骨性关节炎的作用机制奠定理论基础，此外，在进一步阐明鹿茸多肽逆转骨性关节炎病理变化发展机理的同时，探讨有效调整软骨细胞信号传导通路的作用靶点。

四、鹿茸多肽复合基因纳米载体治疗骨缺损的研究

骨缺损（bone defect）由于某种因素如外伤、感染、肿瘤切除或先天性疾病等而使骨丧失了一些骨质，形成较大的间隙。因创伤及病理因素导致的骨缺损、骨不连的治疗，在临床上一直是一个棘手的难题。目前，应用基因技术治疗骨缺损已成为热点，其中聚合物基因载体因其生物相容性好，降解产物无不良反应等优点而更受青睐。纳米药物载体技术是以纳米微粒作为载体，将药物包裹在纳米微粒中或吸附在其表面，同时结合特异性配体、单克隆抗体等通过靶向分子与细胞表面特异性受体结合，实现安全有效的靶向治疗。纳米载体应用于中药制剂的研发，不仅有助于中药剂型的改良，也有利于中药疗效的提高。

骨形态发生蛋白能在体内、外诱导骨髓MSCs和骨母细胞分化为成骨细胞和软骨细胞而诱导新骨形成。IGF-1可介导生长激素对骨骼的刺激效应，促进膜内成骨修复骨缺损。但实验也发现，双基因表达载体的作用有限，随时间推移成骨能力逐渐减弱。而通过纳米技术可延长药物作用时间，提高稳定性及生物利用度，且毒副作用低。故拟将鹿茸多肽作为基因递送载体，同含有BMP-2和IGF-1基因的重组质粒结合，观察BMSCs向成骨细胞转化，以充分发挥其药用价值及可作为基因载体的双重特性，构建中药纳米基因转染平台。此项目为国家自然基金资助项目（编号：81173281）："鹿茸多肽符合BMP-2、IGF-1双基因纳米载体治疗骨缺损的实验研究"。

第四章 脊柱疾病的基本病因病机

第一节 脊柱及周围结构组织的解剖特点

一、脊柱形态

脊柱是身体的支柱，能活动，如同支架，悬挂着胸壁和腹壁；同时比较固定，身体的重量和所受的震荡即由此传达至下肢。脊柱由脊椎骨及椎间盘构成，其长度3/4是由椎体构成，1/4由椎间盘构成，是一个能活动的结构。随着身体的运动及体重的载荷，脊柱的形状可能有相当大的改变。脊柱的活动取决于椎间盘的完整，相邻脊柱骨关节突间的正常运动也是很重要的因素。

脊柱由26块脊椎骨合成，即颈椎7块，胸椎12块，腰椎5块，骶骨1块和尾骨1块，由于骶骨系由5块、尾骨由4块合成，故正常脊柱也可以说由33块合成。这样众多的脊椎骨，由于周围有坚强的韧带相连系，能维持相当稳定；又因彼此间由关节突关节相连，具有相当程度的活动。每个脊椎骨的活动范围虽然甚少，但如全部一起活动，范围就增多很多。

脊柱的前面由众多椎体排列而成，脊柱的后面由各椎骨的椎弓、椎弓板、横突及棘突组成。前与胸腹内脏邻近，非但保护脏器本身，同时尚保护至脏器的神经和血管，仅隔一层较薄的疏松组织。后面彼此借韧带相互联系，其浅面仅覆盖肌肉，比较接近体表，易于扪触。脊柱后部的病变易穿破皮肤。

在脊柱前、后部之间为椎管，容纳脊髓及其被膜和神经根，其周围骨性结构如椎体、椎弓、椎弓板，因骨折或其他病变而侵入椎管时，即可引起脊髓压迫症，严重时可引起截瘫。

二、脊柱构成

（一）颈椎

颈椎共有7块，除第1、2、7颈椎因形状特殊，属特殊颈椎外，其余4块颈椎形态基本相似，称为普通颈椎。

1. 颈椎一般形态

颈椎是指第1~7颈椎，每节椎骨均由椎体、椎弓两部分组成。

（1）椎体第2~6颈椎椎体逐渐增大，椎体的横径约为矢状径的2倍，上面略小于下面，后缘略高于前缘。椎体上面在横径上凹陷，在矢径上凸隆，下面在横径上凸隆而在矢径上凹陷。椎体上面的前缘呈斜坡状，下面前缘有脊状突起，覆盖于其下一椎体上缘的斜坡上。上下椎体重叠，呈马鞍状，故椎体前方所见的椎间隙低于椎体中部椎间隙。椎体前面呈弧形隆起，上下缘有前纵韧带附着。

后面扁平，有滋养血管出入孔，后纵韧带附着于此。椎体上面的侧方有脊样隆起，称为钩突，与上位椎体下面的侧方相应的斜坡钝面形成钩椎关节，此关节增生易压迫神经根引起颈肩疼痛。

（2）椎弓从椎体侧后方发出，呈弓状。由两侧一对椎弓根与一对椎板相连接。椎弓根短而细，与椎体外缘呈45°相连接，上下缘各有一条狭窄的凹陷，称为颈椎椎骨上切迹和颈椎椎骨下切迹。相邻两个椎骨上下切迹形成椎间孔，有脊神经和伴行血管通过。椎弓板是椎弓根向后延伸的部分，呈板状，狭长而薄，在椎体后缘与两侧椎弓根合拢构成椎管。上位椎板下缘向后翘起，有覆盖下位椎板的趋势，其前面有黄韧带附着，并向下延伸止于下位椎板的上缘，当其肥厚或松弛时，可凸向椎管压迫脊髓，尤其当颈椎后伸时更为明显。

（3）突起包括横突，上、下关节突和棘突。颈椎的横突短而宽，较小，发自椎体和椎弓根的侧方，向外并稍向前下。中央部有椭圆形横突孔，内有椎静脉、椎动脉通过。横突末端分为横突前、后结节，两结节间的深沟通过脊神经的前支。第6颈椎结节较为粗大，位于颈总动脉后方，又称为颈动脉结节，头颈部出血时，可用于压迫止血。

（4）关节突分为上关节突和下关节突，左右各一，呈短柱状。起于椎弓根和椎板的连接处，位于横突后方。关节面平滑呈卵圆形，覆有关节软骨。关节面的方向朝下朝前，与椎体轴呈45°。这种结构形式在遭受屈曲外力时易产生脱位与半脱位。

棘突位于椎弓的中央，呈矢状位，斜向下方，末端分成叉状。项韧带及其附着肌肉对颈部的仰伸和旋转运动起杠杆作用。

（二）胸椎

1. 椎体

胸椎椎体后部有一对肋凹与肋头相接。每个椎体与相应的肋骨小头形成关节，老人骨质疏松，椎体可呈扁形或楔形。

2. 横突

胸椎的横突上每侧有一个横突肋凹与肋结节形成关节。横突短粗，伸向后外，系因人直立后肋弓凸向后所致。横突由上向下逐渐变小，下两个缩小，不再支持副肋。第12胸椎的横突有3个结节，相当于腰椎的横突、乳突和副突。

3. 棘突

胸椎的棘突细长，伸向后下，彼此叠掩。在12个棘突中，中部的4个最为典型，几乎垂直向下，上4个排列接近颈椎，下4个接近腰椎。

4. 关节突

胸椎的关节突呈额状位，位于以椎体靠前外侧为中心的弧度上，上关节突朝向后外，下关节突朝前。

（三）腰椎

腰椎位于脊柱的下部，具有运动、负荷和保护功能。由于其上接胸椎，下连骶椎，其负荷和稳定功能尤为重要。腰椎前部由5个椎体借助椎间盘和纵韧带连接而成；后部由各椎节的椎弓根、椎板、横突和棘突构成，其间借助关节、韧带和肌肉等相连。各椎节依序列联成椎管，其间容纳脊髓下端、圆锥和马尾神经根。

1. 椎体

腰椎椎体为人体脊柱中最大的椎节。椎体主要由松骨质组成，外层为一薄层密骨质，椎体前外侧分布诸多滋养孔。椎体上下面较平坦，前端较后端略凹陷。椎体前部厚度自上而下逐渐增加；后部高度自上而下逐渐减少。腰椎体横径大于矢状径，并自上而下逐渐增大。

2. 椎弓根

椎弓自腰椎椎体后上方垂直发出，伸向后方，较粗大。椎弓上切迹远较下切迹浅而窄。相邻椎节的上下切迹构成椎间孔。椎弓向后延伸形成椎板、上下关节突、横突和棘突。

3. 椎板

椎板系椎弓向后方连续所形成短而宽并较厚的板状结构，是椎孔后部重要解剖结构。椎板宽度小于椎体高度；两相邻椎板之间存在一定间隙而不重叠，其间由黄韧带覆盖和连接。腰椎椎板向后下方呈斜行走向。正常椎板厚度自上而下有变薄的趋势，第 1~3 腰椎为 6.5mm，第 4~5 腰椎为 6.0~5.5mm。

4. 关节突及关节突关节

腰椎关节突与颈椎和胸椎明显不同。上关节突自椎弓根后上方发出，扩大并斜向后外方，关节面凹向后内侧；下关节突由椎板下外方发出隆凸，伸向前外方，与上关节突面相对应并构成关节突关节。在腰椎不同节段关节突关节所处位置和形态不完全一致，第 1~2 腰椎关节突关节间隙处于矢状面，利于腰椎屈伸运动。腰椎关节突关节自上而下逐渐形成冠状位，第 5 腰椎最为典型。关节突关节具有完整滑膜、关节囊组织。

5. 横突

腰椎横突由肋骨残余遗迹与横突合成。横突由椎弓根和椎板会合处向外突出，左右各一。横突前后位扁平呈带状外形，与腹后壁外形相适应，腰 1~2 横突逐渐增长，腰 3 横突最长，有时可在体表摸到，腰 4~5 横突逐渐缩短，腰 5 横突最短并且向上倾斜。腰 3 横突弯度大，活动多，所受杠杆作用最大，受到的拉应力也最大，其上附着的筋膜、腱膜、韧带、肌肉承受的拉力较大，损伤机会较多。急性损伤如处理不当变成慢性劳损，可引起横突周围软组织瘢痕粘连引起腰痛；其附近的血管神经束受到卡压也可引起腰、臀部疼痛，此即腰 3 横突综合征。

6. 棘突

棘突为两侧椎板在中线处汇合而成。腰椎的棘突呈长方形骨板，宽且呈垂直向后，棘突的下方如梨状，为多裂肌肌腱附着处，末端膨大，为棘上韧带附着处。50% 以上棘突有偏歪。腰 5 棘突有时未融合而成隐裂，在隐性骶裂，腰椎的棘突具有支点作用，众多肌肉、韧带附着其上，更增加了脊柱的稳定性。相邻棘突间空隙较大，腰 3~5 棘突间是腰椎穿刺或麻醉的进针部位。

（四）骶骨

骶骨系由五个骶椎节融合而成外观略呈扁平的三角形。上端与第 5 腰椎椎间盘和关节突关节连结，下端与尾骨相连。骶骨分为基底部、尖部。外侧缘、背侧面和骨盆面。骶骨的背面粗糙并向后上方隆凸。在后正中线上，有 3~4 个棘突遗迹形成的结节纵行连接成为骶中脊。关节突遗迹为骶关节脊，其下端突出成为骶角。在两侧骶角之间有一缺口名为骶管裂孔。骶关节外侧有两排骨孔，即骶后孔。该孔与骶前孔相对，有骶神经后支及血管相通。骶骨盆面呈斜形向前下方，表面平滑但有凹陷。中部有四条横行的骶椎愈合遗迹，两端各有一孔，即骶前孔，有骶神经前支及伴行血管通过。骶骨底，即为第 1 骶椎上面，中部是较平坦但粗糙的卵圆形关节面，以椎间盘与第 5 腰椎相连。骶骨底的外后方两侧有一对不对称的上关节突，其特点是可呈斜位、矢状位和额状位，与第 5 腰椎下关节突形成腰骶关节。

（五）尾骨

尾骨为三角形骨块，常由 4 块尾椎融合而成一体上部较宽，下部较窄，弯向前下方。第 1 尾椎较大并有椎体、横突和椎弓遗迹。

三、节脊柱的连接和椎管

（一）椎间盘

椎间盘（椎间纤维软骨盘）是椎体间主要连接结构，由软骨板、纤维环、髓核组成。自第 2 颈椎到第 1 骶椎上方相邻两个椎体之间均有椎间盘，共 23 个。第 1 颈椎与第 2 颈椎之间，骶椎与尾椎无椎间盘结构。

（1）软骨板作为髓核上下界，与相邻椎体分开。软骨板覆盖在椎体上、下面髓环中间骨面上，中央部较薄，呈半透明状。完整的软骨板与纤维环共同将髓核密封，保持一定压力状况。软骨板被破坏即可使髓核突出进入椎体。

（2）纤维环：由外层、中层和内层纤维组成。外层由胶原纤维构成，为梭形细胞；内层由纤维软骨带组成，为类软骨样圆形细胞。细胞排列与分层的纤维环方向一致。纤维环前部和两侧部分最厚。外层纤维在椎体表面的髓环之间。内层纤维在两个椎体软骨板之间，深层进入髓核并与细胞间质相连。纤维环的各层纤维交叉编织排列在横切面上呈同心圆排列。如此排列的纤维环能限制扭转活动并且缓冲震荡。纤维环周边部分穿入椎体骺环骨质中。内层纤维附着于透明软骨板；中央部纤维与髓核的纤维相融合；前部纤维环宽；后部薄，是力学薄弱处。

（3）髓核：由于纤维环前部较厚，故髓核一般位于纤维环的中部偏后，并不在中心位置，髓核是含水量较多的类黏蛋白样物质，呈白色，内含软骨细胞和成纤维细胞，具有一定的张力和弹力，并可随着外界压力变化改变其形状和位置。由于髓核在密封状态下，故具有应力分布的变化。椎间盘的厚度占整个脊柱高度的 1/4。成年人的椎间盘除纤维周缘部外，无血管和神经支配。其营养主要靠椎体内血管经软骨板弥散而来，软骨板的通透性或髓核的渗透能力发生变化，可导致椎间盘变性，进而影响椎体间的稳定性。

（二）韧带

韧带主要包括连接颅底与脊椎、各脊椎之间、脊椎与盆骨间的一些韧带。

（1）前纵韧带位于椎体前面，上端起自枕骨底部和寰椎前结节，向下韧带纤维延伸，途经各椎体前面，止于第 1 腰椎或第 2 腰椎前面。前纵韧带为人体最长的韧带，在颈椎和腰椎及其椎间盘部较阔，但略薄；而胸椎节段较窄且厚。前纵韧带系由 3 层纤维共同作用维持椎体前方的稳定性，具有较强的张应力。

（2）后纵韧带位于椎管前壁内面，向上方移行于腹膜，向下方沿各椎节的椎体后缘，直达骶骨，并移行于骶尾后深韧带。后纵韧带及其椎间盘部较宽阔；下胸椎和整个腰椎节段相对较窄。后纵韧带通常在椎体后部，较为薄弱；在椎间盘水平与其纤维环紧贴，而在椎体水平侧较疏松，其间有椎体静脉通过；韧带的中央部较厚，而两侧延展部较宽但薄弱，尤其是腰椎，这一解剖特点更显明显。椎间盘变性后，髓核突出常常发生在后纵韧带的两侧，而在正中央部较少见。后纵韧带的分布特点便是原因之一。

（3）黄韧带（椎板间韧带、弓间韧带）：黄韧带系黄色弹性纤维组成。正常的黄韧带厚度为 2~3mm，该韧带主要部分位于椎板间，又称椎板间韧带或弓间韧带。黄韧带呈膜状，成节段性结构。上起上位椎板下缘（前面）下 2/3，下方附着于下位椎板上缘和背部。黄韧带前面凹陷、光滑，正中部有一裂隙，其间有少量脂肪组织，并伴有静脉通行。后中央部与棘间韧带相连；向外至关节突关节内侧缘，向外侧扩展部附着横突根部，同时近关节处与关节囊相融合参与形成关节囊。黄韧带具有弹性，可以在一定范围内伸展和短缩，对限制腰椎过度前屈有一定作用。黄韧带占据椎管背侧 3/4 面积，自第 1 胸椎向下至第 5 胸椎其厚度逐渐增厚，以第 4~5 胸椎椎节间最厚。

（4）棘间韧带：棘间韧带位于相邻椎节的棘突之间。在一节段水平，该韧带沿棘突基底到棘突尖。韧带的前部与黄韧带中央裂隙部相贴，后部逐渐移行于棘上韧带。脊椎和上胸椎棘间韧带发育欠佳，较松弛、薄弱，腰椎厚而坚韧，发育相当完善。该韧带有限制腰椎运动单位过度屈曲的功能，也为椎板间隙和棘突间隙提供保护作用。其自身的修复功能很差，损伤后可能产生持久的腰痛。

（三）枕颈部特殊韧带

1. 枕骨和寰椎之间韧带

（1）寰枕前膜连接枕骨大孔前缘和寰椎前弓上缘，为前纵韧带的延续部，中间较两侧宽阔而薄，并与关节囊融合。

（2）寰枕后膜连接枕骨大孔后缘与寰椎后弓上缘，前面与硬脊膜紧密连接，后方连接头后小直肌，两侧移行于关节囊，外下方有椎动脉和枕下神经通过。

（3）寰枕外侧韧带连接于寰椎横突与枕骨颈静脉突之间，加强关节囊外侧壁。

2. 寰枢椎之间韧带

（1）寰枢前膜起于寰椎前面和下缘，止于枢椎椎体前方，长而坚韧，中部与前纵韧带移行。

（2）寰枢后膜位于寰椎后弓下缘与枢椎椎弓上缘之间，较薄，中部略厚，两侧有第 2 颈神经穿过。

（3）寰椎横韧带连接于寰椎两侧块内侧面。肥厚而坚韧，位于齿突后方，使齿突同寰椎前弓后面的齿突关节面相接触。其前面中部有薄层关节软骨面与齿突构成寰齿后关节。韧带中部向上下各发出一束纵行纤维，附着于枕骨大孔前缘及枢椎后面，状如"十"字，又称寰椎十字韧带，可加强横韧带的坚固性。

（4）覆膜起自枕骨底部的斜坡，通过齿突及十字韧带的后面下行，移行于后纵韧带，前面与寰椎十字韧带相连，外侧附于寰枢外侧关节囊。

（5）翼状韧带起于齿突的上外侧面，左右各一，斜向外上方，止于枕骨髁内侧面的粗糙部，该韧带坚韧，断面呈圆形，直径约为 8mm，限制头颅过度前屈和旋转。

（6）齿状尖韧带又称齿突悬韧带，细小，束状位于寰椎横韧带的深面，连接齿突尖与枕骨大孔前正中缘。头后仰时紧张，前屈时松弛。

（四）腰椎与毗邻结构之间的韧带

1. 髂腰韧带

髂腰韧带系连接第 4~5 胸椎和髂骨的韧带，通常可分为上下两束。上束起自第 4 横突尖，其韧带纤维斜向外下方，向后侧止于髂骨脊，形成较薄层筋膜；下束为较厚的坚韧韧带束，起自第5胸椎横突，纤维斜向下外方，呈弓形，止于髂嵴内唇。

2. 骶韧带

骶髂韧带分为骶髂前韧带、骶髂后短韧带、骶尾部韧带。

（1）骶髂前韧带：韧带纤维束宽阔而薄，起自髂骨骨盆面侧面，止于骶骨关节沟，其位置在骶髂关节面。

（2）骶髂后短韧带：位于骶髂关节的盆面。起自髂骨粗隆、髂骨耳状关节面和髂后上棘，斜向骶内，止于髂外侧和骶关节脊。其浅层纤维为骶髂后长韧带，起于髂后上棘，止于第2~4腰椎关节突。外侧与髂结节韧带相连，内侧与腰背筋膜相连。

（3）骶尾部韧带：由骶尾前韧带，后深、浅韧带和骶尾侧韧带组成。骶尾前韧带为前纵韧带向下方延伸部，骶后深韧带为后纵韧带的延续部，骶尾后浅韧带为棘上韧带延伸部。

（五）关节

（1）枕寰关节由4个关节组成，包括两个中间的车轴关节及两个侧方的摩动关节。

（2）寰齿前关节由寰椎的齿突关节面与枢椎齿突的前关节面组成，关节囊薄而松弛。

（3）寰齿后关节由寰椎横韧带与枢椎齿突后方的关节面组成，常与寰枕关节相交通。齿突前后关节可视为一组关节，也有人称之为滑囊。

（4）寰椎外侧关节由左右寰椎下关节面和枢椎上关节面连接构成，侧关节向外下方倾斜。寰椎侧块的下关节面稍凹，与枢椎上关节面的凸面相适应，利于寰枢椎间最大限度地旋转。关节囊松弛，其内侧及后部有韧带加强。

（5）钩椎关节是颈椎侧方的钩突与相邻上一椎体下面侧方的斜坡构成的滑膜关节，位于椎体两侧，具有限制椎体间侧方移动的作用。

（6）关节突关节左右各一，自第2颈椎起直到第5胸椎和第1腰椎都具有此类关节。在颈椎上，由上位颈椎的下关节突与下位颈椎的上关节突咬合形成。关节面较平坦，表面有透明软骨覆盖，向上约呈45°倾斜。关节囊内衬滑膜，薄而松弛。这种结构形式在遭受屈曲外力时易产生脱位和半脱位。关节突前方直接与神经根相贴，因此该处增生、肿胀、松动或不稳、脱位时，神经根很容易受累。外伤时易引起脱位和半脱位。

四、脊髓和脊神经

（一）脊髓的位置和形态

1. 脊髓的位置

脊髓位于椎管内，外包被膜，成人长42~45cm，最宽处的直径约1cm，重约35g。脊髓上端在枕骨大孔处与延髓相连。下端变细呈圆锥状，称脊髓圆锥。在成人圆锥末端一般平第1腰椎下缘，新生儿平第3腰椎。由脊髓圆锥末端向下延续为一根细丝，称终丝，止于尾骨后面的骨膜，有稳定脊髓的作用。终丝已无神经组织。

2. 脊髓的形态

脊髓表面有6条纵沟，前面正中的沟较深称前正中裂，后面正中的沟较浅，称后正中沟。前后正中两条纵沟把脊髓分为对称的两半。在前正中裂和后正中沟的两侧，分别有成对的前外侧沟和后外侧沟。在前、后外侧沟内有成排的脊神经根丝出入。出前外侧沟的根丝形成 31 对前根，入后外侧沟的根丝形成 31 对后根。在后根上有膨大的脊神经节。前、后根在椎间孔处汇成 1 条脊神经，由椎间孔出椎管。

与每对脊神经前、后根相连的 1 段脊髓，称 1 个脊髓节段，因此，脊髓分为 31 节段：即 8 个颈段、12 个胸段、5 个腰段、5 个骶段和 1 个尾段。所以脊神经有 31 对。

脊髓呈前后稍扁的圆柱形，全长粗细不等，有两个膨大部，上方的称颈膨大，自颈髓第 4 节段到胸髓第 1 节段的部分；下方的称腰骶膨大，自腰髓第 2 节段到骶髓第 3 节段。

在胚胎 3 个月以前，脊髓和椎管的长度大致相等，所有脊神经根几乎都成直角伸向对应的椎间孔。从胚胎第 4 个月起，脊髓的生长速度比脊柱缓慢，脊髓长度短于椎管，而其上端连接脑处位置固定，结果使脊髓节段的位置由上向下逐渐高出相应的椎骨，神经根向下斜行一段才达相应的椎间孔。腰、骶、尾段的神经根在未出相应的椎间孔前，在椎管内垂直下行，围绕终丝形成马尾。成年人，一般第 1 腰椎以下已无脊髓，只有浸泡在脑脊液中的马尾和终丝，故临床上常在第 3~4 腰椎棘突之间进行腰椎穿刺。

3. 脊髓与脊柱的对应关系

脊髓和脊柱的长度不等，脊髓的节段和脊柱的椎骨不完全对应。了解某段脊髓平对某节椎骨的相应位置，具有临床实用意义。粗略推算，在成人颈髓上部（$C_{1~4}$）大致与同序数椎骨相对，颈髓下部（$C_{5~8}$）和胸髓上部（$T_{1~4}$）与同序数椎骨的上一节椎体平对，如第 6 颈髓平对第 5 颈椎体。胸髓中部（$T_{5~8}$）与同序数椎骨的上两节椎体平对。胸髓下部（$T_{9~12}$）与同序数椎骨的上三节椎体平对。腰髓平对第 10~12 胸椎。骶髓核尾髓平对第 1 腰椎。

（二）脊髓的内部结构

脊髓由灰质和白质构成。灰质在里面，白质在周围。

1. 灰质

灰质在横切面上呈 "H" 字形，其中间横行部分，称灰质连合，其中央有中央管，纵贯脊髓全长。每侧灰质前部扩大，称前角。后部狭窄，称后角。前、后角之间称中间带。

（1）前角：除有些小型中间神经元外，主要为运动神经元，通称前角运动细胞，它们成群排列，其轴突经前根和脊神经直达躯干和四肢的骨骼肌。

（2）中间带：从第 1 胸节段到第 3 腰节段，中间带向外侧突出的部分称侧角，侧角内含中、小型多极神经元，通称侧角细胞，是交感神经的低位中枢，它们的轴突经相应前根、自交通支进入交感干。

（3）后角：内含多极神经元，组成较复杂，分群较多，统称后角细胞。后角细胞主要接受后根的各种感觉纤维。

2. 白质

白质在灰质周围，每侧白质借脊髓的纵沟分成 3 个索。前正中裂与前外侧沟之间称前索；前、后外侧沟之间称外侧索；后外侧沟与后正中沟之间称后索。灰质连合与前正中裂之间的白质，称白质前连合。

（三）脊髓的功能

脊髓具有传导和反射功能。

1. 传导功能

脊髓是感觉和运动神经冲动传导的重要通路，其结构基础即脊髓内的上、下行纤维束。除头、面部外，全身的深、浅感觉和大部分内脏感觉冲动，都经脊髓白质的上行纤维束才能传到脑。由脑出发的冲动，也要通过脊髓白质的下行纤维束才能支配躯干、四肢骨骼肌及部分内脏的活动。如果脊髓白质损伤，将导致损伤平面以下出现运动和感觉的功能障碍。

2. 反射功能

脊髓可执行一些简单的反射活动，包括躯干反射和内脏反射。脊髓各种反射都是通过脊髓节内和节间的反射弧完成的。

（1）躯干反射：即引起骨骼肌运动的反射，由于感受器部位不同，又分为浅反射和深反射。

1）浅反射：是刺激皮肤、黏膜的感受器，引起骨骼肌收缩的反射，如腹壁反射。浅反射的反射弧中任何一部分受到破坏，出现反射减弱或消失。

2）深反射：是刺激肌、腱感受器，引起骨骼肌收缩的反射。因为这一刺激，使骨骼肌接受到突然的牵拉而引起被牵拉肌的反射性收缩，所以又称牵张反射。如膝跳反射，就是叩击髌韧带引起股四头肌收缩产生伸小腿动作，其反射弧主要是由感觉和运动两个神经元组成。其反射过程：当髌韧带内感受器受到刺激时，兴奋沿股神经的传入纤维至脊髓 $L_{2 \sim 4}$ 节段的前角细胞，最后再经股神经的运动纤维传至股四头肌，引起股四头肌收缩。

深反射的反射弧任何一部分受损都可引起反射活动的减弱或消失，如前角运动细胞受损，除了相应支配的骨骼肌瘫痪外，还出现腱反射消失，肌张力减弱，肌松弛变软和肌萎缩（由于前角细胞对肌肉还有神经营养作用）。临床上称周围性瘫痪或软瘫。

深反射（包括肌张力反射）的反射弧，还受到高级中枢的控制，当上运动神经元（如皮质脊髓束）受损时，受损平面下，除了相应骨骼肌瘫痪之外，还失去此抑制作用，脊髓深反射亢进，肌张力增强，并出现正常时看不到病理反射，如巴宾斯基征。临床上称此瘫痪为中枢性瘫痪或痉挛性瘫痪。

（2）内脏反射：脊髓的中间带内有交感神经和副交感神经的低级中枢，如瞳孔开大中枢（$T_{1 \sim 2}$），血管运动和发汗中枢（$T_1 \sim L_3$），以及排尿、排便中枢（$S_{2 \sim 4}$）等。这些中枢执行的内脏反射活动，也是通过脊髓反射弧，并受到大脑皮质的控制。如排尿反射，当排尿反射弧任一部分被中断时，可出现尿潴留；当脊髓颈、胸段横贯性损伤后，可引起反射性排尿亢进而出现尿失禁。

（四）脊神经

脊神经共31对，即颈神经8对；胸神经12对；腰神经5对；骶神经5对；尾神经1对。第1~7对颈神经在相应椎骨上方的椎间孔出椎管。第8对颈神经在第7颈椎与第1胸椎之间的椎间孔出椎管。胸、腰神经均分别在同序数椎骨下方的椎间孔传出。第1~4对骶神经在相应的骶前、后孔穿出。第5对骶神经和尾神经由骶管裂孔穿出。

每对脊神经都是由前根和后根在椎间孔处合并而成。脊神经前根属运动性；脊神经后根属感觉性，所以脊神经是混合性的，均含有四种纤维成分。

（1）躯干感觉纤维：来源于脊神经节细胞，分布于皮肤、骨骼肌、肌腱和关节，将浅感觉和深感觉冲动传入中枢。

（2）内脏感觉纤维：来源于脊神经节细胞，分布于心血管、内脏和腺体，向脊髓传入来自这些结构的感觉冲动。

（3）躯干运动纤维：来源于前角运动神经元，分布于骨骼肌，支配其运动。

（4）内脏运动纤维：来源于侧角细胞及骶副交感神经元，支配平滑肌、心肌的运动和控制腺体的分泌。

脊神经出椎间孔后立即分为前支和后支。前支和后支都是混合性的。

1. 后支

后支一般较相应的前支细而短，经相邻椎骨横突之间或骶后孔向后走行，呈节段性地分布于枕、项、背、腰、臀部的皮肤及脊柱两侧深部的肌。主要皮神经如下所述。

（1）枕大神经为第 2 颈神经后支，较粗大，穿斜方肌腱至皮下，分布于枕部的皮肤。

（2）臀上神经为第 1～3 腰神经后支，在髂嵴上方竖脊肌外侧缘处穿至皮下，分布于臀上部皮肤。

（3）臀中皮神经为第 1～3 骶神经后支，穿过臀大肌起始部达皮下，分布于臀中部的皮肤。

2. 前支

前支粗大，分布于躯干前外侧和四肢的肌肉和皮肤。除胸神经前支保持明显的节段性，其余的前支分别交织成丛，由丛再分支分布于相应的区域。脊神经前支形成的神经丛，共计有颈丛、臂丛、腰丛和骶丛。

（1）颈丛：由第 1～4 颈神经的前支组成，位于胸锁乳突肌上部的深面，发出皮支和肌支。

1）皮支：均在胸锁乳突肌后缘中点附近穿出，行向各方，其穿出部位是颈部皮肤浸润麻醉的一个阻滞点。主要皮支有：枕小神经、耳大神经、颈横神经和锁骨上神经，它们分布到枕部、耳部、颈前区和肩部皮肤。

2）肌支

A. 膈神经：是颈丛中最重要的分支，沿前斜角肌前面下降，在锁骨下动脉、静脉之间经胸廓上口入胸腔，沿肺根前方，心包的两侧，下降至膈。膈神经之间中的运动纤维支配膈肌；感觉纤维主要分布到胸腔和心包。一般认为右侧膈神经的感觉纤维还分布到肝和胆囊表面的腹膜等处。

膈神经损伤可引起同侧半膈肌瘫痪，导致腹式呼吸减弱或消失，严重者有窒息感。膈神经受刺激时可发生呃逆。肝胆疾病患者可出现右肩痛，这与膈神经受到刺激有关，是为牵涉痛。

B. 颈丛深支：主要支配颈部深肌，如肩胛提肌和舌骨下肌群。

（2）臂丛：由第 5～8 颈神经前支和第 1 胸神经前支的大部分组成。在颈根部先经斜角肌间隙穿出，行于锁骨下动脉的后上方，再经锁骨后方进入腋窝。因此臂丛可以锁骨为界，分为锁骨上部和锁骨下部。锁骨上部分支是一些短的肌支，分布于颈部、胸壁及肩部的肌。锁骨下部在腋窝内，围绕腋动脉，并形成内侧束、外侧束和后束，由束发出分支。主要分支如下。

1）肌皮神经：发自外侧束，向外斜穿喙肱肌，在肱二头肌与肱肌之间下行，支配肱二头肌、喙肱肌和肱肌，在肘关节稍上方穿出深筋膜延续为前臂外侧皮神经，其末端分布于前臂外侧皮肤。

2）正中神经：由内侧束和外侧束的内、外侧两根夹持腋动脉向下合成，沿肱二头肌内侧沟随肱动脉下行到肘窝。从肘窝向下行于前臂的正中，位于前臂浅、深屈肌之间，经腕管入掌，在腕上方，正中神经位于桡侧腕屈肌腱和掌长肌腱之间的深方，位置浅表，易发生切割伤。

A. 正中神经的分支：①肌支：支配除肱桡肌、尺侧腕屈肌、指深屈肌尺侧半以外的所有前臂的屈肌及手肌外侧的大部分（拇收肌以外的鱼际肌和第 1～2 蚓状肌）。②皮支：分布于手掌桡侧2/3 区、桡侧 3 个半指掌面及这 3 个半指背面末 2 节的皮肤。

B. 正中神经的体表投影：自肱动脉的始端搏动点至肘部肱骨内、外上髁间连线中点稍内侧，再由此至腕掌侧横纹的中点。

正中神经损伤，运动障碍表现为前臂不能旋前（旋前肌瘫痪），屈腕能力减弱，拇、示指不能屈曲（屈腕指肌瘫痪），拇指不能对掌，鱼际肌萎缩（鱼际肌瘫痪）。感觉障碍以桡侧 3 指远节最明显。

3）尺神经：发自内侧束，沿肱二头肌内侧沟随肱动脉下降，至臂中部离开此动脉转向后下，经肱骨内上髁后方的尺神经沟至前臂，在尺侧腕屈肌深面随尺动脉内侧下行，于豌豆骨外侧入手掌。

A. 尺神经的分支：①肌支：支配前臂尺侧腕屈肌和指深屈肌的尺侧半及手肌内侧大部分（小鱼际肌、拇收肌、骨间肌和第 3～4 蚓状肌）。②在手掌面，分布于手掌尺侧 1/3 和尺侧 1 个半手指的皮肤。在手背面，分布于手背尺侧 1/2 区及尺侧 2 个半指的皮肤（第 3～4 指毗邻侧只分布于近节）。

B. 尺神经的体表投影：自肱动脉始端搏动点至肱骨内上髁后方，再由此至豌豆骨外侧缘。

尺神经损伤主要表现为屈腕能力减弱（屈腕、屈指肌瘫痪），拇指不能内收（拇指肌瘫痪），各指不能相互并拢，第 4～5 指的掌关节过伸而指间关节屈曲（骨间肌，第 3～4 蚓状肌瘫痪）形似鹰爪，故称"爪形手"。小鱼际肌萎缩平坦。尺神经于正中神经合并损伤时，由于小鱼际肌和鱼际肌、骨间肌、蚓状肌均萎缩，手掌更显平坦，类似"猿手"。尺神经损伤感觉障碍以手的内侧缘为主。

4）桡神经：发自后束，先位于腋动脉的后方，后经肱三头肌深面紧贴肱骨体中部后面沿桡神经沟向下外行，至肱骨外上髁前分为浅、深两支。桡神经在臂部发肌支支配肱三头肌和肱桡肌和桡侧腕长伸肌。

A. 桡神经浅支：为皮支，与桡动脉伴行，至前臂下 1/3 转向手背，分布于背桡侧半和桡侧 2 个半指近节背面的皮肤。

B. 桡神经深支：为肌支，穿旋后肌至前臂背侧，改名为骨间后神经，分支支配前臂所有的伸肌。

桡神经损伤时，主要表现为不能伸腕、伸指，呈垂腕姿态。感觉障碍以手背第 1～2 掌骨之间的皮肤最明显。

腋神经：发自后束，绕过肱骨外科颈行向后外，支配三角肌、小圆肌、肩关节及肩部的皮肤。腋神经损伤后，三角肌瘫痪，上肢不能外展，肩部失去圆隆状而成方形。

胸背神经：发自后束，循肩胛骨外侧缘下降，支配背阔肌。

臂内侧皮神经：发自内侧束，分布于臂内侧皮肤。

前臂内侧皮神经：发自内侧束，在臂中点于贵要静脉一同穿深筋膜，支配前臂内侧的皮肤。

（3）胸神经前支：胸神经前支共 12 对。除第 1 对的大部分和第 12 对的小部分分别参加臂丛和腰丛外，其余皆不成丛。第 1～11 对胸神经前支，各自位于相应的肋间隙内，称肋间神经。第 12 对胸神经前支位于第 12 肋的下方，故称肋下神经。肋间神经在肋间内、外肌之间与肋间血管一起沿肋沟走行，自上而下按静脉、动脉、神经依次并列。上 6 对肋间神经分支分布于肋间肌、胸壁皮肤和壁胸膜。第 7～11 对肋间神经除分布于相应的肋间肌和胸壁皮肤及壁胸膜外，并斜向前下和肋下神经一起行于腹内斜肌和腹横肌之间，分布于腹前外侧肌群和腹壁皮肤及壁腹膜。

（4）腰丛：由第 12 胸神经前支一部分、第 1～3 腰神经前支和第 4 腰神经前支一部分共同构成。位于腰大肌的深面腰椎横突的前方。其主要分支如下。

1）髂腹下神经：在髂嵴上方入腹内斜肌与腹横肌之间到腹前壁，在腹股沟管浅环上方穿腹外斜肌腱膜达皮下，分布于附近皮肤并沿途发支分布腹壁诸肌。

2）髂腹股沟神经：在髂腹下神经下方并行。进入腹股沟管伴随精索或子宫圆韧带出浅环，其肌支分布于腹壁肌内；皮支分布于腹股沟部、阴囊或大阴唇皮肤。在腹股沟处修补术中，应避免损伤上述两神经。

3）股外侧皮神经：至髂前上棘内侧，经腹股沟韧带深面，至大腿外侧面皮肤。

4）股神经：是腰丛分布最大的神经，自腰大肌外缘穿出，继而沿腰大肌和髂肌之间下行，经腹股沟韧带深面至大腿前面股三角内，位于股动脉外侧，分支主要支配大腿肌前群及大腿前面皮肤。股神经中有一最长的皮支，称隐神经，与大隐静脉伴行，向下分布于小腿内侧面及足内侧缘的皮肤。

股神经损伤后表现为：不能伸小腿（因股四头肌瘫痪），行走困难，膝跳反射消失，大腿前面和小腿内侧面等处皮肤感觉障碍。

5）闭孔神经：自腰大肌内侧缘走出，伴闭孔动脉沿小骨盆腔侧壁向前下行，穿闭膜管出骨盆到大腿内侧。分布于大腿内侧群肌和大腿内侧面的皮肤。

（5）骶丛：由第4腰神经前支的一部分和第5腰神经前支及全部骶、尾神经前支组成。位于骨盆腔内，在梨状肌的前面。主要分支如下。

1）臀上神经：伴臀上动、静脉经梨状肌上孔出骨盆，支配臀中肌、臀小肌。

2）臀下神经：伴臀下动、静脉经梨状肌下孔出骨盆，支配臀大肌。

3）股后皮神经：出梨状肌下孔，分布于大腿后面的皮肤。

4）阴部神经：与阴部内动、静脉一起经梨状肌下孔出骨盆，绕坐骨棘后面，再经坐骨小孔入坐骨肛门窝，分支分布于会阴部和外生殖器的肌和皮肤。主要分支如下所述。

A. 肛神经：分布于肛门外括约肌和肛门部皮肤。

B. 会阴神经：分布于会阴诸肌和阴囊或小阴唇的皮肤。

C. 阴茎背神经：沿阴茎背侧前行达阴茎头，分布于阴茎的海绵体及皮肤。做包皮环切术时，需要阻滞麻醉此神经。女性为阴蒂背神经。

5）坐骨神经：是全身最粗大、最长的神经。经梨状肌下孔出骨盆，在臀大肌深面，经大转子与坐骨结节之间至大腿后面，在股二头肌长头深面继续下行，多在腘窝上角附近分为胫神经和腓总神经。坐骨神经痛时，常在巡行线上出现压痛。

A. 胫神经：坐骨神经干的直接延续，沿腘窝中线在小腿三头肌深面伴胫后动脉下行，通过内踝后方至足底，分成足底内、外侧神经。胫神经分支主要分布于小腿肌后群和足底肌，以及小腿后面和足底的皮肤。

胫神经损伤后主要表现为：足不能跖屈，不能以足尖站立，足底内翻减弱。由于拮抗肌的牵拉，出现背屈和外翻位，称"钩状足"畸形。在足底部感觉障碍主要。

B. 腓总神经：自坐骨神经发出后，沿腘窝上行外侧缘向外下方行，绕腓骨头至小腿前面，分为腓浅神经和腓深神经。

腓浅神经：走在小腿外侧群肌与前群肌之间，于小腿中、下1/3交界处穿至皮下。沿途发支支配腓骨长肌和腓骨短肌，并分布于小腿前外侧面下部和足背、趾背的皮肤。

腓深神经：在小腿前群肌之间伴胫前动脉下行，分支支配小腿肌前群和足背肌，其末端分布于第1~2趾相邻缘背面皮肤。腓总神经损伤后主要表现为：足不能背屈，不能外翻。由于重力和后群肌的过度牵拉，足下垂内翻，呈"马蹄足"畸形，患者走路时呈跨阈步态。感觉障碍在小腿前外侧面下部和足背明显。

（五）脊髓的节段性支配

脊髓分为31节段，每一节段的前角发出的躯体运动纤维，经相应的前根和脊背神经，支配躯体一定部位的肌运动。同样，每一节段的后角，通过相应的后根及脊神经的传入纤维，管理躯体一定部位的皮肤感觉。

1. 脊髓对肌的节段性支配

脊髓对肌的节段性支配，概括地说，第 1 颈节到第 4 颈节支配颈肌及膈肌；第 5 颈节到第 1 胸节支配上肢肌；第 2 胸节到第 1 腰节支配躯干肌；第 2 腰节到第 2 骶节支配下肢肌；第 3 骶节到第 5 骶节及尾节主要支配会阴肌。每块肌肉多数由相邻几个节段共同支配。

2. 脊髓对皮肤的节段性支配

脊髓对皮肤的节段性支配，以躯干部最为典型。自背侧中线至腹侧中线较有规律地形成连续横行的环带。例如，第 2 胸段支配胸骨角平面皮肤，第 4 胸段支配（男性）乳头平面皮肤，第 6 胸段支配剑突平面皮肤。了解皮肤的节段性支配，有助于对脊髓损伤的定位诊断。

（六）交感神经与副交感神经

1. 交感神经

（1）中枢部：交感神经的低级中枢位于脊髓 $T_1 \sim L_3$ 节段的侧角内。其节前纤维即侧角细胞发出的轴突。

（2）周围部：包括交感神经节及由节发出的分支和交感神经丛等。

1）交感神经节：为交感神经节后神经元胞体所在处。依其所在位置不同，可分为椎旁神经节和椎前神经节。

A. 椎旁神经节：位于脊柱两旁，借节间支分别连成左、右交感干，故椎旁神经节又称交感干神经节。交感干上自颅底，下至尾骨，两干下端合于单个的尾节。颈部交感干神经节有 3 对，分别称颈上神经节、颈中神经节和颈下神经节。胸部有 10 ~ 12 对，第 1 胸交感干神经节常与颈下神经节结合，称颈胸神经节（星状神经节）。腰部有 4 ~ 5 对，骶部有 2 ~ 3 对，尾部为一个单节（奇神经节）

B. 椎前神经节：位于脊柱前方，腹主动脉脏支根部。主要有腹腔神经节、主动脉肾神经节、肠系膜上神经节和肠系膜下神经节等。

腹腔神经节 1 对，位于腹腔干根部两旁。

主动脉肾神经节 1 对，位于肾动脉根部。

肠系膜上神经节和肠系膜下神经节均为单个，分别位于肠系膜上、下动脉的根部。

2）交通支：交感干神经节借交通支与相应的脊神经相连。交通支分为白交通支和灰交通支。白交通支使脊髓侧角细胞发出的节前纤维离开脊神经进入交感干神经节的通路，只见于全部胸神经和上 3 对腰神经与交感干神经节之间。因纤维有髓鞘，呈白色，故称白交通支。灰交通支使交感干神经节发出的节后纤维进入脊神经的通路，存在于全部交感干神经节与全部脊神经之间。因纤维无髓鞘，呈灰色，故称灰交通支。

3）交感神经节前纤维和节后纤维的去向：交感神经节前纤维自脊髓侧角发出，经脊神经前根、脊神经、白交通支进入交感干后有三种去向：①终止于相应的交感干神经节，并交换神经元。②在交感干内上升或下降，然后终止于上方或下方交感干神经节，并交换神经元。一般认为来自脊髓上胸段侧角的节前纤维，在交感干内上升至颈部，在颈部交感干神经节换元；中胸段者在交感干内上升或下降，至其他胸部交感干神经节换元；下胸段和腰段者在交感干内下降，在腰骶部交感干神经节换元。③穿过交感干神经节后，至椎前神经节换元。

由交感神经节发出的节后纤维也有三种去向：①由交感神经节发出的节后纤维经灰交通支返回脊神经，随脊神经分布至头颈部、躯干部和四肢的血管、汗腺和立毛肌等。31 对脊神经与交感干神经节之间都有灰交通支联系，故脊神经分支内一般都含有交感神经的节后纤维。②攀附于动脉形成神经丛，并随动脉及其分支到达所支配的器官。③由交感神经节直接发支分布到所支配的器官。

自椎前神经节发出的节后纤维主要是形成神经丛攀附动脉分布到腹、盆腔器官。

4）交感神经的分布

A. 自脊髓 $T_1 \sim L_3$ 节段侧角的一部分细胞发出节前纤维，经相应的脊神经前根、脊神经和白交通支进入交感干，部分终止于相应的交感干神经节并换元，部分在交感干内上升到颈部交感干神经节换元，部分在交感干内下降至下腰部和骶尾部的交感干神经节换元。因此，交感神经的节前纤维虽发自脊髓 $T_1 \sim L_3$ 节段，但可至交感干全部神经节换元。由交感干全部神经节发出的节后纤维分别经灰交通支又返回到 31 对脊神经，成为脊神经的纤维成分，随脊神经分布到头颈部、躯干部和四肢的血管、汗腺和立毛肌。

B. 自脊髓 $T_{1\sim2}$ 节段侧角的一部分细胞发出节前纤维，经相应的脊神经前根、脊神经和白交通支到达相应胸交通干神经节，不在此交换神经元，而在交感干内上升到颈上神经节换元，由颈上神经节发出节后纤维攀附在颈内、外动脉周围形成颈内动脉丛和颈外动脉丛，并伴动脉的分支走行，分布到头面部的平滑肌和腺体，如瞳孔开大肌、泪腺、唾液腺及血管等。

颈交感干受损，可出现 Homer 综合征，表现为患侧瞳孔缩小、睑裂变小、面部潮红和无汗等。

自脊髓 $T_{1\sim4}$ 或（T_5）节段侧角的一部分细胞发出节前纤维，经相应的脊神经前根、脊神经和白交通支到达相应的上位胸交感干神经节。在此，一部分纤维交换神经元，发出节后纤维组成胸心神经，加入心丛分布到心脏；一部分纤维在交感干内上升到颈上、中、下神经节换神经元。由这三个节发出的节后纤维，分别组成颈上心神经、颈中心神经和颈下心神经，它们下行进入心丛，分布到心肌和心血管。

自脊髓 $T_{2\sim6}$ 节段侧角的一部分细胞发出节前纤维，经相应的脊神经前根、脊神经和白交通支到达交感干，在颈胸神经节及上胸神经节换神经元，自这些节发出节后纤维至肺门加入肺丛，由丛分支入肺内分布到支气管树（平滑肌和腺体）及肺内血管（平滑肌）等。

自脊髓 $T_{5\sim12}$ 节段侧角的一部分细胞发出节前纤维，经相应的脊神经前根、脊神经和白交通支到达相应的胸交感干神经节。在此不换神经元而是穿越交感干神经节后组成内脏大神经和内脏小神经。两神经沿椎体表面下降，穿膈至腹腔。内脏大神经主要在腹腔神经节换神经元。内脏小神经主要在主动脉肾神经节换神经元。由腹腔神经节、主动脉肾神经节等发出的节后纤维及迷走神经后干的腹腔支组成腹腔丛，此丛向下延续于腹主动脉丛。它们缠绕腹腔干、肠系膜上动脉和肾动脉的分支分布到肝、胆囊、胰、脾、肾、肾上腺及腹腔结肠左曲以上的消化管。

自脊髓 $L_{1\sim3}$（或 $T_{11\sim12}$）节段侧角的一部分细胞发出节前纤维，经相应的脊神经前根、脊神经和白交通支到腰交感干神经节，穿越此节组成腰内脏神经并加入腹主动脉丛，由此丛分出肠系膜下丛，后者一部分纤维在肠系膜下神经节换神经元，节后纤维随肠系膜下动脉分布至降结肠、乙状结肠和直肠上部；另一部分纤维延伸组成腹下丛。

腹下丛分为上腹下丛和下腹下丛。上腹下丛位于两髂总动脉之间，为腹主动脉丛的下延部分；下腹下丛即盆丛，为上腹下丛延续到盆腔的部分，位于直肠两侧，并接受骶交感干神经节后纤维和第 2~4 骶髓节副交感核发出的节前纤维。此丛伴随髂内动脉的分支组成许多副丛（如直肠丛、膀胱丛、前列腺丛、子宫阴道丛等），并随动脉分支分布于盆腔各脏器。

综上所述，交感神经的分布大致如下：自脊髓 $T_{1\sim5}$ 节段侧角细胞发出的节前纤维交换神经元后，其节后纤维支配头、颈、胸腔脏器和上肢的血管、汗腺及立毛肌；自脊髓 $T_{5\sim12}$ 节段侧角细胞发出的节前纤维交换神经元后，其节后纤维支配肝、脾、肾等实质性器官和腹腔内结肠左曲以上的消化管；自脊髓上腰节段侧角细胞发出的节前纤维交换神经元后，其节后纤维支配结肠左曲以下的消化管、盆腔脏器和下肢的血管、汗腺及立毛肌。

2. 副交感神经

（1）中枢部：副交感神经的低级中枢位于脑干内的副交感神经核和脊髓 $S_{2\sim4}$ 节段的副交感神经核。

（2）周围部：包括副交感神经节及进出于节的节前纤维和节后纤维。根据副交感神经节的位置不同，可分为器官旁节和器官内节，前者位于器官近旁，后者位于器官壁内。

1）颅部副交感神经：其节前纤维行于动眼神经、面神经、舌咽神经和迷走神经内。

A. 随动眼神经走行的副交感神经节前纤维，由中脑内的动眼神经副核发出，进入眶腔后在视神经外侧的睫状神经节内交换神经元，其节后纤维穿入眼球壁，分布于瞳孔括约肌和睫状肌。

B. 随面神经走行的副交感神经节前纤维，由脑桥内的上泌涎核发出，一部分经岩大神经至翼腭神经节换神经元，其节后纤维至泪腺和鼻腔黏膜腺；另一部分纤维通过鼓索加入舌神经，再到下颌下神经节换神经元，其节后纤维分布于下颌下腺和舌下腺。

C. 随舌咽神经走行的副交感神经节前纤维，由延髓内的下泌涎核发出，至卵圆孔下方的耳神经节换神经元，其节后纤维分布到腮腺。

D. 随迷走神经走行的副交感神经节前纤维，由延髓内的迷走神经背核发出，随迷走神经分支到胸、腹腔器官旁节或器官内节换神经元，其节后纤维随即分布于胸、腹腔脏器（除结肠左曲以下的消化管）。

2）骶部副交感神经其节前纤维由脊髓 $S_{2\sim4}$ 节段副交感神经核发出，随骶神经前根、前支出骶前孔至盆腔，然后离开骶神经前支，组成盆内脏神经参加盆丛，随盆丛分支到降结肠、乙状结肠和盆腔脏器，在器官旁节或器官内节换神经元，节后纤维支配这些器官的平滑肌和腺体。

3. 交感神经与副交感神经的主要区别

（1）低级中枢的部位不同：交感神经低级中枢位于脊髓 $T_{1\sim2}$ 节段侧角；副交感神经低级中枢则位于脑干的副交感神经核和脊髓 $S_{2\sim4}$ 节段的副交感神经核。

（2）周围神经节的位置不同：交感神经节位于脊柱的两旁（椎旁神经节）和脊椎的前方（椎前神经节）；副交感神经节位于所支配的器官近旁（器官旁节）和器官壁内（器官内节）。因此，副交感神经前纤维比交感神经节前纤维长，而节后纤维则较短。

（3）分布范围不同：交感神经在周围的分布范围较广，除至头颈部、胸腹腔脏器外，还遍及全身的血管、腺体、立毛肌等。副交感神经的分布不如交感神经广泛，一般认为大部分血管、汗腺、立毛肌和肾上腺髓质均无副交感神经支配。

（4）节前神经元与节后神经元的比例不同：一个交感节前神经元的轴突可与许多节后神经元组成突触；而一个副交感前神经元的轴突则与较少的节后神经元组成突触。所以，交感神经的作用较广泛，而副交感神经的作用较局限。

（5）对同一器官所起的作用不同：交感神经与副交感神经对同一器官的作用是互相拮抗又相互统一的。例如，当机体运动时，交感神经兴奋增强，副交感神经兴奋减弱，相对抑制，于是出现心跳加快、血压升高、支气管扩展、瞳孔开大、消化活动受到抑制等现象。这表明，此时机体的代谢加强、能量消耗加快，以适应环境的剧烈变化。而当机体处于安静或睡眠状态时，副交感神经兴奋加强，交感神经相对抑制，因而可出现与上述相反的现象，这有利于体力的恢复和能量的储存。

第二节　基本病因病机

一、病　　因

　　脊柱在矢状面上有颈曲、胸曲、腰曲、骶曲的四种形态。正常成人的脊柱由26块椎骨通过椎间盘、韧带相连接，构成一个人体的中轴支柱，在肌肉牵张力的作用下，可做前屈、后伸、侧屈、伸缩、环转运动。在人体直立平衡的状态下，脊柱的重力线，从外耳门平面经枢椎齿突、第二胸椎最前方、第十二胸椎椎体中心，再经第五腰椎后1~3处到骶骨前面。在这个中心重力线上，颈曲和腰曲凸向前，背曲和骶曲凸向后。在冠状面上，正常脊柱没有侧弯，但由于习惯使用左手或右手的个体差异，可见在上胸部有轻度的侧曲。人体的姿势和负荷、骨盆前倾角度、椎体及椎间盘形态、肌肉牵张力、先天畸形与后天病因都可以改变正常的生理曲度，出现临床症状；生理曲度发生异常，也会反作用于椎体、椎间盘，肌肉、韧带，加重其病理程度。

　　脊柱的功能是通过其功能单位——运动节段来实现的。一个运动节段包括上下两个脊椎和两者之间的连接结构。单个运动节段可分为前后两个部分。节段前部由相邻的椎体和其间的椎间盘、前纵韧带及后纵韧带组成，节段前部承载脊柱下传的大部分载荷。节段后部包括相应的椎弓、关节突关节及黄韧带等构成。关节突关节具有引导和限制运动节段运动方向的作用。关节突关节的关节方位与脊柱各节段的运动性质及运动幅度相适应。颈段的关节突关节面近水平位，使之具有较大的旋转幅度；胸椎的关节突关节面呈冠状，运动幅度较小，腰椎的关节突关节面呈矢状，使腰椎具备较大的伸屈度。椎弓则在椎体和关节突关节之间起杠杆作用。椎孔串加成椎管，内容脊髓。两个相邻椎体上下切迹兑合成椎间孔，有脊神经通过。椎体及之间的椎间盘与关节囊组成椎体关节。椎体关节和两个关节突关节构成一个三角形力学平面，椎体关节与关节突关节有微小的运动角度。全部运动节段的运动功能综合起来，即构成整个脊柱的运动功能。在脊柱的颈段和腰段，其椎体和椎间盘呈现前部厚后部薄的形态，以维持颈曲和腰曲的存在；胸椎的椎体和椎间盘形态则呈现前部薄后部厚，以维持胸曲。正常的椎曲对保持脊柱的生理功能有重大意义。

　　脊柱的运动是一个动态平衡的过程。脊柱整体的力学特性，类似一根具有弹性的曲杆，由前后左右的相对主动或相对拮抗的肌群保持其动态平衡。当颈曲弧度改变腰曲也会相应地发生改变，当脊柱上段出现侧弯时，其下段必有代偿性的反方向的侧弯，这是脊柱动态平衡特性自动调节的结果。脊柱的运动幅度主要由关节突关节的定向和椎间盘的承载弹性所决定的。人体直立时，其负荷由椎体和椎间盘叠加而成的前力柱与关节突关节组成的两个后力柱承载，椎体椎间盘是承重的主体。椎间盘的厚度和形态影响着椎间隙的大小和形态，也影响椎曲的弧度。当颈椎或腰椎前屈时，椎间隙的形态由前宽后窄变成接近平行，椎间盘髓核被向后挤压，增大了椎间盘后部纤维环的张应力，同时椎曲也随之变直，由于重力线的前移，背侧拮抗肌相应紧张。长期的前屈体位，既可导致背部肌群的劳损，也可使颈曲腰曲变直，从而产生临床症状。有学者研究表明，脊柱的椎曲变化对椎管的长度和宽度和椎间孔与脊神经的毗邻关系，以及椎间盘髓核运动内应力都有着很大的相应的影响。而造成椎曲改变的核心原因是椎体的板块移动因素。进一步说，造成椎体板块移动的原因有外伤、劳损、退化、椎间盘突出等。

　　脊柱疾病的发生与外在因素有直接的关系，而身体的内在结构及这些结构在运动中所发挥的作用因素在发病中也占有重要的地位，内外因相互影响、相互作用是脊柱疾病的发病学特点。

（一）外因

1. 外伤

外力作用于脊柱可以导致肌肉、韧带、脊髓等损伤及骨折脱位等，常见的外力包括跌仆、扭闪、坠堕及撞击等。

临床上脊柱损伤以颈、腰段多见，尤其是腰部。颈部的损伤外力以间接外力为主，如急刹车导致的"挥鞭样"损伤，轻则颈椎小关节紊乱或颈椎半脱位，重则发生骨折脱位并发脊髓损伤而瘫痪，甚至死亡。高处坠地可导致胸腰段压缩骨折，或骨折脱位伴截瘫。唐代《外台秘要》已提到"因坠打压损……有头项伤折骨节"，《普济方·折伤门》记载了"从高跌坠，颈骨摔进"，《跌损妙方》指出有"颈项打断"。以上均说明坠堕是颈椎损伤的重要原因。《医宗金鉴·正骨心法要旨》首次明确地将颈椎骨折脱位分为四大类型，并描述了脊柱损伤的症状表现。民间常说的"闪腰岔气"包括胸腰椎小关节紊乱症及急性腰扭伤等。

2. 慢性劳损

《素问·宣明五气论》说："久视伤血，久卧伤气，久坐伤肉，久立伤骨，久行伤筋，是谓五劳所伤。"脊柱是人体负重和运动的轴心，连接脊椎的软组织——韧带、关节囊、筋膜、椎间盘及椎旁肌肉等易遭受外力损伤或慢性劳损。以下是脊柱及周围软组织慢性劳损或损伤的常见因素。

（1）长期低头工作或长期在某一特定姿势下做重体力劳动，而又不定时作肌力平衡运动锻炼者，如坑道作业者。

（2）姿势不良者，如歪头写字、卧位看书、姿势性驼背、睡高枕者。

（3）剧烈运动前没有做适当预备活动者，如单双杠、球类比赛运动员等。

（4）反复轻度扭挫伤者，如攀、抬、挑、搬重物时，或手持重物向外抛掷时，用力不当或用力过于持久者。

（5）缺乏体力劳动锻炼或因疾病所致体质虚弱、气血亏虚者；突然做过重挑、抬、扛、掷等劳动者；或持久作过伸、过屈头颈、腰背动作者。

（6）头颈、腰背部受撞击，或软组织急性扭挫伤后，未彻底治疗者。

3. 风寒湿邪

中医历来都非常重视风寒湿邪在脊柱病发病中的地位。风寒湿邪既是引起脊柱疾病的直接原因，又是某些脊柱疾患的重要诱因。《素问·痹论》曰："风、寒、湿三气杂至，合而为痹也。其风气盛者为行痹，寒气盛者为痛痹，湿气盛者为著痹。"风寒湿邪侵袭人体，流注经络、关节，导致气血凝滞，营卫不得宣通，不通则痛，故脊柱疾病多以疼痛为主要症状，且多有得寒则症状加重、得热则舒适的特点。如在腰椎间盘突出症的发病中，风寒湿邪侵袭腰背肌肉，导致肌肉痉挛，可使已发生退变的椎间盘压力增高而导致椎间盘破裂，是腰椎间盘突出症的重要诱发因素之一。

《伤科补要》中说："感冒风寒，以患失颈，头不能转。"《伤寒论·辨太阳病脉证并治》曰："太阳病，项背强几几……"，以上所论类似于现代的落枕、颈椎病等。

《素问·至真要大论》曰："太阳在泉，寒复内舍，则腰尻痛，屈伸不利，股胫足膝中痛"，又云："湿淫所胜……病冲头痛，目似脱，项似拔，腰如折，髀不可以回，腘如结，腨如别"。《素问·气交变大论》云："岁火不及，寒乃大行……民病……胸腹火，胁下与腰背相引而痛，甚则屈不能伸，髋髀如别。"《素问·调经论》云："寒湿之中人也，皮肤不收，肌肉坚紧，荣血泣，卫气去，故曰虚。"《诸病源候论·卒腰痛候》指出："夫劳伤之人肾气虚损，而肾主腰脚，其经贯肾络脊，风邪乘虚，卒入肾经，故卒然而患腰痛。"以上说明了风寒湿邪与脊柱疾病的相关性，是临床上辨证求因、审因论治的根据。

（二）内因

内因是指人体内部影响而导致脊柱发生病变的诸因素。各种外在因素固然是脊柱病变的重要因素，但它们都有各种不同的内在因素和一定的发病规律。《素问·评热病论》指出"邪之所凑，其气必虚"，《灵枢·百病始生》曰："风雨寒热，不得虚，邪不能独伤人"，"此必因虚邪之风，与其身形，两虚相得，乃客其形"。说明大部分外界致病因素只有在机体正气不足的情况下，才能伤害人体致病，这不仅体现在外感六淫病证和内伤七情病证的发病上，而且对脊柱疾病的发病也不例外。故而我们强调内因在脊柱疾病发病学上的重要作用。

（1）年龄：年龄因素与脊柱疾病关系较为密切。如脊柱退行性骨关节病及骨质疏松症等多见于中老年人，强直性脊柱炎则多发生于青年人。腰椎间盘突出症多发生于成年及壮年人，因为此时期髓核吸水性强，膨胀性大，纤维环一旦破裂，髓核即因压力大而突出；而老年人，髓核脱水，张力较低，即便纤维环破裂，髓核也多不突出。

（2）体质：体质强壮，气血旺盛，肝肾充实，则筋骨强劲，承受外界暴力和风寒湿邪侵袭的能力就强，故不易发病。反之，则较易发生筋骨病变。如素体虚弱的中老年人，易感风寒之邪侵袭而引发颈椎病，出现项背强硬、疼痛、转动不利、肩臂疼痛、头晕目眩等症状。体质与先天禀赋、饮食调养及身体锻炼有关。

（3）解剖结构：人体所有筋骨的解剖结构及生理形态并非完全相同，因此有些筋骨在特殊的解剖结构及生理条件下极易发生损伤。如骶1的隐性脊柱裂，由于棘上及棘间韧带失去了依附点——棘突，使腰骶关节的稳定性降低，故该部位易发生劳损。下颈椎活动度多于上颈椎，故颈椎病以下颈椎多见。胸椎附有肋骨，活动度小，故较少发生椎间盘突出症。

（4）情志因素：正常情况下，七情属于生理活动，并不会引起损伤，但是刺激过于强烈而持久，同时又不能正确对待时，就会导致剧烈的情志变化，使内脏气机发生紊乱而致病。暴怒伤肝，使肝气郁结，影响肝主筋的生理功能，使筋僵不利，即使遭受轻微外力也易造成筋伤病变。忧思伤脾，脾气不足，运化无力，气血生化无源，使筋骨失于充养，也易发生筋骨病变。惊恐伤肾，肾主骨生髓，肾伤则不能生髓养骨，肾府易伤。临床上发现肾虚者腰腿扭闪损伤发生率较高。情志内伤，最易影响气机，进而累及气血津液代谢，使机体产生痰饮、瘀血等病理产物，阻滞颈项腰背部经络，不通则痛，故脊柱疾病多有疼痛等证。总之，情志刺激是脊柱外科临床上不容忽视的致病因素之一。

综上造成脊柱及其周围软组织的病变的主要病理表现如下所述。

1. 椎旁有关肌肉改变

椎旁肌肉遭受急性扭伤或慢性劳损者，多见肌腱与骨膜附着处发生撕脱性损伤，或发生肌纤维局限性断裂。慢性劳损的局部组织多纤维性变，或机化粘连、甚至痉挛或挛缩，最终造成脊椎两侧肌力失衡。脊椎处于失衡状态后，极易发生椎间关节错位而致病。同时，肌肉的痉挛（或挛缩）和疼痛，可引起机体生物信息节律失常，功能平衡紊乱，从而出现相关自主神经功能紊乱的一系列征象。

2. 黄韧带肥厚

黄韧带若长期被过度牵拉（低头工作、睡高枕、长期弯腰工作等）或因脊椎失稳而活动度加大，则将增生肥厚，甚至钙化、骨化，从而压迫神经根，出现症状。当脊椎后伸时，肥厚的黄韧带可能发生皱褶并突入椎管内而压迫脊髓。

3. 前、后纵韧带改变

前后纵韧带若遭受急性外伤，或因脊柱长期过度活动而受损伤，则将发生因出血、水肿而钙化、骨化，从而对脊髓或神经根产生压迫。

4. 项韧带钙化

颈椎失稳后，项韧带（颈椎部的棘上韧带）将因过度活动而肥厚，继而钙化、骨化。项韧带钙化的部位多在颈椎 3~6 之间头夹肌、半棘肌与小菱形肌的附着点，因头颈或上肢运动易损伤此段项韧带。项韧带钙化的部位与颈椎病发病的部位相一致。

5. 骨质增生（骨刺、骨唇、骨嵴）

脊椎失稳后，活动度增大，此时，在关节突关节、钩椎关节或和椎体边缘的韧带、骨膜将遭受牵扯而损伤，继而发生出血、机化，而后骨化成为增生骨质。骨质增生的好发部位在颈、腰椎，活动度较小的胸椎则较少发生。骨质增生随年龄的增长而增多，但有增生不一定致病，只有增生突入椎管、椎间孔或横突孔时才有可能压迫脊髓、神经根或椎动脉而出现症状。

6. 椎间盘退变及突出

构成椎间盘的软骨板、纤维环及髓核从 20~30 岁开始发生变性，若受急性创伤或慢性劳损，则可加速变性。其变性的结果如下所述。

（1）软骨板：逐渐变薄，甚至被髓核逐渐侵蚀而造成缺损，最终失去由椎体向椎间盘内渗透营养液的半渗透膜作用，从而促进纤维环及髓核变性。

（2）髓核：含水量逐渐减少，其中纤维网和黏液样组织基质渐渐被纤维组织及软骨细胞代替，最后使椎间盘弹性下降而成为纤维软骨实体，此时，其高度降低，椎间隙也变窄。如发生椎间盘突出，则椎间隙将更加狭窄。

（3）纤维环：纤维环变性比软骨板和髓核为早，常人 20 岁以后纤维环即停止发育，并开始变性。纤维交错的纤维环虽然壮实，但经历长期的摩擦后，纤维将逐渐变粗，并呈透明样变，从而使其弹性减弱。在一定诱因作用下（急性外伤或慢性劳损），变性的纤维环将发生破裂，髓核可向破裂处突出。因后纵韧带在后外侧较薄弱，故椎间盘突出多向后外侧突出。突出的椎间盘初期为较软的组织，以后可逐渐钙化及骨化。椎间盘突出后可对神经根、椎动脉、交感神经，甚至脊髓造成压迫或刺激症状。另外，椎间盘发生退行性改变后，其椎间隙逐渐变窄，使椎间及周围软组织相对松弛，此时在一定诱因作用下，可发生椎体滑脱或椎间关节微小移位，从而亦对神经根、椎间血管、交感神经或脊髓造成压迫和刺激而致病。

7. 椎间小关节微小移位因素

椎间小关节微小移位往往与软组织损伤同时发生，并随之发展。椎间盘退变，椎周肌肉相对紧张或松弛，韧带、关节囊、筋膜等软组织慢性劳损或损伤变性（纤维化、钙化、或粘连和瘢痕挛缩）等都可使椎间关节的力平衡失调，从而发生椎间小关节微小移位，这种情况最为常见。另外，先天畸形或炎症等因素，加上一定诱因作用，也易发生椎间小关节微小移位。其诱因主要有：轻微扭伤、过度疲劳、工作或睡眠姿势不良、感受风寒湿邪及内分泌失调等。一般情况下，活动度大的颈腰椎关节移位的幅度可稍大；活动度较小的胸椎及骶髂关节移位机会及幅度相对较小。椎间盘突出也可视为椎间关节移位的特殊形式。椎间小关节发生微小移位将直接或间接地对脊神经根、椎动脉、脊髓或交感神经造成卡压和刺激，从而引起相关器官出现一系列临床症状。因此，椎间小关节微小移位是"脊柱相关疾病"的主要病因之一。

8. 先天性畸形

对先天性椎体融合、先天性颈肋及椎管狭窄者来说，由于患椎或患肋活动度减少，也就增加了其上或下部椎骨或肋骨的负担而使其周围的软组织易于发生劳损，故脊椎病好发于畸形椎体的上或下一椎间部位。先天性椎管狭窄者，其椎管、椎间孔及横突孔等骨性孔道比正常人狭小，因而代偿功能较差，对原本在常人可以不致病的轻度脊椎错位、骨质增生或韧带肥厚钙化等病理改变则即可发病，且患病后症状往往比一般患者重。

9. 炎症因素

躯干某部位发生急慢性感染时，将刺激邻近的肌肉、韧带和关节囊，使其充血或松弛，从而造成脊椎内在和外在的稳定性降低，此时在一定诱因作用下就可能引起脊椎的错动移位，如儿童中绝大多数的自发性颈椎1～2脱位者，大多与咽喉及颈部的炎症有关。消化系统和呼吸系统及盆腔等炎症变化，亦能影响到胸椎、颈椎和腰骶椎，使其稳定性降低，以致引起颈背和腰骶部的疼痛不适。这主要因为炎症造成关节囊及其周围韧带充血松弛，使其失去护卫作用，从而使椎体的稳定性受到损害，加上一定的诱因，结果发生关节错位。

10. 自身免疫反应

有人认为，强直性脊柱炎患者体内存在自身免疫性抗原，其所致的抗原抗体反应首先侵害骶髂关节及脊柱诸关节，使椎间关节滑膜充血、水肿，大量单核细胞、浆细胞、淋巴细胞浸润。浸润处毛细血管和纤维细胞增生，形成肉芽组织，进而使滑膜增厚并有绒毛形成。同时，肉芽组织中释放出某些水解酶，对关节软骨，软骨下骨质、韧带和肌肉中的胶原基质发生侵蚀，结果使关节破坏，使上、下关节面融合，并发生纤维性关节强直，甚至骨化，这就是我们所说的脊柱强直。另一种情况，就是受罹患的前纵韧带、横突间韧带、后纵韧带和棘上韧带的硬化、骨化。这四种韧带的硬化有时并非同步进行，前两者较慢，后两者较快。前两者一般到静止期才硬化。部分病例的前纵韧带和横突间韧带根本就没有硬化、骨化征象，其主要病理变化是挛缩。由于前边逐渐挛缩，后边逐渐硬化，结果使人体各种支持脊柱前后平衡的组织将无力阻止脊柱前屈的趋势。由于脊柱的逐渐屈曲，前面的腹部肌肉也就发生失用性萎缩，同时背部肌肉也被强制性拉长。人体为了缓和这种难以抗拒的趋势，就被迫将下肢处于半屈曲状态，这样人就更显得弯曲成团，这种情况就是临床上所说的强直性脊柱炎性驼背。强直性脊柱炎可引起脊柱侧弯。

11. 其他因素

脊椎骨折、脱位、结核、肿瘤或嗜伊红细胞肉芽肿及脊髓自身的病变等均可引起脊柱损害或引发相应疾病。

二、病　　机

中医学认为，脊柱属阳经所在之处，背为阳，督脉行于背正中，总督一身之阳气，为"阳脉之海"。腰为肾之府，腰脊为督脉所过之处，督脉并于脊里，肾附其两旁，膀胱经挟脊络肾，脊柱疾病的发生、发展与脏腑经络有着密切的关系。了解它们之间的内在联系，有利于临床诊断和治疗。至于具体疾病的经络辨证特点，应具体分析，其内容详见各病的辨证治疗中。

（一）脏腑病机

脊柱为人体重要支撑结构，椎管内含有脊髓，支配四肢及内脏的神经均起自或途经脊柱。脏腑的功能正常，才能使脊柱皮肉筋骨得以濡养润泽，发挥皮肉卫外强健的作用。脏腑功能失调，则皮肉筋骨失于刚劲强健，从而易患损伤疾患。由于肝主筋、肾主骨，因此，肝、肾与脊柱疾患的关系尤为密切。

（1）肝：肝主疏泄，不仅能调节全身气机，还能调畅情志。肝又主藏血，有贮藏血液和调节气血的功能。肝与筋关系密切，故有"肝主筋"之说。肝的功能正常，则气机条达，血脉和畅，筋络强劲，并能有力地束骨属节而利关节。青壮年肝气充实，故筋骨强健，脊柱活动灵活，很少发生骨质增生、小关节紊乱等筋骨病变。"丈夫……七八肝气衰"，无以淫筋，导致筋纵弛软无力，而"筋不能动"。于是，由筋所连属约束的骨节就变得软弱无力，即使轻微的损伤，也能导致各种肌筋扭伤及关节错位等病变，出现动则作痛，难以支重。《内经》曰："诸风掉眩，皆属于肝。"肝病多风，肝之阴血不足可生内风，外风过亢也能伤肝。肝血不足或肝风内动，可影响筋的活动能力，出现痿软无力或抽搐挛急等现象。肝藏血，"女子以肝为先天"，肝阴虚则妇人月经不调，经期较长可失血过多而致血虚，血不荣筋，遂产生腰痛。故《证治要诀》说："妇人失血过多及患者血虚致腰痛者，当益其血。"《素问·痿论》曰："肝气热，则胆泄口苦，筋膜干。筋膜干则拘急而挛，发为筋痿。"中年以后精血不足，阴亏虚火旺盛，以致肝肾气热，出现项背腰臀疼痛拘急、活动不利，并伴口苦咽干、小便黄赤等症状。此外，凡一切行动坐卧的支持能力，都与筋的充盛与否有关，故而"疾走伤筋"、"肝厥好卧"，说明肢体的运动，完全取决于筋的功能是否正常，而筋的功能是通过肝脉来营养的。因此，治疗脊柱疾患特别强调柔肝以养筋，活血以舒筋，补血养血以续肌，是具有重要意义的。

（2）肾：肾藏精，主骨生髓，主生长发育。肾藏五脏六腑之精气，其充在骨。无疑肾当主骨，因为肾贯脊骨而生髓，骨髓充盈于骨空之内，反过来营养骨体，以促其发育壮实。《素问·逆调论》说："肾不生，则髓不能满。"说明肾与骨髓的关系甚为密切，故有些患腰脊伛偻不能举动和两足痿软不能支撑身体的骨痿病，古人认为是"肾气热，则腰背不举，骨枯而髓减，发为骨痿"（《素问·痿论》）。中年以后，调摄失宜，易致阳有余而阴不足，阴不足是肝肾真阴不足，阳有余是虚火邪热有余。邪热又可使无髓之骨异常增殖，于是骨骼外形粗大却支撑无力，且有骨痛，多同时筋拘挛急又无力，关节牵强且失稳。

《素问·上古天真论》云："三八肾气平均，筋骨劲强；四八筋骨隆盛，肌肉满壮；五八肾气衰，发堕齿槁"，"肾者主水，五脏六腑之精而藏之，五脏皆衰，筋骨懈堕"，"腰者，肾之府也，转摇不能，肾将惫矣"。《医宗必读》认为腰痛之证"有寒、有湿、有风热、有挫闪、有瘀血、有滞气、有瘀积，皆标也，肾虚其本也"。《景岳全书》说："腰痛之虚证，十之八九。"以上论述都说明了肾与骨、髓等的生理病理联系，揭示了肾在骨关节疾病发病上的重要性。在治疗上应使肾气充盈，骨骼坚壮，充满盛的活力。常用熟地补肾中之阴（填充物质基础）为之主，淫羊藿兴肾中之阳（生化功能动力）为之辅，合肉苁蓉入肾充髓，骨碎补、鹿衔草补肾镇痛，再加上通经理脾诸药。如此，在补肾益精填髓、补脾益胃的基础上，进一步畅通经络、血脉，达到骨健筋舒及"通则不痛"之效。

（二）经络病机

经络是人体内运行气血，沟通表里上下，联系脏腑器官的独特系统。《灵枢·海论》曰："十二经脉者，内属于腑脏，外络于肢节。"《难经·二十三难》中说："经脉者，行血气，通阴阳，以荣于身者也。"人体气血之所以能够通达全身各部发挥作用，就是通过经络传注的。

人体遭受损伤后，经脉失常，气血运行受阻，机体抵抗力减弱，外邪或疼痛刺激可通过经络的传递作用向内传入，影响内脏的生理功能，另外，伤病引起经络运行阻滞，也会使其循行所经过的组织器官的功能失常，出现相应的临床症状。脊柱、脊髓等本身的病变最易通过经络反映于体表。临床上与脊柱疾患有密切联系的主要是手太阳经、足太阳经及督脉。

（1）手太阳小肠经：起于手小指尖端，沿手尺侧、前臂背侧尺侧缘，经尺骨鹰嘴与肱骨内上髁之间，再沿上臂外侧后缘，经肩胛、颈前到达耳前，联络心脏，沿食管到胃，下行属小肠。

手太阳经所呈现的病证主要有：喉痛，下颊肿，颈部不能转动，肩痛似拔，臑痛似折，颈、下颌、肩、臑、肘、臂部外后缘疼痛此与颈椎病（根型）或尺神经受刺激所出现的症状类似。

（2）足太阳膀胱经：起于目内眦沿额上行，交会于巅顶其支脉：从巅顶入里络脑，然后分两行，挟脊柱到达腰部，络肾、属膀胱。从腰背而下通过臀部，进入腘窝部中央，再向下至小腿外侧，经足外踝后面，至足小趾外侧尖端。

足太阳经最易受外邪侵袭，其病证主要有：头痛，脊柱疼痛，腰痛如折，髋膝活动受限，足跟痛似裂开，项、背、腰、骶、腘、踝及足等部位疼痛，足小趾不能活动等。这些症状可见颈椎病、坐骨神经痛及腰椎诸病变，治疗时，多辨证地加入相应的引经药物，以直达病所。针灸推拿多于本经取穴。

（3）督脉：起于会阴部，行于腰背后正中脊柱，上达风府，进入脑内，属脑，由项沿头部正中线到达头项，经前额下行至鼻柱，下入上唇。

督脉为一身之阳经，为"阳脉之海"，阳经受邪，最终必累及督脉。督脉的主要病证表现在脊背方面。《难经·二十九难》曰："督脉之为病，脊强而厥。"《素问·骨空论》曰："督脉为病，脊强反折。"

在脊柱外科临床上，主要是利用经络理论来指导用药及辨证选穴。因此熟练掌握经脉的循行路线及各经腧穴具有重要的意义。

第三节　常用的检查方法

对于任何疾病，正确的诊断来源于对于病史的良好获取和正确的检查方法，对于脊柱病更是如此。脊柱是高度复杂的生物力学结构具有保护神经结构、维持直立姿态、协助呼吸和行走的特点。完成这些功能需要使脊柱承受极大的应力，所以脊柱病的临床表现比较复杂，产生症状的原因也很多，由于患者的年龄、性别、先天因素及后天病变过程的不同等原因，即使同一疾病，所表现的临床症状也会有很大的差异，因而掌握脊柱病的检查方法，对于脊柱病的诊断来说是至关重要的，与此同时我们也应该克服和避免重检查、轻病史，重辅助检查、轻临床检查的倾向。

一、一般检查

病史采集

通过询问，详细地了解患者的病史，是了解患者疾病和决定采取何种检查方法及对症治疗的首要步骤。在询问病史时，首先要询问患者来就诊的主要病痛是什么，引起病痛的原因和病痛的持续时间，然后要求患者比较具体地谈一谈从发病到现在的疾病发展过程。一般来说，应着重了解以下几个方面的情况。

1. 外伤史

多数脊柱病患者一般没有严重的外伤史，但是有"扭腰"、腰部撞伤等主诉。这些患者多半是腰背部软组织如筋膜、韧带、关节囊等处的损伤或劳损。在对外伤史的询问过程中要注意这些内容：致伤机制、损伤程度、伤后治疗情况、受伤与此次发病间隔、伤后症状变化。对于有严重外伤史的患者，除软组织损伤外，尚需要考虑有无脊柱及其附件骨折的可能。

2. 疼痛史

由于脊柱病的病种甚多，因此难以采取单一的方式了解所有的病情，除了各种直接性因素和某些显而易见的病变特点（如各种急性、慢性炎症、肿瘤及先天畸形等）一般病例均难以一目了然，需要全面了解。例如，老年人颈腰背痛往往与脊柱的增生、退变有关，可以没有任何外伤史。椎间盘的病变一般是与其本身的退变有关。病发于青壮年及体力劳动者，则与反复的积累性损伤有关。而疼痛是脊柱病的主要临床表现，应详细地进行询问。对疼痛的描述主要包括如下几个方面。

（1）疼痛的起因：是突然起病还是缓慢起病，发病时有无外伤史或其他诱因，是否伴有其他症状等。多数颈肩腰腿痛的患者没有严重外伤史，常因生活中某种动作或过度用力引起局部症状，这些患者多半是局部软组织如筋膜、肌肉、韧带、关节囊等处的损伤或劳损外，尚需考虑有无骨折的可能。老年人的脊柱疾病往往与骨质增生、退变有关，可以没有任何外伤史。

（2）疼痛的部位和放射范围：应使患者尽可能地准确指出疼痛的部位和范围，尤其是用手指指出疼痛的部位往往比单纯的口述要准确得多，软组织损伤多局限于损伤部位，称为局灶痛。有些疾病除局部疼痛外，亦可在病灶的周围出现疼痛，称为反射，如有放射痛，也应指出其部位。一般颈部病变引起的疼痛可以放射至项背部、肩背部，直至上肢手部；腰骶部病变可反射至臀部、大腿、小腿及足部。而放射痛的部位，多与累及相关神经根有着密切的关系。例如，腰 5 神经主要参与坐骨神经腓侧部分的组成，其放射痛主要位于大腿后外侧、小腿及足的外侧。

（3）疼痛的性质和程度及时间：患者对疼痛的性质描述可能各不相同，除了一般的疼痛以外，还有酸痛、胀痛、麻痛、牵拉痛等。酸痛、胀痛、麻痛多见于软组织的慢性劳损和陈旧性损伤，也可见于某些风湿或类风湿病变；刺痛、刀割痛较多见于关节囊、韧带、滑膜等急性损伤；牵拉痛、灼痛多见于神经根受刺激所致；绞痛还要注意其他脏器的疾病，如肾脏、输尿管结石。还应注意疼痛发作时间，如夜间或白天，持续性痛或间歇性痛，疼痛持续的时间及发作的频率等。例如，恶性骨肿瘤、小儿髋关节结核疼痛，夜间更甚；感染性疾病的疼痛多呈持续性；与负重、局部供血有关的病变可有间歇性疼痛等。

（4）疼痛和活动体位的关系：绝大多数患者减少活动或卧床休息，能使疼痛明显好转；但是也有少数患者卧床休息反而使疼痛加重，这些是严重的椎间盘突出、椎管内占位性病变等。因病变对神经根的挤压很重，站立或活动时患者可自行调整体位以减轻病变神经根的挤压而使疼痛减轻；卧床休息时，体位不易调整合适，故疼痛加重；典型的脊椎退变和骨质增生患者，往往在睡觉至黎明前时腰痛明显，以至于不得不很早起床，开始活动时腰痛明显，但是活动数分钟或数十分钟后，疼痛即可好转。患者常在某一体位时疼痛加重，而在另一体位时疼痛减轻。如患椎间盘突出的患者，弯腰时神经根紧张，压迫更甚时疼痛加重。患腰椎间管狭窄的患者则与此相反，腰后伸时，椎管进一步变小而使狭窄更加严重，从而加重了疼痛；弯腰和下蹲时，椎管容量加大而使疼痛减轻。

（5）伴随症状：颈肩腰腿痛患者在疼痛的基础上多伴有麻木和肌肉萎缩等。如伴有相应部位麻木，提示病史较长，很可能有韧带或骨质增生压迫神经根（后根）；如既有麻木又有肌肉萎缩，提示脊神经受累。但也有少数根型颈椎病患者病史中只有手臂麻木而无明显疼痛，出现麻木系神经受压所致。由于颈肩腰腿痛患者具体情况不同，其伴随症状亦复杂多变，应详细询问并结合其他检查，做出诊断和治疗。

3. 其他病史

由于与脊柱相关的情况甚多，因此应酌情了解既往病史情况。

（1）气候与脊柱病变的关系：脊柱的疼痛是否因为天气的变化从而减轻或加重。

（2）既往治疗史：既往接受过何种治疗，有无疗效。例如，骨结核，应询问有无肺结核、淋巴结结核、结核性腹膜炎病史。另外，亦应询问有无长期或反复使用某些药物，以了解有无药物过敏史。

（3）家族史：与先天畸形、传染性疾患（结核等）关系密切。特别是家族内的传染病史（如结核）；对风湿、痛风、血友病、先天性畸形、骨肿瘤更应着重询问家族史。

（4）婚姻史：先天畸形者不少为近亲联姻者，此在山区或边远地区多见。

（5）职业史：与退变性及劳损性疾患关系较为密切。

二、体 格 检 查

（一）视诊

通过察看患者的"神"、"形"、"色"、"舌象"来判断伤势与病情的大致情况。脊柱的检查从视诊开始，从患者进入诊室开始，就要观察患者的静态及动态姿势和步态，此常可以预测部分疾病的性质。观察患者双足着地、双臂垂于身体两侧时的自然姿态。头部应与骨盆位于同一平面，双肩应与骨盆同一水平，骨盆正常时两侧髂前上棘处于同一水平，骨盆骨折、脊柱侧弯、下肢短缩、臀肌瘫痪、内收肌痉挛等均可致骨盆倾斜。正面观察背部是否对称，双肩及胸是否对称，两侧髂峰是否在同一水平线上，双下肢是否等长，肌肉是否萎缩，棘突连线在站立及前弯时有无侧凸。侧面观察姿势是否良好，颈胸腰的生理曲度是否正常，有无前或后凸、扭转等。如患者行动时以手托头，可能为颈椎疾病；头前伸，弯腰不便，脊柱可能强直。颈项强直、肢体僵硬、坐姿时不自然蜷曲均提示脊柱的潜在病变。检查皮肤时注意有无色素沉着或隆起性病变。咖啡斑或神经纤维瘤提示存在神经皮肤综合征，如神经纤维瘤病。检查后方中线处的皮肤有无红斑、毛发丛或凹陷。这些表现提示脊柱闭合不良。观察患者的步态应注意观察姿态、平衡、肢体摆动及下肢运动情况。在腰椎病变活动时可使步态失常，同时双上肢前后摆动也不自然。如在腰椎间盘突出时，有跛行、患肢不敢伸直、重心移向健侧、脊柱向一侧倾斜。脊柱结核时走路轻而慢，身体怕震动，背部向后伸。脊柱外伤后走路僵直欠灵活，转身慢而困难。正常舌象为质淡红而润泽苔薄白。如肢体损伤，体内有瘀血者，往往表现为舌有瘀斑，伤病日久气虚多湿者，舌体胖有齿印，伤病夹有实热者为舌苔黄厚而干等。也可通过察看患部的形态、活动、色泽等情况，来判断局部伤病的性质、严重程度等。

（二）触诊

视诊结束后，对每一椎体及肌肉进行触诊，而确定压痛点是寻找病灶的最直接方法。压痛点常为病变所在处。在检查压痛点之前，首先应熟知被检查部位的局部解剖学关系，在触摸压痛点时，要由浅到深，由轻到重，并注意观察患者的反应。颈椎病多见于第5，第6、第7颈椎棘突旁压痛；落枕压痛点多在斜方肌中点；前斜角肌综合征多见于颈后三角区压痛；竖脊肌外缘深部压痛常为横突骨折及肌肉、韧带劳损。腰椎间隙棘突旁压痛并向患者下肢放射痛多腰椎间盘突出症。棘突上压痛多为棘上韧带劳损、棘突滑囊炎及骨折。棘间压痛多为棘间韧带劳损。通过触摸患者皮肤的温度，可以有助于判断病变的性质。如风寒之邪郁塞经脉，气血运行受阻，肤温可下降，有化热现象的肤温可升高。例如，创伤后的压痛提示挫伤、骨折或脱位。压痛也可见于感染和关节炎，颈椎的触诊可诱发后方关节突的不适感。这些关节在 $C_{2~7}$ 棘突外侧约 2.5cm 处，位于斜方肌深面，除非肌肉松弛，否则难以触及。腰部触诊时，应注意有无"台阶"征，以发现椎体移位或滑脱。触诊尾端的骶髂关节，压痛提示骶髂关节病变，这也是下腰痛的常见原因。椎旁肌的触诊也非常重要。痉挛的肌肉触之质硬且有结节感。肌肉痉挛提示骨、韧带或肌肉扭伤或损伤，但不是确定疾病因果关系所必需的。通过检查脉象来判断病情的轻重。主要从脉搏的有无、脉位的高低、搏动的频率大小等方面来观察。如体表受伤、伤势较轻者可有浮弦之脉，损伤较深、病情较重者可有沉弦之脉，痛证主弦脉，瘀血主涩脉等。

（三）闻诊

闻诊一方面包括听患者的讲话、呼吸、咳嗽；另一方面包括闻其身体、口腔和各种排泄物的气味。在软组织损伤疾病的闻诊方面，特别注意在触诊和活动检查时，局部有无响音的出现。

（四）运动功能检查

正常脊柱的运动包括前屈、后伸、旋转及侧弯，有一定的活动度，如有限制，均易发现。正常时，维持伸膝并前弯，可使手达足趾，脊柱成一弧度。如有强硬，例如，脊柱结核、类风湿脊柱炎、脊柱骨折、急性劳损及腰椎间盘突出症，可嘱患者拾物，腰部强直，下蹲拾物。

在前屈过程中有无疼痛出现及疼痛出现时屈曲度数。屈曲运动姿势有无异常。例如，腰椎或骶髂关节有病变时，腰部平直、姿势发僵、屈曲活动受限并有疼痛、前屈活动的中心在髋关节。脊柱后侧韧带撕裂伤或劳损时，脊柱前屈运动时，使断端分离而加重疼痛。后伸运动过程中，观察脊柱后伸运动的度数和有无疼痛出现。例如，腰椎间关节或腰骶关节有病变时，伸展运动过程中出现疼痛。若患腰椎管狭窄症，后伸受限，局部疼痛及向患肢的放射痛明显加重。强直性脊柱炎患者多不能做脊柱后伸和侧屈运动，脊柱后侧肌肉韧带撕裂伤，屈曲时断端被动分离，后伸时，肌肉主动收缩，亦使断端分离，故脊柱屈、伸可引起局部疼痛。侧屈运动时腰椎间盘突出症患者，多为单侧侧屈受限，强直性脊柱炎患者侧屈受限为疾病发展过程早期体征。旋转运动时，脊柱各种关节炎的患者亦有疼痛发生。

骨盆部骨盆环为一相对固定的整体，活动度很小。当有明显活动并伴有疼痛时，多有骨折脱位发生。骶髂关节疾患的患者常将体重放置于健侧下肢，使患侧松弛，呈髋部屈曲状、腰前屈、旋转活动受限。而后伸、侧屈活动较少受限。骶髂关节患病时还有一个特征，即患者喜向侧卧位，双下肢屈曲，翻身困难，甚至需要用手扶持臀部转动。

三、神经系统检查

人体皮肤感觉由脊髓发出神经纤维支配。在检查时必须在安静温暖的条件下进行，并与患者说明检查方法，取得配合。根据感觉障碍区与肌力情况，可判断神经与肌肉情况。感觉包括知觉、痛觉和温觉。检查从上而下，从一侧到另一侧，从失去知觉区移向正常区。

（一）感觉的检查

1. 浅感觉

（1）触觉：用棉絮轻触皮肤，自躯干到四肢上端逐次向下，询问有否觉察及敏感程度。对异常区域做出标记。

（2）痛觉：用锐针轻刺皮肤，询问有无痛感及疼痛程度。检查时应自上而下，从一侧至另一侧，从无痛觉区移向正常区，不应遗留空白。

（3）温度觉：分别用盛冷（5°~10°）、热（40°~45°）水的试管轻触皮肤，询问患者感觉（冷或热）。

2. 深感觉

深感觉包括位置觉、振动觉和深部觉。

（1）位置觉的检查：被动地屈伸某一关节，这种关节虽包括运动觉和位置觉在内，但一般只称为位置觉。位置觉障碍多出现在肢体远端小关节处。

（2）振动觉的检查：用振动的音叉测试手指、足趾、茎状突、踝部、胫骨前和髂前上棘等处。检查时应左右和上下对比。正常老年人双下肢的振动觉都偏低。

（3）深部压觉检查：用力捏压跟腱或腓肠肌时有疼痛感。脊髓痨患者跟腱无压痛，称之为Abadie 征，对该病的诊断有特殊意义。

3. 复合觉

复合觉包括两点辨别觉、定位觉、皮肤书写觉和实体觉。

（1）两点辨别觉的检查：两点辨别觉的正常数值是指尖为 3~6mm，手掌 8~12mm，手背0mm，前胸 40mm，股部 70mm

（2）定位觉的检查：通过触觉和痛觉刺激，嘱患者说出刺激部位，或以手指出其刺激，正常数值在 2cm 以内。

（3）皮肤书写感：书写数字 0~9 于手掌、前臂、胫前或足背部用以测试。皮肤书写是记忆和数字的综合功能。一侧书写失常说明对侧顶叶有病变。

（4）实体觉功能的检查：对物体的大小、形态、质地和品名进行测试。

（二）生理反射

反射是神经活动的基本形式，检查反射可以判定神经系统损伤的部位。反射分浅反射、深反射及病理反射二类。浅反射是刺激体表感受器引起的，如刺激皮肤或黏膜；深反射是刺激肌腱和关节内的本位感受器所产生的反应。病理反射是某些疾病才能引出来。检查反射要比较对侧，如一侧增强、减弱或消失是神经系统损害的重要体征。

1. 浅反射

临床上常做的有腹壁反射、提睾反射。

（1）腹壁反射

1）方法：患者仰卧，下肢屈曲，用火柴梗或钝尖物迅速轻划其两侧季肋部、脐平面和髂部腹壁皮肤，划的方向是由内向外，正常时，可见腹肌收缩。

2）意义：其反射弧分别通过胸 7~8、胸 9~10、胸 11~12。一侧腹壁反射全消失见于锥体束损，某一水平的腹壁反射消失见于相应的周围神经和脊髓损害。

（2）提睾反射

1）方法：用钝尖物向上或向下划股内侧皮肤，正常时，同侧提睾肌收缩，使睾丸上提，但两侧可能不等。

2）意义：其反射弧通过腰1~2。提睾反射消失见于锥体束损害。

2. 深反射

临床常做的有肱二头肌、肱三头肌、膝和跟腱反射。深反射减弱或消失，见于周围神经疾患、脊髓灰质炎等。锥体束病变时，由于解除了控制，腱反射可亢进。

（1）肱二头肌反射：方法：检查者以左手托住患者的肘部，左拇指置肱二头肌腱上，嘱患者将前臂半屈并稍旋后，搭在检查者的左前臂上，检查者用叩诊锤叩打自己的左拇指，则可见患者的前臂做快速屈曲运动，同时拇指可感到肱二头肌肌腱收缩。反射弧在颈5~6。

（2）肱三头肌反射：方法：检查者用左手托住患者肘部，让他将前臂搭在检查者的左前臂上，上臂稍外展，叩诊锤叩打患者尺骨鹰嘴突上方约1mm处的肱三头肌腱，则可见前臂做伸展运动反射弧在颈7~8。

（3）膝反射：方法：患者取仰卧时，检查者以前臂托住腘窝部，使膝关节屈曲，嘱患者将腿部肌肉放松；患者取坐位时，可嘱其两腿自然下垂。用叩诊锤叩打髌骨下缘与胫骨粗隆之间时股四头肌收缩，小腿弹向前方。其反射弧在腰2~4。

（三）病理反射

病理反射仅在中枢神经系统损害时才发生。主要是锥体束受损后失去对脑干和脊髓的抑制作用而引起。

（1）巴宾斯基征

1）方法：检查时用钝尖物足掌外缘，到跖趾关节处再转向内侧。正常反应是足趾向跖面屈曲。如中姆趾背屈，其余四趾呈扇形散开，即为巴宾斯基征阳性。

2）意义：提示有锥体束损害。

（2）霍夫曼征

1）方法：检查者以左手持患者前臂，使其腕部背屈向上，各手指轻度屈曲，再用右手的示指和中指夹住患者的中指第二节，以拇指迅速弹拨该中指指甲，如患者拇指和示指同时屈曲，则为霍夫曼征。

2）意义：提示有锥体束损害。

（3）阵挛：阵挛是在腱反射亢进的情况下，强力牵引肌腱而产生的肌肉节律性快速收缩，常见的有踝阵挛和髌阵挛。

方法：检查踝阵挛时，嘱患者仰卧，检查者一手托住患者的腘窝部使其髋、膝关节稍屈曲，另手紧贴患者足掌，迅速用力将足推向背屈，并保持一定的推力。如在推力下，该足呈持续性快速而有节律的颤动，则称为踝阵挛。患者仰卧，下肢伸直，检查者以拇指和示指间指蹼卡在髌骨上缘，突然用力下推，并保持一定的能力，如髌骨呈持续性的快速而有节律的上下运动，则称为髌阵挛。

（4）凯尔尼格征

方法：患者仰卧，一腿伸直，另一腿屈髋屈膝至直角，然后检查者一手扶住其膝部，另一手握住其踝部，将膝关节逐渐伸直，如在135°以内出现抵抗和沿坐骨神经发生疼痛者，称为阳性。

（四）特殊试验

1. 颈椎的特殊试验

（1）椎间孔挤压试验：方法：让患者取坐位，头部微向患侧侧屈，检查者于患者后方，用手按住患者顶部向下施加压力，如患肢发生放射性疼痛即为阳性。原因是侧屈使椎间孔变小，按压头部使椎间孔更窄，椎间盘突出暂时加大，故神经根受挤压症状更加明显。提示颈神经根受刺激或压迫。

（2）臂丛神经牵拉试验：方法：检查时让患者颈部略前屈，检查者一手放于头部患侧，另一手握住患肢的腕部，呈反方向牵拉，如感觉患肢有疼痛、麻木，则为阳性。若在牵拉的同时迫使患肢做内旋动作，称为臂丛神经牵拉加强试验。提示颈神经根受刺激或压迫。

（3）头部叩击试验：方法：患者端坐，检查者以一手平置于患者头部，掌心接触头顶。另一手叩击放置于头顶部的手背。若患者感到颈部不适、疼痛或向上肢窜痛、酸麻，则该试验为阳性。

（4）捷克松（Jackson）压头试验：方法：当患者头部处于中立位和后伸位时，检查者于头顶部依纵轴方向施加压力，若患肢出现放射性疼痛症状加重者，即为阳性。

（5）颈部拔伸试验：方法：检查者将一手掌张开放在患者颔下，另一手放在枕部，然后双手逐步向上牵引头部，如患者感觉颈及上肢疼痛减轻，即为阳性。

（6）肩部下压试验：方法：患者端坐，让其头部偏向健侧，当有神经根粘连时，为了减轻疼痛，患侧肩部会相应抬高。此时检查者握住患肢腕部做纵轴牵引，若患肢有放射痛和麻木加重时，即为阳性。

（7）直臂抬高试验：方法：患者取坐位或站立位，手臂伸直，检查者站在患者背后，一手扶住患侧肩部，另一手握住患肢腕部向后上方抬起，以使臂丛神经受到牵拉，若患肢出现放射性疼痛即为阳性。

（8）转身看物试验：方法：让患者观察自己肩部或身旁某物，若患者不能或不敢猛然转头，或转动全身观看，即为阳性，说明颈椎或颈肌有疾患，如颈椎结核或"落枕"等。

（9）头前屈旋转试验：方法：先将患者头部前屈，继而向左右旋转，如颈椎出现疼痛，即为阳性，多揭示有颈椎骨关节病。

（10）深呼吸试验：方法：患者端坐凳上，两手置于膝部，先比较两侧桡动脉搏动力量，然后让患者尽力抬头做深吸气，并将头转向患侧，同时下压肩部，再比较两侧脉搏或血压，若患侧桡动脉搏动减弱或血压降低，即为阳性。说明锁骨下动脉受到挤压，同时往往疼痛加重。相反，抬高肩部，头面转向前方，则脉搏恢复，疼痛缓解。主要用于检查前斜角肌综合征。

（11）挺胸试验：方法：正常肋锁间隙约一横指宽，可使锁骨下动脉通过，如果肋锁间隙过窄，可使锁骨下动脉受压。检查时，患者坐位，两肩外展，两臂后伸，如桡动脉搏动减弱或消失，即为阳性。

（12）拉斯特征：方法：患者常用手抱住头固定保护，以免在行动中加剧颈椎病变部位疼痛。颈椎结核患者此征为阳性。

（13）超外展试验：方法：患者取站立位或坐位，将患肢被动地从侧位外展高举过肩过头，若桡动脉脉搏减弱或消失，即为阳性。用于检查锁骨下动脉是否被喙突及胸小肌压迫。

（14）压肩试验：方法：检查者用力压迫患者肩部，若引起或加剧该侧上肢的疼痛或麻木感，则表示臂丛神经受压。主要用于检查肋锁综合征。

（15）吞咽试验：方法：患者取坐位，令其做吞咽动作，若出现吞咽困难或颈部疼痛，或平时患者吞咽食物时有疼痛感，即为阳性，可见于咽后壁脓肿、颈椎骨折脱位、颈椎结核等。

（16）转头加力试验：方法：术者一手托住患者枕部，另一手托起下颌，将头缓慢转至最大角度，再稍加用力移动，出现颈痛或上肢放射痛者为阳性。

（17）位置性眩晕试验：方法：将患者颈部旋转或伸屈时头晕加重者为阳性，提示椎动脉受刺激或压迫。

2. 胸腰椎的特殊试验

（1）骨盆倾斜试验：方法：患者侧立，先在髂前上棘与髂后上棘之间画一直线，在此直线上粘贴一直尺并令患者弯腰，若直尺无倾斜或少许倾斜，说明患者利用腰椎的弯曲来减轻腰椎的移动；反之，若腰椎保持伸直而骨盆倾斜明显，说明弯曲中心在骶髂关节，为腰椎关节病变的表现。

（2）直伸试验：方法：患者站立位，嘱尽量向后弯曲，如胸部呈强直状且疼痛，即为阳性。在脊柱结核、脊柱强直症中常是一早期体征。

（3）拾物试验：方法：一般用于腰部前屈运动检查。患儿站在地上，嘱患儿从地上拾起一玩具，正常时，两膝微屈，弯腰俯地用手拾起玩具。腰部如有病变，则可见患儿双膝双髋尽量屈曲，腰部挺直用手去拾起地上玩具。

（4）足嘴试验：方法：患者单足站立，双手捧起另一足并尽力向嘴方向上举，若出现腰骶部疼痛并稍偏向踢足侧，说明腰骶关节可能有疾患；若对侧骶髂关节后部疼痛，可能为对侧骶髂关节疾患。本试验为腰骶关节屈曲和骨盆旋转运动。

（5）鞠躬试验：方法：患者站立位做鞠躬动作，如患肢立刻有放射性疼痛并后伸，此试验为阳性。见于坐骨神经疼痛、腰椎间盘突出症，腰椎滑脱等。

（6）弯腰压迫试验：方法：患者两足并拢站立，向前弯腰时，腰椎有病变其腰部呈强直状态，骶棘肌痉挛明显，在弯腰同时压迫两侧髂嵴，反复几次，如腰骶关节有病变，则腰痛加剧，腰骶关节病变时，影响较小或阳性率低。

（7）坐位屈颈试验：方法：患者取坐位或半坐位，伸直双下肢，使坐骨神经保持一定的张力，然后使颈前屈。在腰椎间盘突出症时，因脊髓牵动增加神经根刺激而出现患侧下肢放射痛。

（8）卢尔斯征：方法：患者坐于凳上，坐下时小心翼翼，手先撑在凳子上，再以半侧臀部坐下，且让患侧臀部悬空，上身向健侧倾斜，如先不用手支撑，突然坐下，患侧腰骶关节因受震动和压力而出现剧痛，即为卢尔斯征阳性。见于腰骶关节疾病或坐骨神经痛。

（9）坎贝尔征：方法：患者坐位或站位，骶髂关节有病变时，骨盆不动，躯干可向前倾，腰骶关节病变时，则骨盆及躯干同时前倾。

（10）拉塞格征：方法：患者仰卧，屈髋、膝，于屈髋位伸膝时，引起患肢痛或肌肉痉挛者为阳性，这也是腰椎间盘突出症的表现之一。

（11）直腿抬高加强试验：方法：直腿抬高至痛时，降低5°左右，再突然使足背伸，可引起大腿后侧剧痛，常为腰椎间盘突出症。

（12）股神经牵拉试验：方法：患者俯卧、屈膝，检查者将小腿上提或尽力屈膝，出现大腿前侧放射性疼痛为阳性，见于股神经受压，多为腰3～4椎间盘突出症。

（13）骨盆回旋摇摆试验：方法：患者仰卧、双手抱膝，极度屈髋屈膝。检查者一手扶膝，一手托臀，使臀部离开床面，腰部极度屈曲，摇摆膝部，腰痛者则为阳性，多见于腰部软组织劳损或腰椎结核。

3. 骨盆特殊试验

（1）骨盆分离与挤压试验：方法：检查时，患者仰卧位，检查者用两手分别压在两侧髂嵴上，用力向外下方挤压，称为骨盆分离试验，然后两手掌扶住两侧髂前上棘外侧并向内侧对向挤压。或让患者侧卧，检查者双手掌叠于上侧髂峰之外续向对侧按压，称为骨盆挤压试验。

（2）"4"字试验：方法：患者仰卧，屈髋膝，并外展外旋，外踝置于对侧大腿上，两腿相交成"4"字，检查者一手固定骨盆，一手置于膝内侧向下压。若骶髂关节痛，则为阳性。阳性者提示骶髂关节劳损、类风湿关节炎、结核、致密性骨炎。

（3）床边试验：方法：患者仰卧位，患者靠床边使臀部能稍突出，大腿能垂下为宜，对侧下肢屈髋屈膝，双手抱于膝部前，检查者一手下压侧膝部以固定骨盆，另一手将垂下床旁的腿向地面方向加压，如能诱发骶髂关节处疼痛，则为阳性。

（4）梨状肌紧张试验：方法：患者取俯卧，屈曲患侧膝关节90°，检查者一手固定其骨盆，另一手握持患肢小腿远侧，推动小腿做髋关节内旋及外旋运动，若做内旋时出现坐骨神经放射性疼痛，外旋时疼痛随缓解即为阳性。

（5）拉瑞征：方法：患者坐于板凳上，用手撑起躯干，然后突然放手坐下，患者骶髂关节因震动而引起疼痛，即为阳性。

第四节 影像学检查

一、X线平片检查

脊柱分为颈、胸、腰、骶、尾五段，一次摄片往往不能全部包括，因此摄片应首先定位摄片中心，以避免遗漏。

常规检查宜摄前后位和侧位片。为了检查椎弓和椎间孔可摄两侧斜位片。疑为高颈位病变时，摄片应包括颅底。第1~2颈椎前后位摄片时，为了避免与下颌骨重叠，可摄张口位，或于曝光时使下颌骨均匀不停地上下移动，使下颌骨影模糊而上颈椎被清楚显示。为了便于椎骨计数，摄上胸椎时应包括下颈椎，摄下胸椎时应包括上腰椎。脊柱的X线表现及检查方法是随颈、胸、腰、骶、尾五段的X线解剖特点不同而异。

（一）颈椎的特征

寰椎在椎体的发育上与其他颈椎不同，寰椎体部的骨化中心，脱离此椎和枢椎的椎体融合而形成齿状突。寰椎由前弓、后弓和介于它们之间的两个侧块组成，前弓后缘之中部有关节面与枢椎之齿状突前缘形成关节，寰枢关节在侧位时的宽度是一重要指征。侧位X线片上正常寰齿间距在成人不超过2.5mm，在屈曲时的距离最大。在儿童屈曲和伸展时，相差2~3mm，但可大到4.5mm。在前后位X线片上，齿状突两侧缘与寰椎间的关系间隙一般是对称的。齿状突骨化中心与椎体未联合前，它们之间为一裂隙影像，不可误以为是骨折。显示寰椎、枢椎的常规位是侧位、开口位，枢椎平面以下的各椎体排列规则，形状相似；但第4~5颈椎椎体之前部稍窄扁，不可误以为病变。在颈椎正位片上，第4颈椎水平由于声门裂的空隙与椎体重叠，可造成密度降低的阴影，其似椎体纵行骨折或脊柱裂。

第7颈椎的一侧或双侧可有肋骨存在，称为颈肋，这是常见的畸形。

颈椎椎间孔需斜位投照，多数呈卵圆形，亦有少数呈圆形、肾形或不规则形，其纵径大于横径，自第2颈椎至第5颈椎逐渐变小，向下则轻度增大。在同一片上测量，变窄的椎间孔比其上下椎间孔小1/3时，可出现压迫症状；如小于1/2时，则说明症状较为严重。

颈椎前方软组织包括鼻咽部、口咽部、喉咽部及食管上端。咽后壁软组织在儿童期由淋巴腺样体组成，故较厚。成人腺样体萎缩而变薄，相当于第6颈椎水平处，成人咽后壁的厚度为1.3cm，第3～7颈椎椎体两侧缘偏后各有一个向上的唇状突起，称钩突，它与上一个椎体下外侧缘的斜坡间组成钩椎关节，其作用是防止椎体、椎间盘向后、外方脱位或突出。钩椎关节与许多重要结构相毗邻，其后部邻近脊髓，后外侧部构成椎间盘孔的前部，邻接颈神经根或后神经节，外侧为椎动脉、椎静脉和围绕在椎动脉外面的交感神经丛，紧贴钩突后面，有窦椎神经和营养椎体的动脉。当颈椎的内外平衡失调，如椎间隙变窄，必然影响钩椎关节，而压迫其毗邻结构，颈段椎管矢径与硬膜囊矢径（包含脊髓和各层膜间的间隙）之比，正常为1:0.73，其比值较胸、腰段均小，说明颈段椎管缓冲余地较小，硬膜囊容易受压。

常见的颈椎异常X线特征如下所述。

（1）生理曲度改变：正常颈椎生理曲度为一较光滑的连续的前凸弧线。此弧线最隆起处与齿状突顶点后缘至第7颈椎椎体后下角所形成的距离为12±5mm。颈椎生理曲度消失或反张，多见于颈椎软组织急性损伤、颈椎间盘突出或变性及有神经根刺激症状者，临床上除具有其各自病损所致的症状外，尚有咽部异物感、吞咽障碍、恶心及颈肩沉重、酸累等症状。

（2）颅底凹陷征：自硬腭后缘至枕骨大孔后唇之间的连线称"枕腭线"。正常情况下，齿状突顶部不超越此线。若超越此线，应考虑为"颅底凹陷征"。大多数属于先天发育异常。由于齿状突占据了枕骨大孔的部分空间，通过枕骨大孔的脊髓、神经、血管遭受不同程度的挤压而产生症状。表现为程度不同的枕部胀闷不适甚至疼痛，有时出现跳痛，头昏头胀，睡眠障碍等。上述症状，在持久的低头或仰头后出现或加剧，多能自行缓解。随着年龄的增长，症状日益频繁发作和加重。查体可见患者颈项粗短，后发际低下为其特点。

（3）项韧带钙化是颈椎病的典型X线征之一。此为颈椎屈曲性扭伤、项韧带撕裂出血机化所致。侧位片上可见钙化影同一水平的椎体前缘骨质增生或有椎间盘变性等改变。临床症状多见低头受限或不持久，颈肩酸累或有肩、肘疼痛、上肢乏力等。

（4）椎体骨质增生是颈椎病的重要征象。前缘及后缘骨质增生多在侧位片上观察到。前缘骨质增生多为唇状、突状甚至如鸟喙样，是颈椎陈旧性损伤或老年退行性改变所致。骨质增生的程度与临床症状不成比例。但相邻两个椎体前后角骨质增生伴有椎间隙狭窄，说明该椎间盘有损伤、变性，临床症状则较明显。

（5）寰枢关节半脱位张口位上若寰椎侧块偏移、齿状突不居中、两侧寰枢关节间隙不等宽，是寰枢关节半脱位的X线征。临床症状以头面部和五官症状多见，如眩晕、偏头痛、眼睛不适、眼朦、流泪、视力障碍、鼻塞、流清涕、鼻腔异样感觉、血压异常、睡眠障碍等。

（6）钩椎关节骨质增生性改变：正位片上如显示单个椎间隙钩椎关节增生，说明该相邻椎体有陈旧性损伤或椎间盘变性，病损一侧或两侧钩突变尖、密度增高。严重者钩突骨质增生往外突向椎间孔，斜位片可见椎间孔变形狭窄。临床症状多见于肩、肘、上肢的疼痛、麻胀及不同程度的功能障碍、麻木、肌肉萎缩等。

（二）胸椎的特征

胸椎椎体自上而下逐渐增大，椎体后部的高度大于前部，第12胸椎及第1腰椎呈前高后矮的楔形，并非为压缩骨折胸椎椎体的上下面十分平坦。有时其正中央可出现一不清楚的凹陷状，这无特殊意义。若凹陷边缘较清楚，同时伴有椎体上下两面呈波浪起伏，则有肯定病理意义。各椎体的后面，略呈凹面。第12胸椎与其他胸椎不同，其横突较短，第11～12胸椎有时可出现多余的副突胸椎椎间孔呈圆形，其大小比颈椎及腰椎小。胸椎椎管比颈、腰椎段小，矢径值在13mm以下，可考虑为椎管狭窄。

胸椎的常规位为侧位和前后位，第1～3胸椎因肩部影像重叠，侧位不易显示，故常用稍斜侧位。

在前后位像上，沿胸椎之左侧由第 4 胸椎至第 10 或第 11 胸椎可见一条致密白线，称胸椎旁线，系左肺内缘后部胸膜反折线，正常为 1cm 左右。此线可因脊柱病变而出现增宽凸出，如脊柱结核及骨髓炎的早期脓液集聚在椎旁，使其略有凸出；新鲜骨折因血肿常致胸椎旁线凸出；部分强直性脊柱炎可有胸椎旁线增宽的现象。

常见的胸椎异常 X 线特征如下所述。

（1）单个椎间隙相邻椎体的增生改变提示该相邻椎体有陈旧性损伤或异常的应力存在。临床症状有：相对应肋间神经分布区的疼痛和相应交感神经支配脏器的功能紊乱症状。这些症状常由于过度劳累和气候变化而诱发或加剧。例如，胸椎正位片显示胸 8~9 相对应椎体右侧季肋部的慢性疼痛和胃肠、胆道功能紊乱症状，仅是其程度不等而已。

（2）下胸段椎体楔形改变多见于第 11~12 胸椎。如该椎体无明显的骨质增生性改变且骨结构正常，则属于正常范围，无临床意义。如该楔形改变的椎体有明显的骨赘形成，则属于陈旧性压缩骨折（即使外伤史可能被忘却）。此类患者，一般可有下腹不适、腹股沟牵扯痛或者胃肠功能紊乱等症状。

（三）腰椎的特征

腰椎的正、侧位 X 线平片，要求显示从胸十二椎体至骶椎和两侧骶髂关节。在腰椎的正侧位片上，可见椎体宽度自上而下逐渐增大或大小一致，但第 5 腰椎椎体呈前部高、后部矮的楔形。第 5 腰椎与骶骨的间隙通常较其他处窄，若无合并其他病理征象，则无临床意义。其他腰椎间隙的宽度皆近乎相等，或者第 3~4 腰椎间隙略宽。腰椎横突最长，其大小、形状变异较大，一般第 3 腰椎横突最长，第 4 腰椎横突上翘，有时在横突附近可出现多余的副突。

关节间部或峡部为位于上下关节突之间较窄细的骨段，此处持久而不骨化者亦不少见。此段由软骨或纤维组织形成，若有断裂常为脊椎滑脱的原因。

显示腰椎的常规位是侧位和前后位，腰椎小关节、椎弓及椎间孔在斜位时显示较清楚，腰椎的椎间孔最大。

腰椎两旁之腰大肌呈自上向外下斜之三角形软组织影像。椎旁脓肿（结核、骨髓炎）或腰椎骨质破坏向腰椎浸润（肿瘤），均可使腰大肌膨隆。有时，在腰大肌之外可见腰方肌阴影，腰大肌或腰方肌外缘的脂肪线可能与腰椎横突相重叠，不可误为骨折线。以下讨论较易被忽略的两个 X 线征。

（1）水平骶椎侧位片显示腰曲加深，腰骶角增大（大于 43°）。由于脊柱重心前移，腰骶关节负荷增加，机体为维持重力平衡致腰肌持续收缩，易致腰肌劳损。患者表现为不能持久站立、端坐或仰卧，喜屈曲腰部或下蹲借以缓解腰部酸胀和不适。任何促使躯体重心前移、腰曲加深的姿势均能导致腰部症状加剧，因此，患者往往自觉不自觉舍弃高跟鞋而穿平底鞋，仰卧时喜在骨盆部垫薄枕或屈曲下肢侧卧。严重者出现间歇性跛行症状。查体可见腰曲明显加深，两腰肌代偿性肥厚且腰肌紧张，菱形窝明显，骶部后凸。

（2）一侧骶髂关节密度增高表示该侧骶髂关节有慢性劳损。可能是该侧关节的病损所致或是对侧关节病损、该侧关节长期代偿的结果。此 X 线征多见于慢性腰腿痛和骶髂关节错位的患者。临床表现为：一侧骶髂关节疼痛，伴有同侧下肢的放射痛或酸胀不适，患者自觉患肢乏力，两下肢"不等长"，以及不同程度的歪臀跛行。部分患者有一侧下腹隐痛或盆腔脏器功能紊乱症状（如尿频、尿急、排尿不畅、遗尿、排便习惯改变等）。个别患者有骶尾部疼痛不适和尾骨痛，患肢怕冷或灼热感，多汗或无汗。查体发现该侧（或对侧）骶髂关节压痛，两侧髂后上棘不在同一水平高度。

（四）骶椎及尾椎的特征

第 1 骶椎的上面可轻度凹陷，骶、尾椎相邻，形成少动关节。常规投照位是前后位及侧位。

总之，脊椎各节段 X 线片所显示的影像，是脊髓损伤性疾患在 X 线平片上的客观反映。由于其解剖结构上的特点，常引起头面部、五官、脑神经血管至全身和内脏的症状。但个体的差异，机体代偿能力不同，X 线片所显示的与临床症状相关联的 X 线征，在不同的患者身上，不可能完全出现相应的症状，且 X 线片上的阳性征与临床症状也不完全成比例。但是，一旦机体代偿失调，必将程度不同地出现相应的症状。医者可针对患者的现状，采取必要的预防措施，指导治疗和功能锻炼。

二、CT 与 ECT

（一）CT 检查

X 线 CT 是一种简便、迅速、安全、无痛苦的新技术，是电子计算机 X 线扫描横断体层摄影（computerized transverse X-ray scanning tomography）的英文缩写，简称 X 线电子计算机体层摄影或电算体层。CT 图像是断层图像，密度分辨率高，解剖关系清晰，对脊柱的检出率和诊断率较高，能准确地观察椎管形状和大小，椎骨及椎间关节的形态和结构，以及椎管内外软组织，如脊髓、蛛网膜下隙、神经根、黄韧带、大血管及椎间盘、肌肉等情况，且 X 线 CT 能迅速、准确做出诊断，被检查患者没有痛苦，所以极受欢迎，应用越来越广，不断显示 CT 技术的优越性，成为医学诊断上的重大革新，因而 CT 得到越来越广泛的应用。

CT 检查有两种主要方法，即普通扫描（简称平扫）与增强扫描。前者系不用造影剂，仅凭组织器官及病变的密度天然差异进行扫描；后者即造影剂增强扫描，系统静脉内注入大剂量的含碘水溶性造影剂后再行扫描。骨科诊断主要采用普通扫描。

CT 与普通 X 线检查不同的是：普通 X 线摄影时人体的许多不同组织重叠在一张 X 线片上；而 CT 则是沿着人体的横断的解剖和病理结构。CT 图像的空间分辨力不如 X 线照片高，但密度分辨力则比 X 线照片高 1020 倍，它可分辨许多 X 线无法分辨和不易分辨的组织结构和病变。

1. CT 在骨伤科范围的适应证

（1）脊柱、骨盆、髋、肩脚带等部位的外伤，用常规 X 线片难于显示者，如脊柱椎体或附件的纵裂骨折、旋转移位、寰椎弓骨折、突入椎管内的骨片、椎间盘、血肿压迫脊髓的情况；髋臼的某些骨折、骨盆骨折、髋关节脱位后股骨头的位置，以及这类骨折治疗后的复位情况。

（2）椎间盘病变及椎管狭窄症。

（3）先天性及发育异常疾病，如先天性骶关节脱位等。

（4）感染性脊柱炎，椎前、椎旁及腰大肌脓肿。

（5）骨和软组织肿瘤，特别是椎体和椎管内的肿瘤及骨转移病变。

2. 正常脊柱的 CT 影像

（1）颈椎：寰椎由两个侧块和前后弓组成，无椎体、棘突及关节，侧块由上下关节凹分别与枕骨和枢椎上关节突形成关节。枢椎椎体齿状突，前与寰椎齿状凹相关节，后与寰椎横突韧带形成齿横关节。C_{3-7} 椎体上面两侧缘向上突起称为椎体钩，椎体钩与上位椎体的唇缘相接，形成了 Luschka 关节。同钩突构成椎间孔的一部分，因此钩突增生可引起椎间孔狭窄。

颈段椎管大致呈圆钝的三角形。从第1~3颈椎逐渐变小，第3~7颈椎大小相似。颈椎椎管前后径变异较大，小于12mm可考虑为椎管狭窄症。但是在临床诊断中不能单纯地根据测量数字，而应该结合全部临床表现做出判断。颈段椎管内脂肪很少，仅在背侧和两侧有很少的脂肪组织，因而平扫硬膜囊显影不满意，需借助CT脊髓造影确诊。颈段椎间盘的厚度介于胸段和腰段间，CT扫描需要用2~3mm的薄层扫描。颈髓横断面呈椭圆形，前缘稍平，正中有一浅凹（为前中裂），后缘圆隆，颈髓横径大于前后径，以颈4~5横径最大。颈髓前后径从颈2~7逐渐减少，以颈4~5和颈5~6最小。颈段蛛网膜下隙比较宽大，其前后径之比约为2:1。

（2）胸椎：12个椎体从上向下依次增大，上位胸椎体近似颈椎，而下位胸椎体近似腰椎。整个胸段椎管外形大小一致。上部胸段椎管继承下颈段的外形，类似椭圆形，下部胸段椎管逐渐过渡到腰段，类似三角形，椎管内脂肪组织较颈段稍多，但仍限于背侧和椎间孔内。胸段椎间盘最薄，故更需要CT薄层扫描。胸段脊髓的横断面呈圆形，位于蛛网膜下隙稍偏前，下胸段（第9~12胸段）膨大，然后很快缩小为脊髓圆锥。

（3）腰骶椎：腰椎椎体粗大，椎间孔大，呈三角形。骶骨由5个尾椎融合而成，腰骶关节间隙正常宽度为2~3mm。上腰段椎管的横断面呈卵圆或圆形，有些人下腰段椎管为三角形。腰1~4椎管矢径逐渐轻微减小，而腰4~5则轻度增加，CT测量椎管前后径的正常范围为15~25mm，椎弓根距离的正常范围为20~30mm。骨性侧隐窝是神经根通过处，故又称为骨性神经根管，其前界为椎体后缘，外壁为椎弓根，后界为上关节突的前缘。侧隐窝的前后矢径正常范围较大，一般在5mm或5mm以上，如小于或等于3mm则高度提示狭窄，如小于或等于2mm肯定为狭窄。

腰椎间盘的横断面呈肾形，后缘相当于后纵韧带经过的部位轻度内凹；老年人后缘变为平直。腰5~骶1的椎间盘比上位腰椎间盘薄，从不超过10mm，往往只有5mm，后缘平直，甚至轻度外凸。CT片上椎间盘呈软组织密度；在椎间盘的周缘，有时可见环形高密度影，此系椎体骨质的部分容积效应。和颈、胸段椎管不同，腰4~骶1椎管内有较多的脂肪组织，分布在硬膜囊的周围和侧隐窝内，因而在脂肪组织低密度的对比下，平扫就可以清楚显示硬膜囊和神经根，脊髓CT造影显示更清楚。以正常腰5~骶1椎管为例：硬膜囊呈圆形，骶2神经根从硬膜囊引出，呈"熊猫脸"状，骶1神经根嵌在两侧隐窝内，腰5神经根在椎管外，位于两侧髂翼与椎体移行处。而腰4~5间隙以上，硬膜囊与椎间盘边缘紧密相邻，没有或仅有少量硬膜外脂肪介于其间。

（4）黄韧带：黄韧带是一对厚而有弹性的黄韧带，沿脊椎全长延伸，CT上最易确认。黄韧带呈"V"字形，"V"字尖端的肥厚部代表棘间韧带，大致可将其分为两个部分：内侧部，位于椎管内后侧面，起自上一椎板的前下缘，连接到下一椎板的后上缘；外侧部，向外延伸融合于椎间小关节囊前部，逐渐变薄，参与组成中央椎管侧壁、侧隐窝和椎间盘的后壁。在CT图上其密度介于脂肪和骨质间正常韧带的厚度为2~4mm，当为5mm时可谓黄韧带肥厚。CT上不能显示未钙化的前、后纵韧带。

（5）硬膜外间隙：是位于硬脊膜与骨性椎管之间，含有丰富的脂肪、神经、淋巴和结缔组织等，神经根鞘表现为硬脊膜前外方侧隐窝内直径1~3mm的圆形或类圆形影，为类似脑脊液密度，CTM上神经鞘内可有造影剂分布，腰神经鞘可呈囊状扩大，属解剖学变异，也有人称为Tarlov囊肿。

椎静脉丛可分为椎后静脉丛、椎体静脉、椎前静脉和根静脉。椎后静脉丛在椎体可形成类组织影，密度接近椎间盘，有时尚可见钙质沉着，不可误认为椎间盘突出或后纵韧带骨化。鉴别要点是前者无神经根及硬膜囊受压变形，Bolus方式注射造影剂静脉丛呈均匀强化，而突出椎间盘不强化及强化的静脉丛被推移。有时可见"Y"形椎静脉穿入椎体的静脉沟（椎静脉管），识别特征为清晰的骨壁，缺乏在多个连续层面的延伸，无移位和主要定位于椎体中份平面，不要误以为是骨折线。

3. 常见脊柱疾病的 CT 影像

（1）椎间盘突出症：椎间盘边缘局部突出，密度较鞘囊为高。脱出椎间盘超过椎体边缘，由正常或侧方突入椎管内。椎管前外侧的硬膜外脂肪被推移。神经根受压移位，鞘囊受压移位。但是有些椎间盘髓核脱出的 CT 表现并不典型，如钙化的椎间盘脱出，向头侧或足侧扩展的椎间盘脱出等，都可能漏诊或误诊。

（2）脊椎退行性病变及椎管狭窄症：脊椎退行性病变主要发生在椎体、椎间盘、椎弓关节，可单独或合并存在。CT 可发现或证实脊柱的退行性病变，如韧带肥厚、韧带钙化、骨刺及膨出或突出的变性椎间盘，还可精确地观察椎管的形态、大小、骨质结构和连接方式。CT 可见关节突退变性肥厚，椎弓切迹处骨性嵌压，单侧侧隐窝狭窄等。

（3）骨转移瘤：骨转移瘤可为单发或多发性的，累及脊柱、骨盆或肢体长骨。成骨性转移瘤，CT 表现为密度增高区，与良性病变相比，边缘较模糊。溶骨性转移瘤表现为密度降低区，边缘相对较清楚。CT 对诊断骨转移瘤的有效率为 80%.

（4）骨髓炎：骨髓炎急性期，病变骨髓的 CT 值升高。达 $40\sim60Hu$；亚急性期仍高于正常肢体，在慢性期清楚地显示骨外壳。但 CT 检查对感染的效果不大，不能提供关键性的帮助。

（二）ECT

ECT 是将能够被某种特定组织（如骨骼等）浓聚的放射性核素及无标记化合物注入体内，利用体外显影技术来反映该组织的形态、血供及代谢状况，用于协助判断病变部位和诊断疾病。应用新的显像技术，如单光子发射型计算机，将放射性核素显影与 CT 的三维成像技术结合在一起，可以显示不同层面内放射性核素的分布图像，不仅能清晰显示形态学异常，而且能显示脏器的局部血流量、血容量、氧与葡萄糖代谢等生理生化改变，对判断各类疾病的早期代谢障碍有重要价值。目前全身主要脏器几乎皆可实现放射性核素显影。

放射性核素显影分为阳性显影和阴性显影两种。阳性显影是以放射性浓集来显示病变。阴性显影则是以放射性的异常稀疏或缺损来表示病变的存在。显影分静态和动态两类，前者以观察形态为主，后者将形态与功能的观察结合起来。放射性核素显影广泛应用于恶性肿瘤的骨转移和代谢性骨病的诊断、急性骨髓炎和蜂窝织炎鉴别诊断及植骨成骨活性的观察。

目前常用的显像剂是亚甲基二磷酸盐（99-Tc-MDP），其与骨组织中无机成分进行离子交换或化学吸附，或与骨组织中的无机成分相结合进入骨组织。局部骨骼血流增加，骨代谢活跃，如成骨性病变、恶性肿瘤骨转移、炎性或骨折及骨折后骨骼修复均可使显像剂聚集。而脊柱结核合并脓肿、骨缺血坏死及部分多发性骨髓瘤则表现为放射性降低。

1. 正常骨显像

（1）全身骨骼放射性呈对称性分布。

（2）脊柱因有生理弯曲的存在，前后位骨显像时，重力作用使显像剂聚集于颈椎下端和腰椎下端，肩脚骨下角、双侧胸锁关节及骶髂关节处放射性增加。

（3）扁平骨（如脊椎）、长骨干骺端较长骨骨干显影清晰。

2. 异常骨显像

（1）全身骨骼中出现非对称性分布，表现为有异常浓集区或降低区。如恶性肿瘤骨转移，可出现多个孤立病灶，多表现为放射性增高。骨显像较 X 线检查能更早期地发现原发或转移性骨肿瘤，并能发现 X 线检查不能发现的病灶。动态观察病灶的放射浓度数目可用于评价治疗效果。

（2）骨外软组织显影：软组织内有炎症、钙化或出现某些软组织肿瘤时可有放射性增高。

三、MRI

磁共振（MRI）全名是磁共振显像系统（nuclear magnetic resonance imaging system）。磁共振是利用磁共振的原理，测定各组织中运动质子的密度差加以判定，较 CT 更为先进，且图像十分清晰，甚至被誉为活的解剖图谱。MRI 有多个成像参数，能提供丰富的诊断信息，比 CT 有更高的软组织的分辨力，切层方向多，能直接行轴位、矢状位、冠状切面及任意方向的斜切面，无需造影剂，能直接显示心脏和血管结构，无骨性伪影，并且无电离辐射，安全可靠，其对 CT 扫描和超声系统既是一个补充，又是一新技术。

1. 成像方法

MRI 可以产生三种参数，即自旋核密度，T_1 和 T_2。当人体置于均匀静磁场中时，通过射频线圈向受检部位发射一系列激发脉冲，以产生与静磁场呈一定角度的交变磁场。利用这些射频脉冲序列即可以产生构成 MRI 图像的基本数据。经过电子计算机处理、储存、重建成数字信息，再通过数字—模拟转换显示灰阶图像，以此分辨不同组织和器官，以及其病理变化。

2. 脊柱和脊髓的正常 MRI 表现

（1）脊椎：椎体的信号主要由骨髓中水分、脂肪比例及缓慢血流所产生。椎体边缘的骨皮质在 T_1 和 T_2 加权上呈低信号，黄骨髓在 T_1WI 上为中等信号，基本上与皮下脂肪信号类似；在 SET_2WI 上为中等信号，而快速 SET_2WI 上为高信号；黄骨髓在脂肪抑制技术上为低信号强度。在梯度回波成像上，脂肪信号强度随骨小梁数量多少而变化，增强 MRI 检查中，黄骨髓信号强度无变化。

红骨髓在 T_1WI 的信号强度低于黄骨髓，但一般高于椎间盘的信号强度。在 SE 及快速 SET_2WI 上，红骨髓信号强度轻度低于黄骨髓，但差别不如 T_1WI 明显。在脂肪抑制自回旋（SE）、快速 SET_2WI 和 STIR 像上，红骨髓为中等信号强度，相对高于黄骨髓的信号强度。在梯度回波成像上，红骨髓信号强度依据回波序列特征而异。在 T_1WI 上，成人很少发现注射 Gd-DTPA 对比剂红骨髓强化的现象，但在部分儿童和婴儿，椎体骨髓可有广泛且明显的信号增高。红骨髓的分布和成分与年龄和性别有关。红黄骨髓的转变是一个动态生理变化过程。出生以后椎骨的红骨髓被黄骨髓逐渐替代，2 个月以上的婴儿骨髓（以红骨髓占主导）集中分布于上、下部分，在 T_1WI 上多低于或等于肌肉或椎间盘信号，随着年龄的增长，其信号强度也进行性增高，这反映生理上骨髓脂肪组织进行性增多的现象。

（2）椎间盘：由髓核、纤维环、上软骨板和下软骨板（厚度约为 1mm）所构成。上下软骨板紧贴于椎板上下面。在 T_1 和 T_2 加权像上呈低信号，纤维环为围绕于髓核周围的纤维软骨，其前部较厚，后外侧较薄。由于椎间盘后缘和后纵韧带均在 T_1，T_2 加权像上呈低信号，因此椎间盘外纤维环与后纵韧带往往难以区分。髓核为胶冻状物质，含水分、胶质蛋白和糖蛋白，内纤维环则以 Ⅵ 型胶原蛋白为主，因此，髓核和内纤维环在 T_1WI 呈低信号，而 T_2WI 上均呈高信号，两者难以区分。髓核的水分随着年龄的增长而减少，在 T_2WI 上信号强度逐渐减弱，且信号的减弱多从中心向周边延伸发展。值得注意的是，成人椎间盘中央可见一横行低信号带，以 T_2WI 明显，有人认为是折入的纤维环组织造成的，属于正常现象，也有人认为与椎间盘的开始退变有关。

3. MRI 对脊柱疾病的诊断意义

（1）对骨性组织的判定：MRI 在获取脊椎的三维结构的同时，还可以从矢状面、冠状面及横断面观察椎管内外解剖状态的变异，如椎管的矢径、椎体后缘的骨质增生、髓核的突出与脱出、骨折的形态、骨折片的位移及局部有无炎症或肿瘤等，使人一目了然。

（2）对脊髓组织的判定：与其他检查相比，更有意义的是其可以早期发现脊髓组织本身的病理及生化改变。这主要是由于灰质中的氢几乎都存在于水中，而在白质内却有相当数量的氢包含在脂质内，根据此种差异，当脊髓本身发生病变，如脊髓损伤、变性、空泡形成，很易检查出来。

（3）对椎间盘突（脱）出症的判定：由于其可以清晰地在图像上显示出髓核的位置、移动方向及大小等，可以使椎间盘突（脱）出症及时获得明确诊断，从而有利于治疗方法的决定与手术方法的选择。

（4）对椎旁软组织的判定：当因各种原因（例如术后）椎管周围有炎性反应及脓肿形成时，利用 T_1 值升高这一特性，可以清楚地反映出感染的范围及程度。

（5）其他：MRI 尚可用于对肿瘤组织的普查，对与血供及血流相关某些疾患的判定等，均具有其自身的特点。

4. MRI 在骨伤科的应用

MRI 在骨伤科的应用目前主要是通过骨与其周围软组织如肌肉、脂肪、肌腱等组织间信号强度的对比来显示骨的轮廓。软组织的 MRI 显像对比明显，所以还可用来检测膝关节交叉韧带、滑膜肥厚、软组织肿瘤、原发性的肌肉疾患等。某些骨肿瘤和炎症时的持续时间增长，可对这类疾病的诊断和判断疗效有帮助。

MRI 是直接显示椎间盘和四肢关节详细结构的一种检查方法，能用于椎间盘突出等矫形外科领域。对骨髓的显像则更是 MRI 技术的一个独到之处。用它检查可以了解骨髓的供血和转移癌的情况。通过显示变化了的 T_1 信号，可以使向骨髓供血减少的情形成像；它显示的骨髓分布有利于诊断血液病及转移到骨髓的肿瘤病灶，选择骨髓穿刺部位，观察骨髓的走行。因此，在诊断肿瘤与外伤骨髓病方面，当可成为一种新的有效方法。

四、B 超

（一）B 型超声检查

超声医学是医、理、工相结合的一门新兴科学，20 世纪 80 年代以来在我国有了较迅速的发展，尤其是超声诊断已成为现代医学中不可缺少的诊断方法。近些年来在我国骨科领域中有了一定的应用。1978 年 Porter 首先报道了超声检测腰椎管的方法。因其能较清晰地显示腰椎管内结构及邻近软组织的关系，所以已在腰椎间盘突出、腰椎管狭窄、腰椎结核等腰痛病的诊断上得到应用。此外尚可用来诊断四肢骨和软组织的肿痛或损伤。

（二）B 型超声在骨科的应用

B 型超声诊断在骨科目前多用于帮助诊断骨肿瘤，特别是恶性肿瘤。其可确定肿瘤部位，三个径线的大小和性质。侵犯软组织时，并可评估软组织肿块情况。并用于四肢及肢带部的软组织肿瘤，判断其大小、形态、部位及肿瘤与邻近组织的解剖关系。B 超并用于窝囊肿和动脉瘤的诊断，四肢软组织脓肿，外伤血肿和异物探测和大关节积液及关节滑囊炎的（穿刺）定位。

骨折时，可使用指导骨折复位，血肿穿刺定位，局部麻醉，内固定，判断有无内脏损伤。急性骨髓炎时，可使用指导骨膜下脓肿穿刺。骨转移瘤时，用 B 超指导病灶穿刺。B 超还可用于判断骨髓炎死骨是否分离，辅助诊断骨转移瘤、半月板损伤、肩袖损伤、先天性髋关节脱位、血友病性假肿瘤、假痛风、隐性脊柱裂及其他疾病的诊断。

B 超对骨关节疾病的诊断不足处主要是不易显示完整的骨骼切面像和病变的轮廓，图形有失真。而且它不能对肿瘤的病理类型和良恶性做出准确的鉴别。其对骨病的整体判定不如 X 线。

（三）正常腰椎管的声像图

按 Porter 方法扫查所得到的腰椎管的斜矢状切面的图像，由两条相互平行、断续呈串珠状强回声构成，两条断续回声线各由 5 个窄的强回声光条组成，后方一列为椎板放射所产生，前方一列为椎体后表面的反射。两列回声带间的暗带为椎管。Porter 测定的结果为：腰 1 内径最宽，腰 4 最窄，腰 5 又变宽，斜矢状径正常低限值男性腰 2 ～腰 3 及腰～骶 1 为 14mm，女性则分别为 15mm 及 14mm。

按 Porter 经腹侧途径探测所得到的腰椎管横切面声像图，正常硬膜囊呈圆形或椭圆形无回声结构，其中可见马尾神经根弱回声光点，硬膜外周围呈环形高回声。

（四）常见腰痛病的 B 型超声诊断

（1）腰椎间盘突出症腰椎管的纵切面声像图表现是：在椎管内相当于病变间隙的水平上，可看到由椎管俯侧向背侧突出的强光团，其形状可以是圆形，内部回声均匀，轮廓完整；也可是片状，内部回声不均匀，周边不整。其横切面声像图表现是：突出的椎间盘组织呈较强回声光团，若显示的强光团较大，同时可见破膜腔暗区有局限性压迹。

（2）腰椎管狭窄症在临床上椎管后壁的黄韧带肥厚是促成该病的重要因素。腰椎管的纵切面声像图表现是：腰椎管呈节段性或弥漫性内径变窄，内径小于 10mm，或小于正常值 10% 以上。其横切面声像图表现是：一侧神经根管后方呈弧形凸出。

（3）腰椎结核单纯椎体结核声像图表现是：椎体暗区变形，中间出现强声光点或光斑，一侧或两侧椎管出现大小不等的脓肿液性暗区，其内可见散在强回声光点，腰椎结核的流注脓肿有时可在腘窝及股三角处探到。

第五章 颈部疾患

第一节 颈部扭挫伤

一、疾病概述

因各种暴力使颈部过度扭转、牵拉或受暴力直接打击，引起颈部软组织损伤者，称为颈部扭挫伤。颈部软组织损伤常累及的肌肉有胸锁乳突肌、斜方肌、提肩胛肌、头夹肌和前斜角肌等。当暴力作用于颈部，有时可能有颈椎骨折或脱位，甚至可损伤颈段脊髓，临床上必须仔细加以检查，以免误诊。

二、解　剖　学

颈部扭挫伤是颈部突然扭闪，肌肉无准备地强烈收缩或牵拉，致使颈部肌筋损伤。颈部介于头、胸和上肢之间。因颈部诸肌作用于颈、脊柱间的连结，使头颈运动灵活，活动范围大，活动方向多，活动次数频繁，故发生损伤的机会也较多。颈部肌筋既是运动的动力又有保护和稳定颈部的作用。如遭受强大外力或超越颈部肌筋应力的外力持久地作用时，便可引起筋伤，甚或造成骨折、脱位等损伤。颈部脊柱由七个颈椎构成。除第 1～2 颈椎椎体之间无椎间盘外，其余颈椎间隙均有一个椎间盘，颈椎椎体较小，上面两侧偏厚各有向上的骨性突起称钩突，与上一个椎体下面斜坡形缺面合成钩椎关节，防止椎间盘向后突出。横突向外侧而偏前，根基部有横突孔，被椎动脉穿过，上面呈凹形与脊神经相适应。棘突平伸向后，尖端分为两叉。颈椎上关节突的关节面，向上偏后外侧，下关节突的关节面向下偏前内侧。第一颈椎呈寰形，无椎体，只有前弓和后弓。两弓的两侧借侧块相连，侧块上面是上关节凹，接枕骨髁，下面是下关节面，与第二颈椎上关节突构成关节。侧块后方有一横沟，称椎动脉沟，沟的外侧接横突孔，从孔向上穿行的椎动脉向内转入此沟进入枕骨大孔入颅。第一颈椎无棘突而只有后结节，第二颈椎从椎体向上突出齿状突，与第一颈椎的前弓构成关节，第一颈椎从齿突转动，故第二颈椎又称枢椎，其棘突较长宽，为脊椎棘突中最大者。各脊椎骨之间是有椎体小关节及关节囊、韧带和椎间盘相互紧密地连接在一起。主要的韧带有椎体前方的前纵韧带，后方的后纵韧带，两椎板间的黄韧带、棘突间棘间韧带及棘突上的棘上韧带。颈部的棘上韧带最为粗大，又称为项韧带。它们和小关节囊对脊椎骨起着良好的稳固作用。颈部的肌群有颈阔肌、胸锁乳突肌、菱形肌、斜方肌、头夹肌、半棘肌、提肩胛肌、斜角肌等。这些肌肉群司头和颈肩部的各种活动。如受到外力或劳损，使颈部肌肉张力失去平衡，便产生颈部肌筋等损伤。颈部的浅筋膜位于皮下，在颈前外侧部的深面有菲薄的颈阔肌。颈部的深筋膜位于浅筋膜及颈阔肌的深面，颈深筋膜分三层，包裹并支持颈部肌肉、咽、气管、食管、淋巴结及大血管和神经。颈神经有 8 对，颈 1 至颈 4 前支合成颈丛，颈 5 至颈 8 和第 1 胸神经前支合成臂丛。颈神经根常因颈椎间盘退行性变，颈椎骨质增生等受压和摩擦，久之则产生上肢的神经疼痛、麻木、功能障碍，甚至肌肉萎缩。颈部的动脉起源于主动脉，在颈部的主干即颈总动脉和锁骨下动脉，右侧发自头臂干，左侧直接发自主动脉弓。颈部静脉与动脉伴行。椎动脉为锁骨下动脉的最大分支，穿过颈椎横突孔上行颈枕骨大孔入颅脑。

三、病 因 病 理

当颈部猛然扭闪，搬重物或攀高等用力过猛，可使颈部筋肉受到过度牵拉，而发生扭伤。或在日常生活中，颈部突然前屈后伸，如快速行驶的车辆因骤然刹车，使乘客头颈猛然向前屈，而后头部后伸，或反复出现数次较小的屈伸活动均可导致颈部筋肉损伤。因为颈部的屈伸活动有头夹肌、肩胛提肌、斜方肌和颈部的筋膜与韧带等组织来完成，当颈部突然屈伸、肌肉可在其起点或肌腹处部分纤维撕裂致伤。

颈部挫伤系因钝物体打击颈部软组织所致，单纯的颈部软组织挫伤临床上较为少见。

四、临 床 表 现

有明确的损伤史。伤后颈部疼痛，有负重感，疼痛可向肩背部放射。

五、诊断与鉴别诊断

颈部活动受限，以旋转侧屈受限明显，故患者不敢活动颈部。在患处可摸到肌肉痉挛并有压痛，甚至局部有轻度肿胀。有的患者可出现头痛、头胀等症状。检查时要注意有无手臂麻痛等神经根刺激症状，因该病损伤力较小，多无神经根刺激症状。可与颈椎骨折、脱位，颈椎间盘突出症、颈椎病相鉴别。

六、辅 助 检 查

X线片多无异常改变。

七、治 疗 方 法

刘柏龄认为该病各种保守治疗方法都能取得良好的疗效，治疗的目的是舒筋活血、消肿止痛，防止颈部软组织产生粘连及挛缩，鼓励患者多活动头颈部。临床刘老常用手法及中药辨证治疗该病。

（一）中药疗法

损伤之初以祛瘀活血为主，可用羌活灵仙汤、防风归芎汤加减，损伤中期，则以舒筋活络止痛为主，可服舒筋活血汤，后期宜温经通络，可用大活络丹、小活络丸等。

（二）推拿疗法

术者站立于患者背后。术者一手扶住患者头部，一手一中指点按风池、天柱、风府、肩井等穴位以中指或示指在所点之穴由上而下推揉，反复数次。再以拇指和示指相对，轻轻捏拿颈项部筋肉数次。如果筋伤后颈部偏歪者，可做颈颌带牵引或手法牵引。

（三）练功疗法

应向患者说明必须有意识地松弛颈部肌肉，尽量保持头部于正常位置，并练习头颈屈伸旋转活动。

（四）针灸疗法

1. 体针

可针刺落项、风池、大椎、天柱、悬钟、合谷等穴。落项穴位与胸锁乳突肌后缘上中 1/3 交界处，直刺 1 ~ 1.5 寸。

2. 火罐

主要在颈背部痛点处。

八、预　防

激烈运动或乘车时要注意自我保护，以防颈部扭挫伤。伤后应尽量保持头部于正常位置，以松弛颈部的肌肉，必要时用颈部围领固定。平时经常做颈部功能锻炼，增强颈部肌力，维持颈椎稳定，增强抗损伤的耐受力。

九、病案分析

病例 1

梁某，女，36 岁，职员，因颈痛、活动受限 2 小时，于 2011 年 8 月 5 日就诊。

【病史】2 小时前患者不慎扭伤颈部，活动明显受限，疼痛剧烈。

【体格检查】颈部活动受限，呈斜颈姿势，颈椎旁（左）肌肉紧张，胸锁乳突肌压痛（＋）。脉浮紧。

【理化检查】X 线检查：颈椎生理弯曲消失、变直，余未见明显异常。

【诊断】颈部扭挫伤。

【治法】舒筋活血，消肿止痛。

【处方】防风归芎汤加减：川芎 20g，当归 25g，防风 20g，荆芥 15g，羌活 20g，白芷 15g，细辛 3g，蔓荆子 15g，丹参 20g，乳香 25g，没药 25g，桃仁 15g，苏木 15g，泽兰叶 15g。水煎服，日 1 剂，连服 5 剂。

推拿：理筋手法，每日 1 次。

治疗 1 周，诸症悉退。

病例 2

李某，男，45 岁，职员，因颈痛，活动受限 3 小时，于 2012 年 7 月 5 日就诊。

【病史】3 小时前患者不慎扭伤颈部，活动明显受限，疼痛较剧。

【体格检查】颈部活动受限，呈斜颈姿势，胸锁乳突肌压痛（＋），双侧臂丛牵拉试验（－），旋颈试验（−），双侧霍夫曼征（−）。脉浮紧。

【理化检查】 X线检查：颈椎生理弯曲消失、变直，双侧椎间孔无明显狭窄，余未见明显异常。

【诊断】 颈部扭挫伤。

【治法】 舒筋活血，消肿止痛。

【处方】 舒筋活血汤加减：羌活20g，防风25g，荆芥20g，独活15g，当归15g，续断10g，青皮15g，牛膝20g，五加皮25g，杜仲15g，红花15g，枳壳15g。水煎服，日1剂，连服5剂。

针刺疗法：可针刺落枕、风池、大椎、天柱、悬钟、合谷等穴。落枕穴位与胸锁乳突肌后缘上中1/3交界处，直刺1~1.5寸。前后2周治疗，诸症悉退。

病例3

江某，女，46岁，职员，因颈痛，活动受限5小时，于2012年8月5日就诊。

【病史】 5小时前患者不慎扭伤颈部，活动明显受限，疼痛明显。

【体格检查】 颈部活动受限，呈斜颈姿势，胸锁乳突肌压痛（+），双侧臂丛牵拉试验（−），旋颈试验（−），双侧霍夫曼征（−）。脉浮紧。

【理化检查】 X线检查：颈椎生理弯曲变直，颈椎椎体前后缘不同增生，双侧椎间孔无明显狭窄，余未见明显异常。

【诊断】 颈部扭挫伤。

【治法】 舒筋活血，消肿止痛。

【处方】 桃红四物汤加减：桃仁15g，红花15g，当归20g，川芎10g，白芍15g，赤芍15g，葛根20g，苏木15g，桑枝15g，没药10g，延胡索15g，甘草10g。水煎服，日1剂。

针刺疗法：可针刺落枕、风池、大椎、天柱、悬钟、合谷等穴。落枕穴位与胸锁乳突肌后缘上中1/3交界处，直刺1~1.5寸。前后2周治疗，诸症悉退。

病例4

洪某，男，56岁，干部，因颈痛，活动受限1小时，于2012年10月5日就诊。

【病史】 缘于1小时前患者扭伤颈部，疼痛明显，活动明显受限。

【体格检查】 颈部活动受限，呈斜颈姿势，胸锁乳突肌压痛（+），双侧臂丛牵拉试验（−），旋颈试验（−），双侧霍夫曼征（−）。脉浮紧。

【理化检查】 X线检查：颈椎生理弯曲反弓，颈椎椎体前后缘不同增生，双侧椎间孔无明显狭窄，余未见明显异常。

【诊断】 颈部扭挫伤。

【治法】 舒筋活血，消肿止痛。

【处方】 理筋手法：患者取坐位，术者立于其背后，在颈背部及肩部行拿捏、弹拨、推、滚、按、揉等手法，仔细寻找压痛点并重点施术。然后在风池、天柱、肺俞、曲垣、肩贞等穴行点压按摩。最后以叩击手法结束。

针刺疗法：可针刺落项、风池、大椎、天柱、悬钟、合谷等穴。前后2周治疗，诸症悉退。

病例5

王某，女，31岁，干部，因颈痛，活动受限1小时，于2011年12月5日就诊。

【病史】 缘于1小时前患者不慎扭伤颈部，疼痛明显，活动明显受限。

【体格检查】 颈部活动受限，呈斜颈姿势，胸锁乳突肌压痛（+），双侧臂丛牵拉试验（−），旋颈试验（−），双侧霍夫曼征（−）。脉浮紧。

【理化检查】X线检查：颈椎生理曲度变直，颈椎椎体前后缘不同增生，双侧椎间孔无明显狭窄，余未见明显异常。

【诊断】颈部扭挫伤。

【治法】舒筋活血，消肿止痛。

【处方】身痛逐瘀汤加减：五灵脂10g，秦艽15g，川芎15g，红花15g，葛根20g，桃仁10g，没药10g，当归10g，延胡索15g，香附15g，全虫5g，甲珠10g。水煎服，日1剂。前后2周治疗，诸症悉退。

理筋手法：患者取坐位，术者立于其背后，在颈背部及肩部行拿捏、弹拨、推、滚、按、揉等手法，仔细寻找压痛点并重点施术。然后在风池、天柱、肺俞、曲垣、肩贞等穴行点压按摩。最后以叩击手法结束。

【按语】激烈运动或乘车时要注意自我保护，以防颈部扭挫伤。多为血瘀气滞气血不畅为患。治宜舒筋活血，消肿止痛为原则。方用：防风归芎汤、舒筋活血汤等加减，配合推拿按摩缓解肌肉痉挛即可缓解症状，平时应纠正不良的工作姿势，调整睡枕高度，注意颈部保暖并配合颈部功能锻炼，可减轻该病的发生。

第二节 落 枕

一、疾 病 概 述

因睡醒后出现颈部酸痛、活动不利等症状，称为落枕。清·胡廷光《伤科汇纂·旋台骨》载有："有因挫闪及失枕而项强痛者。"该病多见于青壮年，男多于女。春冬两季发病较高。

二、颈椎的解剖学

（一）第1颈椎——寰椎

寰椎是一个环形的骨头，上与头颅连接。寰椎无椎体，由前后两个骨弓及两个侧块互相连接成环状。

（1）前弓：约占寰椎的1/5为连接两侧块的弓形板，向前凸隆，中央有小结节，称为前结节，为颈长肌及前纵韧带的附着部；后部凹陷，中部有圆形或卵圆形的关节凹，称为尺突关节面，与枢椎的尺突构成关节。前弓上下两缘，分别为寰枕前膜及前纵韧带的附着部。

（2）后弓：约占寰椎的2/5连接于两侧块后面，呈弓形，比前弓大，后面中部有粗糙隆起，称为后结节，有项韧带和头后小直肌附着。后弓下缘有一浅切迹，与枢椎椎弓根上缘的浅沟相吻合形成椎间孔，有第2颈神经通过。后弓与侧块连接处上面，有一深沟，称为椎动脉沟，有椎动脉和枕下神经通过。前后弓比较细，与侧块相接处更为纤细，是力学上的薄弱处，此处易发生骨折。

（3）侧块：是寰枢椎两侧骨质增厚部分，上面有椭圆形凹形关节面，称上关节凹，与枕骨髁形成寰枕关节，具有仰头及伸屈运动功能。侧块下方为圆形凹形关节面，称下关节面，与枢椎上关节面构成关节。上关节面和下关节面的周围分别为寰枕关节囊与寰枢关节囊的附着部，该韧带将椎管分为大小不等的两个部分，前方的小部分容纳齿突，后方则通过脊髓及其被膜。横突大而扁平，不分叉，为肌肉及韧带附着部，并有一大的横突孔。

（二）第 2 颈椎——枢椎

其特点为自椎体向上有柱状突起，称之为齿突。齿突长 14 ~ 16mm，根部较扁，前后各有一卵圆形关节面，分别与寰椎前弓的齿突关节面及寰椎横韧带相连。齿突末端较尖，为齿尖韧带附着，其两侧分别有翼状韧带附着。齿突两侧，各有圆形关节面，向外上方，即与寰椎下关节突和第 2 颈椎构成关节，椎弓根短而粗，椎板较厚，棘突粗大，末端分叉。横突粗小，不分叉，有一斜行横突孔。齿突原属于寰椎椎体一部分，发育过程中与其他部分分离并与枢椎融合，该部颈椎在发生和发育过程中畸形和变异较多，如齿突缺如，基底发育障碍或齿突中央不发育，寰椎与枕骨融合（寰椎枕化）、寰椎融合等，由此引起该区域不稳定而发生以为导致脊髓压迫。

（三）第 7 颈椎——隆椎

隆椎为颈椎最下面一个，棘突长而接近水平，但不分叉而有小结节，项韧带附着其上。横突变异很多，通常无椎动脉通过。

（四）颈椎椎骨借助于椎间盘及各种韧带结构相互连接

1. 椎间盘

椎间盘是椎体间的主要连接结构，自第 2 颈椎起，两个相邻的椎体之间都有椎间盘。椎间盘由周缘的纤维环、上下软骨板和髓核三部分组成。纤维环的纤维互相交叉排列，而在横断面上为同心环状，牢固地包绕髓核。髓核是由含水量较多的类黏蛋白构成，呈胶状，上下为纤维软骨组织，具有一定张力和弹性。椎间盘的厚度占整个颈椎高度的 1/4。

2. 韧带

前纵韧带：很坚韧，是人体中最长的韧带。上起枕骨的咽结节，向下经寰椎前结节及各椎体的前面，止于第 1 或第 2 骶椎的前面。前纵韧带的宽窄和厚度因部位而不同，在颈椎及颈椎椎间盘较阔而薄。前纵韧带由三层并列纵行纤维构成，浅层纤维跨越 3 或 4 个椎体，中层纤维跨越 2 或 3 个椎体，而深层纤维只连接相邻两个椎体。韧带与椎间盘和椎体的边缘紧密相连，而与椎体之间连接较疏松。前纵韧带张力和弹性较大，也有限制颈椎过度伸展运动的作用。

后纵韧带：细而坚韧，位于椎管的前壁，起自第 2 颈椎，向上移至枕骨，向下依次沿椎体后缘达骶管，与骶尾后伸韧带相移行。浅层纤维跨越 3 或 4 个椎体，而深层纤维只连接两个椎体之间。与椎体的上下缘之间紧密相连接，和椎体连接较松。后纵韧带中部有间隙，有椎体的静脉通过。

黄韧带或弓间韧带（椎板间）：由弹力纤维构成，有弹性坚韧的黄色韧带组织，位于相邻的两个椎板之间。上缘起自上位椎板下缘的前面，止于下位椎板上缘的后面，外缘止于关节突。颈椎的黄韧带薄而较宽，两侧黄韧带在中央部的相连部较薄，为一凹陷，有椎内静脉丛和椎外静脉丛。黄韧带的侧缘逐渐变薄，与椎间关节的关节囊韧带相连。在正常情况下，黄韧带有限制脊柱的过度前屈作用。

其他韧带：横突间韧带和棘间韧带在颈椎不发达。但棘上韧带发育形成项韧带。项韧带为三角形的弹力纤维膜，基底部向上方，附着于枕外嵴和枕外隆凸，尖部向下，与寰枢后结节及下 6 个颈椎棘突尖部相连，其后缘肥厚呈游离状，为斜方肌的附着部。具有参与支持头颅的功能。

三、病 因 病 理

落枕多因睡眠时枕头过高、过低或过硬。或睡姿不良，头枕过度偏转，使颈部肌肉长时间受到牵拉，处于过度紧张状态而发生静力性损伤。平素缺乏筋肉锻炼，身体衰弱，气血不足，循行不畅，舒缩活动失调，复遭受风寒侵袭，致经络不畅，肌肉气血凝滞而痹阻不通，僵凝疼痛而发此病。损伤往往以累及一侧软组织为主，如发生于胸锁乳突肌、斜方肌或肩胛提肌痉挛等。

四、临 床 表 现

一般表现为起床后感觉颈后部，上背部疼痛不适，以一侧为多，或有两侧俱痛者，或一侧重，一侧轻，由于身体由平躺改为直立，颈部肌群力量改变，可引起进行性加重，其至累及肩部及胸背部。多数患者可回想到昨夜睡眠位置欠佳，检查时颈部肌肉有触痛。由于疼痛，使颈项活动不利，不能自由旋转，严重者俯仰也有困难，其至头部强直于异常位置，使头偏向病侧。检查时颈部肌肉有触痛、浅层肌肉有痉挛、僵硬，触之有"条索感"。

五、诊断与鉴别诊断

（1）因睡眠姿势不良或感受风寒后所致。

（2）急性发病，睡眠后一侧颈部出现疼痛、酸胀，可向上肢或背部放射，活动不利，活动时病侧疼痛加剧，严重者使头部歪向病侧，有些病例进行性加重，其至累及肩部及胸背部。

（3）患侧常有颈肌痉挛，胸锁乳突肌、斜方肌、菱形肌及肩胛提肌等处压痛。在肌肉紧张处可触及肿块和条索状的改变。

因风寒外来，颈项强痛，淅淅恶风，微发热，头痛等表证。其起病较快，病程短，多在一周内自行痊愈，但易于复发。

六、辅 助 检 查

X线片多无异常改变。

七、治　　疗

中医治疗落枕的方法很多，手法理筋、针灸、药物、热敷等均有良好的效果，尤以按摩理筋法为佳。按摩推拿等手法治疗落枕，有很好的效果。因按摩可很快缓解肌肉痉挛，消除疼痛，故往往治疗一次，症状即减轻大半，如配合药物治疗等，则疗效更佳。

（一）手法治疗

（1）揉摩法：患者端坐，术者站于患者背后，在颈项部找到痛点或痛筋后，用拇指或小鱼际在患部做揉摩10余次，使痉挛的肌肉得到缓解。

（2）点穴：用拇指或中指点按风池、天柱、天宗、曲池、合谷等穴，每穴按压可达半分钟，以流通气血、解痉止痛。

（3）捏拿弹筋：用拇指和示指、中指对捏颈部、肩上和肩胛内侧的肌肉，做捏拿弹筋手法。

（4）牵颈：术者一手托住患者下颌，一手托住枕部，两手同时用力向上提，此时患者的躯干部重量起反牵引的作用，边做牵引，边做颈前屈、后伸动作数次。

（5）摇颈：使头略成仰位，术者用两手左右旋转其头，待患者能主动配合至头的旋转顺利无阻时，可突然向患侧加大活动范围，使下颌角处于锁骨前缘，动作要稳妥，在活动过程中，可听到发出清脆的弹响声，略停片刻随即将下颌角旋转向健侧同样的位置。

（6）拍打叩击法：轻轻地拍打扣击肩背颈项四周10余次。

（二）针灸

针灸疗法：针灸治疗该病方法颇多，如针刺、指针、电针、耳穴压丸等。

（1）针刺主穴：悬钟、养老、后溪。配穴：内关、外关、中渚、阳陵泉。治法：以主穴为主，每次仅取一穴，效欠佳时，加用或改用配穴。悬钟穴，直刺1~1.5寸深，用强或中等刺激，得气后留针15~20分钟；养老穴，针尖向上斜刺1寸，使针感传至肩部；后溪，直刺0.5~0.8寸，得气后捻转运针1~3分钟，亦可加电针刺激，频率40~50次/分，连续波。配穴，用常规针法，深刺，务求得气感强烈。在上述任一穴位针刺时，均需要求患者主动活动颈部，范围由小渐大。留针均为15分钟，每日1次。或者采用主穴：大椎。配穴：肩井。治法：令患者端坐于椅上，头向前倾。取准穴后，针尖偏向患侧进针深度0.5~1寸，使针感向患侧颈、肩部传导，得气后，操作者用一手按患侧肩井穴，让患者做最大限度左右活动颈部，同时，另一手捻针3~4分钟。如效果不显著，取艾条长约5cm，插于针柄上点燃，至灸完后起针，穴区加拔罐10~15分钟。每日1次。

（2）指针主穴：外关、内关、阿是穴。配穴：风池、肩井、肩贞、养老、天柱、风府、大椎等穴。治法：主穴为主，效不佳时加配穴。先轻拍或指按疼痛处即阿是穴1分钟。术者以拇指掐压患者内关穴，中指或示指抵于外关穴，每次2~3分钟，用力由轻而重，使压力从内关透达外关，患者可有酸、麻、胀、热感，或有此类得气感上传的感觉。掐压过程中，嘱患者左右旋转颈部。配穴，单手拿风池穴20次，双手拿肩井穴20次，余穴可采用指压法，或上下左右推按，每穴1~2分钟。上述方法每日1次，3次为一个疗程。

（3）电针主穴：分2组。第一组为养老、合谷、外关、肩中俞；第二组为风池、肩井、大椎旁1寸、肩外俞。治法上穴均取。应用直流感应电疗机，取直径为3cm的圆形手柄电极操作。其中阳极取第1组穴，阴极取第2组穴。通电前先轻揉穴位片刻，再通以感应电，电量渐增大至2~10V，以患者能耐受为限，每次通电3~5秒钟。当看到患侧肌肉收缩，即改为直流电治疗，为20~40mA，每次亦通电3~5秒钟，治疗时令患者做颈部活动。全部治疗时间5~10分钟。每日1次，3次一个疗程。

（4）耳穴压丸主穴：颈、神门。治法：双侧主穴均用。取绿豆1~2粒，置于以市售活血止痛膏或伤湿止痛膏剪成的1cm×1cm的方块中，粘贴于所选耳穴，将边缘压紧。之后，按压该耳穴0.5~1分钟，手法由轻到重，至有热胀及痛感为佳，并嘱患者活动颈部2~3分钟。要求患者每日自行按压3次，贴至痊愈后去掉。

（三）拔罐

拔罐疗法主穴阿是穴。阿是穴位置：颈部压痛最显处。

配穴：风门、肩井。

治法：阿是穴，用力揉按片刻，常规消毒后，以三棱针快速点刺3~5下，或用皮肤针中等度叩打，叩打面积可相当于罐具口径。然后，选用适当口径之罐具吸拔。配穴可取1~2个，针刺得气后，留针，再于针上拔罐。吸拔时间均为10~15分钟。起罐后，可在阿是穴用艾卷回旋灸5~7

分钟。每日 1 次，不计疗程。

（四）药物疗法

该病多采用外用药物治疗，如膏药、药膏等。膏药多外贴颈部痛处，每日更换一次，止痛效果较理想，但患者自感贴膏后颈部活动受到一定限制，需注意，某些膏药中含有辛香走窜、动血滑胎之药，故孕妇忌用。药膏可选用按摩乳、青鹏软膏等，痛处擦揉，每日 2～3 次，有一定效果。

（五）物理疗法

（1）牵引疗法：对于落枕后是否用牵引疗法，存在不同的观点。有人认为，可以像颈椎病一样采用颌枕托牵引，且重量可适当加重，常用重量为 4～7kg，牵引时间为 20～30 分钟。但也有人认为，落枕后牵引不仅无效，反而使疼痛加剧。在与颈椎病颈型做鉴别诊断时，若用两手稍用力将患者头颈部向上牵引时，颈型颈椎病症状可消失或缓解，而落枕者则疼痛加剧。一般认为，因为落枕后肌肉处于痉挛状态，所以牵引时的重量大小尤其要讲究，过轻往往效果差，过重又易加重损伤。因此，可用其他方法进行治疗。当然，是否使用牵引疗法，也可以在临床工作中进行探讨、研究。有些医院应用牵引疗法治疗落枕已积累了不少经验。根据实践，也可使用牵引疗法。

（2）热敷疗法：采用热水袋、电热手炉、热毛巾及红外线灯照射均可起到止痛作用。必须注意防止烫伤。此外亦可应用醋敷法：取食醋 100ml，加热至不烫手为宜，然后用纱布蘸热醋在颈背痛处热敷，可用两块纱布轮换进行，痛处保持湿热感，同时活动颈部，每次 20 分钟，每日 2～3 次。

（六）运动疗法

低头仰头：坐在椅子上，挺起胸部，头先向下低，以下颌骨挨着胸部为止，然后向上仰头，眼朝天上看。停 3 秒钟再低头，如此反复 20 次。

左右摆头：坐在椅子上，两臂自然下垂，头先向左摆，然后再向右摆，这样反复 20 次。

摇摆下颌：坐在椅子上，两臂自然下垂，胸部挺起，用力向左右摇摆下颌，连续 20 次。

伸缩颈部：坐在椅子上，胸部挺起，先将颈部尽量向上伸长，再将颈部尽量向下收缩，连续伸缩 20 次。

旋转颈部：坐在椅子上，身体不动，先向左旋转颈部 90°，再向右旋转颈部 90°，连做 20 次。

（七）机械疗法

该病可选用 TDP 神灯局部照射、局部旋磁疗法及局部冷疗法或湿热敷法治疗。此外，轻微的落枕也可自行使用电动按摩棒治疗。按摩棒强而有劲的捶打按摩功能渗透肌肉组织，可有效减轻肌肉酸痛。按摩棒的重量全集中在按摩头上，大幅度加强了按摩力度，效果颇佳。

（八）药物治疗

1. 内服药

风寒证：颈项背部强痛，拘紧麻木，可兼有渐渐恶风、微发热、头痛等表证。舌淡、苔薄白，脉弦紧，治宜疏风散寒，无汗者可用葛根汤；有汗者可用瓜蒌桂枝汤；兼有湿邪者可用羌活胜湿汤。

瘀滞证：晨起颈项疼痛，活动不利，活动时患侧疼痛加剧，头部歪向患侧，局部有明显的压痛点。舌紫暗、脉弦紧。治宜活血舒筋止痛，方可用和营止痛汤、活血舒筋汤。

2. 外用药

该病可外擦万花油、正红花油，或外贴伤湿止痛膏、风湿跌打膏等。

（九）其他疗法

1. 封闭疗法

用 0.5% ~1% 普鲁卡因，做痛点或疼痛部位的局部封闭。

2. 理疗

可用局部热敷法，常用的方法有水热敷或醋局部热敷，每次 20 ~30 分钟。

睡眠时头枕要合适，不能过高、过低、过硬，避免颈部受风受凉。

八、预　　防

（一）保养

（1）用枕适当：人生的三分之一是在床上度过的，枕头的高低软硬对颈椎有直接影响，最佳的枕头应该是能支撑颈椎的生理曲线，并保持颈椎的平直。枕头要有弹性稳定，枕芯以热压缩海绵枕芯为宜。喜欢仰卧的，枕头的高度为 8cm 左右；喜欢侧卧的，高度为 10cm 左右。仰卧位时，枕头的下缘最好垫在肩胛骨的上缘，不能使颈部脱空。其实，枕头的真正名字应该叫"枕颈"。枕头不合适，常造成落枕，反复落枕往往是颈椎病的先兆，要及时诊治；另外要注意的是枕席，枕席以草编为佳，竹席一则太凉，二则太硬，最好不用。

（2）颈部保暖：颈部受寒冷刺激会使肌肉血管痉挛，加重颈部疼痛。在秋冬季节，最好穿高领衣服；天气稍热，夜间睡眠时应注意防止颈肩部受凉；炎热季节，空调温度不能太低。

（3）姿势正确：颈椎病的主要诱因是工作学习的姿势不正确，良好的姿势能减少劳累，避免损伤。低头时间过长，使肌肉疲劳，颈椎间盘出现老化，并出现慢性劳损，会继发一系列症状。最佳的伏案工作姿势是颈部保持正直，微微地前倾，不要扭转、倾斜；工作时间超过 1 小时，应该休息几分钟，做些颈部运动或按摩；不宜头靠在床头或沙发扶手上看书、看电视。

（4）避免损伤：颈部的损伤也会诱发该病，除了注意姿势以外，乘坐快速的交通工具，遇到急刹车，头部向前冲去，会发生"挥鞭样"损伤，因此，要注意保护自己，不要在车上打瞌睡，坐座位时可适当地扭转身体，侧面向前；体育比赛时更要避免颈椎损伤；颈椎病急性发作时，颈椎要减少活动，尤其要避免快速的转头，必要时用颈托保护。

（二）颈部功能锻炼

颈椎的锻炼应该慎重，要避免无目的的快速旋转或摇摆，尤其是颈椎病急性期、椎动脉型颈椎病或脊髓型颈椎病。我们推荐的方法简单易行，但要达到防病治病的目的，必须持之以恒。

（1）头中立位前屈至极限，回复到中立位；后伸至极限，回复到中立位；左旋至极限，回复到中立位；右旋至极限，回复到中立位；左侧屈至极限，回复到中立位；右侧屈至极限，回复到中立位。动作宜缓慢，稍稍用力。锻炼时，有的患者颈部可感觉到响声，如果伴有疼痛，应减少锻炼的次数或停止锻炼；如果没有疼痛，则可以继续锻炼。

（2）头中立位双手十指相叉抱在颈后，头做缓慢的前屈和后伸运动，与此同时，双手用力对抗头的运动，以锻炼颈椎后侧的肌肉力量。

九、病案分析

病例 1

江某，女，36 岁，老师，因颈部疼痛伴活动受限 5 小时，于 2011 年 7 月 5 日就诊。

【病史】5 小时前患者因睡眠姿势不正确出现颈部疼痛，不能自由旋转，不能俯仰困难，使头偏向病侧。

【体格检查】颈部活动受限，呈斜颈姿势，胸锁乳突肌、斜方肌、菱形肌及肩胛提肌等处压痛，触之有"条索感"。脉紧。

【理化检查】X 线检查：颈椎棘突向一侧弯曲，颈椎椎体前后缘不同增生，双侧椎间孔无明显狭窄，余未见明显异常。

【诊断】落枕。

【治法】舒筋活血，消肿止痛。

【处方】和营止痛汤加减：赤芍 9g，当归尾 9g，川芎 6g，苏木 8g，陈皮 6g，桃仁 6g，续断 12g，乌药 9g，没药 6g，木通 6g，甘草 6g。水煎服，日 1 剂。

针刺疗法：可针刺落枕穴、风池、大椎、天柱、悬钟、合谷等穴。直刺 1 寸。前后 2 周治疗，诸症悉退。

病例 2

秦某，女，39 岁，工人，因颈部疼痛伴活动受限 9 小时，于 2012 年 7 月 15 日就诊。

【病史】9 小时前患者因着凉后出现颈部疼痛，不能自由旋转，不能俯仰困难，使头偏向病侧。

【体格检查】颈部活动受限，呈斜颈姿势，颈部肌肉有触痛，浅层肌肉有痉挛、僵硬，触之有"条索感"。脉紧。

【理化检查】X 线检查：颈椎曲度弯曲，颈椎椎体前后缘及上下关节突不同增生，双侧椎间孔无明显狭窄，余未见明显异常。

【诊断】落枕。

【治法】疏风散寒，行气止痛。

【处方】羌活胜湿汤加减：羌活 6g，独活 6g，藁本 3g，防风 3g，蔓荆子 2g，川芎 3g，葛根 20g，苏木 15g，桑枝 15g，没药 10g，延胡索 15g，炙甘草 3g。水煎服，日 1 剂。

针刺疗法：可针刺落枕、风池、大椎、天柱、悬钟、合谷等穴。前后 2 周治疗，诸症悉退。

病例 3

胡某，男，31 岁，职工，因颈部疼痛伴活动受限 12 小时，于 2013 年 1 月 7 日就诊。

【病史】12 小时前患者因睡眠姿势不正确出现颈部疼痛，不能自由旋转，不能俯仰困难，使头偏向病侧。

【体格检查】颈部严重活动受限，呈斜颈姿势，胸锁乳突肌、斜方肌、菱形肌及肩胛提肌等处压痛，触之有"条索感"。脉紧。

【理化检查】X 线检查：颈椎侧弯，颈椎椎体前后缘不同增生，双侧椎间孔无明显狭窄，余未见明显异常。

【诊断】落枕。

【治法】舒筋活血，消肿止痛。

【处方】活血舒筋汤加减：当归尾 15g，赤芍 15g，姜黄 12g，伸筋草 15g，松节 6g，海桐皮 15g，落得打 10g，路路通 10g，羌活 12g，独活 12g，防风 9g，续断 12g，甘草 10g。水煎服，日 1 剂。前后 2 周治疗，诸症悉退。

病例 4

黄某，女，42 岁，干部，因颈部疼痛伴活动受限 8 小时，于 2013 年 4 月 7 日就诊。

【病史】8 小时前患者因睡眠姿势不正确出现颈部疼痛，可向上肢或背部放射，活动不利，活动时伤侧疼痛加剧，不能俯仰困难，使头偏向病侧。

【体格检查】颈部严重活动受限，呈斜颈姿势，胸锁乳突肌、斜方肌、菱形肌及肩胛提肌等处压痛。舌质暗红，苔薄白，脉浮紧。

【理化检查】X 线检查：颈椎侧弯，颈椎椎体前后缘不同增生，双侧椎间孔无明显狭窄，余未见明显异常。

【诊断】落枕。

【治法】舒筋活血，消肿止痛。

【处方】活血舒筋汤加减：当归尾 15g，赤芍 15g，姜黄 12g，伸筋草 15g，松节 6g，海桐皮 15g，落得打 10g，路路通 10g，羌活 12g，独活 12g，防风 9g，续断 12g，甘草 10g。水煎服，日 1 剂。前后 2 周治疗，诸症悉退。

病例 5

西某，女，38 岁，干部，因颈部疼痛伴活动受限 4 小时，于 2013 年 6 月 7 日就诊。

【病史】4 小时前患者因睡眠姿势不正确出现颈部疼痛，可向上肢或背部放射，活动不利，俯仰困难，使头偏向病侧。

【体格检查】颈部严重活动受限，呈斜颈姿势，胸锁乳突肌、斜方肌、菱形肌及肩胛提肌等处压痛。舌质暗红，苔薄白，脉浮紧。

【理化检查】X 线检查：颈椎侧弯，颈椎椎体前后缘不同增生，双侧椎间孔无明显狭窄，余未见明显异常。

【诊断】落枕。

【治法】舒筋活血，消肿止痛。

【处方】活血舒筋汤加减：当归尾 15g，赤芍 15g，姜黄 12g，伸筋草 15g，松节 6g，海桐皮 15g，落得打 10g，路路通 10g，羌活 12g，独活 12g，防风 9g，续断 12g，甘草 10g。水煎服，日 1 剂。前后 2 周治疗，诸症悉退。

手法治疗：揉摩法：患者端坐，术者站于患者背后，在颈项部找到痛点或痛筋后，用拇指或小鱼际在患部做揉摩 10 余次，使痉挛的肌肉得到缓解。点穴：用拇指或中指点按风池、天柱、天宗、曲池、合谷等穴，每穴按压可达半分钟，以流通气血、解痉止痛。捏拿弹：用拇指和示指、中指对捏颈部、肩上和肩胛内侧的肌肉，做捏拿弹筋手法。

【按语】该病因睡眠姿势不良或感受风寒后所致。多为风寒、瘀血为患。治宜疏风散寒，舒筋活血，消肿止痛为原则。方用羌活胜湿汤、活血舒筋汤等加减，配合推拿按摩、针灸缓解肌肉痉挛即可缓解症状。因风寒外来，颈项强痛，渐渐恶风，微发热，头痛等表证。其起病较快，病程短，多在一周内自行痊愈，但易于复发。

第三节 颈项部肌筋膜炎

一、疾病概述

颈项部肌筋膜炎又称颈项部纤维组织炎，或肌肉风湿病。它通常是指颈项部的筋膜、肌肉、肌腱和韧带等软组织的病变，主要表现为颈项部疼痛、僵硬、活动受限等症状。

二、解剖学

颈部的浅筋膜即皮下组织，在颈前外侧部的深面有菲薄的颈阔肌。颈部的深筋膜包裹并支持颈部肌肉、咽、气管、食管、淋巴结及大血管和神经。颈部深筋膜的最外层，形成一完整的被膜，除颈阔肌外，所有的颈部软组织均包裹在其内。颈深筋膜中层是位于舌骨下肌组深面的筋膜。颈深筋膜的深层覆盖椎前诸肌，并延向两侧覆盖斜角肌，构成颈外侧区的底。项部浅筋膜向上与颅顶的皮下浅筋膜移行，并有纤维束与深筋膜相连。项深筋膜覆盖在头夹肌、项夹肌和头半棘肌的表面，上方附着于枕骨上项线，下方移行于腰背筋膜，内侧附着于项韧带、第7颈椎和上位胸椎的棘突。自该层筋膜的深面向项部各肌之间，伸出许多筋膜隔，构成各肌的纤维鞘。颈肌（muscles of neck）按其位置可分为颈浅肌群、颈中肌群和颈深肌群。颈浅肌群：主要有胸锁乳突肌。胸锁乳突肌斜列于颈部两侧，为颈部一对强有力的肌肉，起自胸骨柄前面和锁骨的胸骨端，肌束斜向后上方，止于颞骨的乳突。作用：两侧收缩，使头向后仰；单侧收缩，使头屈向同侧，面转向对侧。单侧胸锁乳突肌可因胎儿产伤等原因造成肌挛缩，导致小人斜颈。颈中肌群：包括舌骨上肌和舌骨下肌。舌骨上肌：位于舌骨与下颌骨和颅底之间，是一群小肌，共4对。除二腹肌外，都以起止点命名。包括二腹肌、茎突舌骨肌、下颌舌骨肌、和颏舌骨肌。

三、病因病理

颈项部肌筋膜炎的确切病因不十分明了，通过临床观察认为该病与轻微外伤、劳累、受凉等有关。

颈项部的急性损伤，使肌筋膜组织逐渐纤维化，瘢痕形成，经络气血运行不畅，产生软组织中过敏性病变而发生该病。长期的慢性积累损伤，虽然损伤轻微，病变部位小，但在肌肉筋膜组织中产生纤维小结，引起较广泛的疼痛。

久卧湿地，贪凉受冷或劳累后复感寒邪，使肌筋中筋肉气血循行障碍，亦可导致颈项部筋膜炎的发生，故颈项部筋膜炎患者对天气的敏感度较高。

此外，邪毒感染，如感冒、麻疹等邪毒经血脉而侵入肌肉、筋膜，使局部组织产生纤维性改变而形成小的结节，成为以后产生慢性肌筋膜炎的基础。

四、临床表现

主要表现为颈部肌肉慢性疼痛，晨起或天气变化及受凉后症状加重，活动后则疼痛减轻，常反复发作。急性发作时，局部肌肉痉挛、颈项僵直、活动受限。

疼痛区域内有激痛点，按压痛点可出现传导痛，有时可放射至肩臂部、上背部及头部，是引起颈肩部疼痛的常见病。

该病可与上呼吸道感染伴发，有肌肉感冒之称。如遭遇天气变化，寒冷潮湿、或身体过度劳累及精神紧张等因素的刺激就可能加重。易被漏诊或过度检查治疗。

体格检查时可摸到明显的痛点、痛性结节（筋膜脂肪疝）、索状物、肌肉痉挛或者肌肉无力。一般只需辅以拍片或红外热像检查，就能初步诊断病情。

检查一般无皮肤感觉障碍，肌腱反射正常，症状十分明显，但体征却很少。

五、诊　　断

（1）疼痛发作史及相关病因。
（2）疼痛的放散性分布。
（3）颈椎活动受限。
（4）受累肌肉轻度无力。
（5）激痛点局部压痛。
（6）含激痛点的肌肉出现肌紧张并可触及肌紧张带。
（7）用力加压激痛点可引起局部肌收缩反应。
（8）持续机械性刺激痛点再现放散痛。

六、鉴 别 诊 断

诊断项背部筋膜炎时，应详细询问病史，仔细检查有关部位，并做好相应的实验室检查，并需与下列病相鉴别。

（一）颈项部扭伤

有明确的颈项部外伤史，病程短。颈项部无结节，按摩治疗效果较好。

（二）前斜角肌综合征

前斜角肌综合征多为女性，脉搏与上肢体位改变有明显的关系，有神经受损症状，甚至肌肉营养改变，但无结节。

（三）强直性脊柱炎

强直性脊柱炎多发生在青壮年男性，有肌肉萎缩，以下肢为明显。实验室检查红细胞沉降率（简称血沉）快，贫血。X线片检查骶髂关节及腰椎关节有明显改变。

七、辅 助 检 查

（1）拍片或红外热像检查，就能初步诊断病情。
（2）血常规：红细胞和血小板计数可轻度减少，部分患者嗜酸粒细胞增高。
（3）血沉：约半数患者血沉增快。若并发血液学障碍，则可见相应的血细胞异常及骨髓异常。
（4）超声影像检查：可显示肌肉的厚度较正常侧增大、肌筋膜的回声增强、肌肉增厚伴回声减弱、肌肉增厚伴肌肉明显变形及肌肉变薄回声增强等。

（5）皮肤电位测定可发现激痛点呈高电位特性。

八、治 疗

该病宜采用综合治疗方法，同时治愈后要注意防止复发。常用的治疗方法如下所述。

（一）手法治疗

手法的目的是减轻疼痛，缓解肌肉痉挛，舒筋活血，疏通经脉，防止产生肌筋粘连。可选用以下手法进行治疗。

（1）滚法：患者俯卧位，暴露颈项及背部，四肢平伸，整体放松，用滚法在患者背部进行深透滚动，可反复持续 3~4 分钟。

（2）分筋弹拨法：仔细寻找触摸压痛点、筋结合筋束，用拇指在患处与肌纤维或肌腱垂直的方向上来回分筋弹拨，反复 3~5 次，或用大拇指和示、中两指的指端部分对称地拿住疼痛的患处筋肉进行拿捏，或提起后迅速放手，可反复弹筋 3~4 次。

（3）推理舒筋法：从头部开始，沿斜方肌、背阔肌、骶棘肌的纤维方向，分别向项外侧沟及背部推理舒筋，手法由轻到重，再由重到轻，反复 10 余次。

（4）拍打叩击法用双手掌或双手握拳，在患者项脊及两肩胛部进行拍打、叩击，反复 10 余次。拍打扣击时，动作要轻柔，使患者感到轻松舒适，以使整体气血、经络平衡协调，筋肉关节舒展。

（二）练功疗法

加强项部的练功活动，积极参加体育运动，如体操、打太极拳等，以增强颈项部的肌力与人体体质。同时要注意避免受凉、感冒等。颈部练功可做提肩缩颈、与项争力、前俯后仰、颈项侧弯、左顾右盼、前伸探海、回头望月、颈椎环转等。

（三）药物治疗

1. 内服药

风寒湿阻证：项背疼痛板滞，甚至痛引上臂，伴恶寒怕冷。舌淡苔白，脉弦紧。治宜祛风散寒除湿，方用羌活胜湿汤、葛根汤加减。或用中成药木瓜丸、独活寄生丸、小活络丸等。

气血凝滞证：晨起项背部板硬刺痛，痛有定处，活动后疼痛稍减轻。舌质紫暗、苔薄，脉涩。治宜行气活血、舒筋活络，方用舒筋活血汤或四物汤加延胡索、续断、羌活、制乳香、制没药等。或用中成药三七片、复方丹参片等。

气血亏虚证：项背部热痛，痛处伴有肿胀或形成小结节，小便短赤。舌红苔黄、脉弦数。治宜清热化湿止痛法，方用加味二妙散加减。中成药可用二妙丸等。

2. 外用药

可外贴狗皮膏、伤湿止痛膏、代温灸膏等。

（四）其他治疗

1. 针灸治疗

该病可选用风池、肩井、肩髃、阿是穴等。用强刺激手法，留针 10 分钟，每日 1 次，10 次为

1 个疗程。

2. 理疗

该病可选用蜡疗、红外线照射，或用中药离子导入，并可用热敷散热敷，或坎离砂热熨。

3. 封闭疗法

在压痛点处注入 0.5% 普鲁卡因 2～5ml，加入醋酸强的松龙 25mg，每周 1 次，3 次为 1 个疗程。

4. 手术治疗

当肌筋膜炎的激痛点处可摸到痛性筋结或痛性筋束经非手术疗法治疗无效时，可采用手术将痛性筋束剥离切除。

九、病案分析

病例 1

路某，男，36 岁，老师，因颈部疼痛 10 天，于 2012 年 3 月 5 日就诊。

【病史】患者 10 日前着凉后颈部活动不利，未能及时就诊，在家休养，病情是有反复。1 日前颈部疼痛加重，活动不利。

【体格检查】颈部活动受限，有时可放射至肩臂部、上背部及头部。脉紧。

【理化检查】X 线检查：颈椎生理曲度变直，颈椎椎体前后缘不同增生，双侧椎间孔无明显狭窄，余未见明显异常。

【诊断】颈项部肌筋膜炎。

【治法】疏风散寒，通络止痛。

【处方】葛根汤加减。

葛根 20g，白芍 20g，羌活 15g，姜黄 15g，红花 15g，桂枝 15g，麻黄 10g，秦艽 10g，甘草 5g。水煎服，日 1 剂，连服 10 剂。

推拿：理筋手法，每日 1 次。

前后 2 周治疗，诸症悉退。

病例 2

胡某，女，37 岁，工人，因颈部疼痛伴活动受限 1 个月，于 2012 年 4 月 17 日就诊。

【病史】1 个月前患者因着凉后出现颈部疼痛，活动不利。

【体格检查】颈部活动受限，呈斜颈姿势，颈部肌肉有痉痛。脉紧。

【理化检查】X 线检查：颈椎曲度弯曲，颈椎椎体前后缘及上下关节突不同增生，双侧椎间孔无明显狭窄，余未见明显异常。

【诊断】颈项部肌筋膜炎。

【治法】疏风散寒，行气止痛。

【处方】羌活胜湿汤加减。

羌活 20g，桃仁 15g，红花 15g，当归 20g，川芎 10g，白芍 15g，赤芍 15g，葛根 20g，苏木 15g，桑枝 15g，没药 10g，延胡索 15g，甘草 10g。水煎服，日 1 剂。

针刺疗法：可针刺风池、大椎、天柱、悬钟、合谷等穴。前后 1 周治疗，诸症悉退。

病例 3

胡某，男，36 岁，职工，因颈部疼痛伴活动受限 2 个月，于 2013 年 7 月 7 日就诊。

【病史】2 个月前患者因劳累后出现颈部疼痛，不能自由旋转。

【体格检查】颈部严重活动受限，胸锁乳突肌、斜方肌、菱形肌及肩胛提肌等处压痛。脉紧。

【理化检查】X 线检查：颈椎生理弯曲变直，颈椎椎体前后缘不同增生，双侧椎间孔无明显狭窄，余未见明显异常。

【诊断】颈项部肌筋膜炎。

【治法】疏风散寒，通络止痛。

【处方】葛根汤加减。

葛根 20g，白芍 20g，羌活 15g，姜黄 15g，红花 15g，桂枝 15g，麻黄 10g，秦艽 10g，甘草 5g。水煎服，日 1 剂，连服 10 剂。

推拿：理筋手法，每日 1 次。

前后 2 周治疗，诸症悉退。

病例 4

金某，女，41 岁，干部，因颈部疼痛 3 个月，于 2013 年 5 月 7 日就诊。

【病史】3 个月前患者因劳累的出现颈部疼痛，可向上肢或背部放射，活动不利。

【体格检查】颈部活动受限，颈椎棘突旁开 1.5cm 压痛（+），胸锁乳突肌、斜方肌、菱形肌及肩胛提肌等处压痛。舌质暗红，苔薄白，脉浮紧。

【理化检查】X 线检查：颈椎生理曲度变直，项韧带钙化，颈椎椎体前后缘不同增生，双侧椎间孔无明显狭窄，余未见明显异常。

【诊断】颈项部肌筋膜炎。

【治法】舒筋活血，消肿止痛。

【处方】活血舒筋汤加减。

桃仁 15g，红花 15g，当归 20g，川芎 10g，白芍 15g，赤芍 15g，葛根 20g，苏木 15g，桑枝 15g，没药 10g，延胡索 15g，甘草 10g。水煎服，日 1 剂。

前后 2 周治疗，诸症悉退。

病例 5

龚某，女，34 岁，干部，因颈部疼痛 6 个月，加重 5 日，于 2013 年 9 月 13 日就诊。

【病史】6 个月前患者因劳累后出现颈部疼痛，可向上肢或背部放射，活动不利，自行在家休息，休息后症状减轻。5 日前再次劳累的出现上述症状。

【体格检查】颈部疼痛明显，活动受限，胸锁乳突肌、斜方肌、菱形肌及肩胛提肌等处压痛。舌质暗红，苔薄白，脉浮紧。

【理化检查】X 线检查：颈椎生理曲度变直，颈椎椎体前后缘不同增生，双侧椎间孔无明显狭窄，余未见明显异常。

【诊断】颈项部肌筋膜炎。

【治法】舒筋活血，消肿止痛。

【处方】活血舒筋汤加减。

桃仁 15g，红花 15g，当归 20g，川芎 10g，白芍 15g，葛根 20g，桑枝 15g，没药 10g，延胡索

15g，甘草 10g。水煎服，日 1 剂。

前后 2 周治疗，诸症悉退。

手法治疗：揉摩法：患者端坐，术者站于患者背后，在颈项部找到痛点或痛筋后，用拇指或小鱼际在患部做揉摩 10 余次，使痉挛的肌肉得到缓解。点穴：用拇指或中指点按风池、天柱、天宗、曲池、合谷等穴，每穴按压可达半分钟，以流通气血、解痉止痛。捏拿弹法：用拇指和示指、中指对捏颈部、肩上和肩胛内侧的肌肉，做捏拿弹筋手法。

【按语】颈项部肌筋膜炎作为颈椎病的一个分型目前尚有争议。此型虽然不重，但临床较为常见，可能为其他型颈椎病的前期表现。多为风寒湿邪、痹阻经络，营卫气血不畅为患。治宜疏风散寒，舒筋通络，通络止痛为原则。方用：葛根汤、舒筋活血汤加减，配合推拿按摩、针刺缓解肌肉痉挛即可缓解症状，平时注意颈部保暖并配合颈部功能锻炼，可减轻该病的发生。

第六章 颈 椎 病

第一节 颈椎病概论

现代社会生活节奏加快，以及生活工作方式和环境的变化，使该病发病呈现年轻化趋势。其发病率在 30 岁人群为 10% 左右，40 ~ 50 岁 25% 左右，50 ~ 70 岁则达 50% 以上，而平均发病率国内报道为 17.3%。

随着人口的老年化，其发病率将会不断升高。严重威胁着人类的生存质量和健康水平，给家庭和社会带来沉重的负担。专家们预测，未来 50 年内，颈椎病将成为与现代社会发展相伴随的一种现代病。在整个脊柱病的临床与实验研究方面，颈椎病将取代以体力劳动为主要诱因的腰腿痛而上升为骨伤科临床的重要地位。目前颈椎病的命名比较混乱。最初人们对颈椎病的认识主要集中在神经根的受累及其改变上，故称之为"颈肩综合征"；有人认为其临床症状较复杂，应称之为"颈椎综合征"。刘老认为，目前对颈椎病的认识尚不完善，有些问题有待进一步研究，各种教科书及文献资料大都采用人们的习惯称呼即"颈椎病"，故仍以"颈椎病"作为正式名称为妥。

一、颈椎病的概念

颈椎病的定义，有多种不同的表述，但其基本思想大致相同。第 2 届颈椎病专题座谈会（1992）确定该病的定义为：颈椎椎间盘组织退行性改变及其继发病理改变累及其周围组织结构（神经根、脊髓、椎动脉、交感神经等），并出现相应临床表现者，称为颈椎病。这个定义包括 3 个基本内容：①颈椎间盘退变或椎间关节退变；②累及其周围组织；③出现相应的临床表现。

二、颈椎病的分型

（一）重点解剖学组织

1. 颈椎

（1）第 1 颈椎——寰椎：是一个环形的骨头，上与头颅连接。寰椎无椎体，由前后两个骨弓及两个侧块互相连接成环状。

前弓：约占寰椎的 1/5 为连接两侧块的弓形板，向前凸隆，中央有小结节，称为前结节，为颈长肌及前纵韧带的附着部；后部凹陷，中部有圆形或卵圆形的关节凹，称为尺突关节面，与枢椎的尺突构成关节。前弓上下两缘，分别为寰枕前膜及前纵韧带的附着部。

后弓：约占寰椎的 2/5 连接于两侧块后面，呈弓形，比前弓大，后面中部有粗糙隆起，称为后结节，有项韧带和头后小直肌附着。后弓下缘有一浅切迹，与枢椎椎弓根上缘的浅沟相吻合形成椎间孔，有第 2 颈神经通过。后弓与侧块连接处上面，有一深沟，称为椎动脉沟，有椎动脉和枕下神经通过。前后弓比较细，与侧块相接处更为纤细，是力学上的薄弱处，此处易发生骨折。

侧块：是寰枢椎两侧骨质增厚部分，上面有椭圆形凹形关节面，称上关节凹，与枕骨髁形成寰枕关节，具有仰头及伸屈运动功能。侧块下方为圆形凹形关节面，称下关节面，与枢椎上关节面构成关节。上关节面和下关节面的周围分别为寰枕关节囊与寰枢关节囊的附着部，该韧带将椎管分为大小不等的两个部分，前方的小部分容纳齿突，后方则通过脊髓及其被膜。横突大而扁平，不分叉，为肌肉及韧带附着部，并有一大的横突孔。

（2）第 2 颈椎——枢椎：特点为自椎体向上有柱状突起，称之为齿突。齿突长 14～16mm，根部较扁，前后各有一卵圆形关节面，分别与寰椎前弓的齿突关节面及寰椎横韧带相连。齿突末端较尖，为齿尖韧带附着，其两侧分别有翼状韧带附着。齿突两侧，各有圆形关节面，向外上方，即与寰椎下关节突和第 2 颈椎构成关节，椎弓根短而粗，椎板较厚，棘突粗大，末端分叉。横突粗小，不分叉，有一斜行横突孔。齿突原属于寰椎椎体一部分，发育过程中与其他部分分离并与枢椎融合，该部颈椎在发生和发育过程中畸形和变异较多，如齿突缺如，基底发育障碍或齿突中央不发育，寰椎与枕骨融合（寰椎枕化）、寰椎融合等，由此引起该区域不稳定而发生移位导致脊髓压迫。

（3）第 7 颈椎——隆椎：为颈椎最下面一个，棘突长而接近水平，但不分叉而有小结节，项韧带附着其上。横突变异很多，通常无椎动脉通过。

2. 骨连接

颈椎椎骨借助于椎间盘及各种韧带结构相互连接。

（1）椎间盘：是椎体间的主要连接结构，自第 2 颈椎起，两个相邻的椎体之间都有椎间盘。椎间盘由周缘的纤维环、上下软骨板和髓核三部分组成。纤维环的纤维互相交叉排列，而在横断面上为同心环状，牢固地包绕髓核。髓核是由含水量较多的类黏蛋白构成，呈胶状，上下为纤维软骨组织，具有一定张力和弹性。椎间盘的厚度占整个颈椎高度的 1/4。

（2）韧带

前纵韧带：很坚韧，是人体中最长的韧带。上起枕骨的咽结节，向下经寰椎前结节及各椎体的前面，止于第 1 或第 2 骶椎的前面。前纵韧带的宽窄和厚度因部位而不同，在颈椎及颈椎椎间盘较阔而薄。前纵韧带由三层并列纵行纤维构成，浅层纤维跨越 3 或 4 个椎体，中层纤维跨越 2 或 3 个椎体，而深层纤维只连接相邻两个椎体。韧带与椎间盘和椎体的边缘紧密相连，而与椎体之间连接较疏松。前纵韧带张力和弹性较大，也有限制颈椎过度伸展运动的作用。

后纵韧带：细而坚韧，位于椎管的前壁，起自第 2 颈椎，向上移至枕骨，向下依次沿椎体后缘达骶管，与骶尾后伸韧带相移行。浅层纤维跨越 3 或 4 个椎体，而深层纤维只连接两个椎体之间。与椎体的上下缘之间紧密相连接，和椎体连接较松。后纵韧带中部有间隙，有椎体的静脉通过。

黄韧带或弓间韧带（椎板间）：由弹力纤维构成，有弹性坚韧的黄色韧带组织，位于相邻的两个椎板之间。上缘起自上位椎板下缘的前面，止于下位椎板上缘的后面，外缘止于关节突。颈椎的黄韧带薄而较宽，两侧黄韧带在中央部的相连部较薄，为一凹陷，有椎内静脉丛和椎外静脉丛。黄韧带的侧缘逐渐变薄，与椎间关节的关节囊韧带相连。在正常情况下，黄韧带有限制脊柱的过度前屈作用。

其他韧带：横突间韧带和棘间韧带在颈椎不发达。但棘上韧带发育形成项韧带。项韧带为三角形的弹力纤维膜，基底部向上方，附着于枕外嵴和枕外隆凸，尖部向下，与寰枢后结节及下 6 个颈椎棘突尖部相连，其后缘肥厚呈游离状，为斜方肌的附着部。具有参与支持头颅的功能。脊柱的静脉较丰富，可分为椎管内和椎管外两个静脉丛。两者有广泛吻合和交通支。椎管内的静脉丛由4条纵行的静脉组成，其中两条在硬膜外腔的前外侧，又称为前纵窦；另两条在硬膜外腔的后外侧，称为椎静脉网。前纵窦于后纵韧带和椎间盘，两个前纵窦之间又有环行横支吻合。椎管外静脉丛绕于脊椎周围，通过椎静脉与椎内静脉丛相互沟通。

颈椎可在三维空间内完成极其复杂的活动，其类型包括绕冠状轴、矢状轴及纵轴的屈伸、侧伸和轴向旋转等。其中旋转功能范围的60%由寰枢关节来完成。颈椎的运动轴线，位于相当髓核中央部。因此，当颈椎前屈时，椎管可因牵拉变长；相反，当颈椎过度伸展时，椎管可变短，脊髓松弛而变粗。有人研究，当颈椎极度过伸时，椎管后方的椎板间韧带即黄韧带松弛，褶皱陷入椎管挤压脊髓，退变松弛严重者可使黄韧带陷入椎管达矢径的1/2。

椎间盘的主要生物力学功能是维持椎间隙的高度，对抗压缩力并使相邻椎体的相对活动限制在很小无痛的范围内。青年和成年的早期，椎间盘较厚，伸屈和侧曲活动也较大。

颈椎椎间盘突出在创伤时或创伤后发生。实验表明单纯压缩并不会引起椎间盘突出，即使做纤维环切口也不突出，创伤引起颈椎骨折的暴力，远比颈椎间盘突出要大，因此椎间盘突出前就有其病理变化。

3. 其他组织

正常人在压缩外力下椎间盘几乎不可摧毁。抵抗张力、弯曲和剪切力的能力很强。但对扭曲力的抵抗力较弱。在扭曲时，应力集中在同一方向排列的斜行纤维上，而相反方向的纤维则变得松弛。扭曲与压缩力一起作用时，首先造成纤维环的破裂，而随后髓核经破裂处突出。在退变条件下，椎间隙变性，弹性降低，丧失了能量和分布应力的能力，抗载荷、扭曲和剪切等能力低下，容易发生纤维环破裂及髓核脱出。其他解剖组织如下所述。

(1) 硬膜：硬膜的主要生物力学功能是与蛛网膜一起容纳脑脊液，并将脊髓和神经根同外环境隔绝，使脊髓和神经根在一定限度内移动而不受损伤。硬膜是由垂直排列无弹力的纤维组成，有较强的牢度。颈椎屈曲时，硬膜上端附着处向上牵拉，使硬膜受到一定的张力，并有角度变化，张力由垂直排列的胶原纤维向下传至根袖。硬膜垂直方向的松弛不引起纤维的短缩，只能折曲或褶皱，由于硬膜菲薄，即使发生折叠也不会压迫脊髓。同样，在拉紧时也不会产生对张力的抵抗。一旦完全拉直，会产生对张力和拉力的阻力。胶原纤维至多可拉长4%，超过限度就会撕裂。硬膜前部，后纵韧带紧贴椎管前壁，在颈椎伸屈过程中变化很小。硬膜后部则不同，由伸展至屈曲时后硬膜附着的枕骨大孔后缘上升4cm以上。因此在颈椎屈曲时，由于硬膜的作用，脊髓和神经根被较大的压力压向椎管前壁，以及硬膜后部的张力压迫脊髓血管，容易发生颈椎病。

(2) 脊髓：脊髓由骨性椎管及软脑膜、齿状韧带、蛛网膜、硬膜和脑脊液保护，脊髓本身为半流体黏聚体，被硬脊膜包绕的脊髓有特殊的力学特性。脊髓中的神经纤维和神经胶质对应力抵抗很小。脊髓本身组织弹性可使长度拉长10%，但进一步拉长就会出现非弹力阻力，即在拉长10%以内恰好适应了颈椎伸曲时变化，如果超出这个限度就会出现脊髓变形断裂。

脊髓变形较小。即前后径减小2.6~3.0mm时，损伤并不严重。脊髓受压变形与剩余横截面积关系的公式为：剩余面积 $= A1(2K - K^2)$。

其中，$A1$：未变形脊髓的横截面积；K：为原始直径的百分比。当 $K = 1$ 时，$A1$ 则变为未变形的横截面积；当 K 和 $A1$ 是0时，提示脊髓完全毁损。

直径减小40%时，面积减小仅15%；减小50%时，横截面积还有75%。当脊髓矢状径由15mm减小到7.5mm时，就会出现典型的中央脊髓综合征。

脊髓的生物力学因素受到骨关节和周围肌肉作用的影响，其受累是非常复杂的多种因素。

（3）齿状韧带：齿状韧带的生物力学作用是将脊髓稳定在椎管中央的硬膜下腔间隙，在颈椎屈伸活动时使脊髓各节段之间保持平衡，齿状韧带在颈椎屈曲时，能防止神经根因过度牵拉受伤，限制了脊髓的向前移动，但不能防止来自硬膜外如椎间盘、黄韧带和椎管本身的压迫。

但是，齿状韧带对脊髓有不良应力作用，当发育性椎管狭窄、黄韧带增厚和褶皱及其他因素都能使脊髓变形，而齿状韧带牵拉加重，因此，可在侧方硬膜外附着点切断齿状韧带及减轻脊髓的张力。但由于术后硬膜外瘢痕形成，难以确定韧带切除的效果。

（4）蛛网膜下间隙：颈脊髓为被容纳在五边形椎管中的椭圆形结构，如不考虑由椎弓根组成的两条短边，也可看作一个三角形。脊髓横截面的形状并非与椎管一致，在腹侧中线和椎板侧方，脊髓与椎管壁相贴较紧，而在三角形椎管的底边和背侧中线则有较大间隙。因此，脊髓腹侧和背侧受累，脑脊液通道并不完全阻塞。

（二）西医学分型

西医学根据颈椎病病理机制及临床表现将其分为六型，即颈型、神经根型、脊髓型、椎动脉型、交感神经型及其他型。交感神经型临床表现复杂，有人甚至否定该型的存在，还有人主张将其归入椎动脉型，近20年来国外已将交感型归入钩椎关节病。

（三）中医学分型

中医学里虽然没有"颈椎病"之名，但对其有关症状、体征的认识却很早，一般多见于"颈项门"、"肩门"等，隶属于痹证、痿证、痉证、瘀证、痰证、眩晕等范畴。关于颈椎病的中医分型，目前比较混乱，尚无统一的分型标准。刘老根据辨病与辨证相结合的原则，将颈椎病分为20个证型：即颈型颈椎病：风寒型；气血瘀滞型；肝肾不足型。神经根型颈椎病：风寒湿型；气滞血瘀型；肝肾亏虚型；虚寒型。脊髓型颈椎病：正气不足、痰瘀互阻型；肝肾亏虚、筋骨失养型。椎动脉型颈椎病：痰阻经脉型；肝阳上亢型；痰浊阻滞型；气血虚弱型；肝肾不足型。交感神经型颈椎病：心脾气虚型；肝肾亏损型；肝郁气滞型；痰湿中阻型。其他型：阴虚痰阻型；气滞郁结型。此种分型有利于临床科研总结。

三、颈椎病的诊断

（一）诊断方法

颈型及神经根型颈椎病，一般根据病史、症状、体征及普通 X 线片即可明确诊断。椎动脉型及脊髓型颈椎病临床表现复杂，容易与其他疾病相混淆，以下几种检测手段有助于明确诊断及指导治疗。

1. 脊髓造影

脊髓造影用以确定脊髓病是否因退变因素引起，并除外侧索硬化症、脊髓空洞症、脊髓内或脊髓外的肿瘤等。目前临床常用的造影剂为 omnipaque，需做碘过敏试验。

2. CT 扫描

CT 检查目前在我国已比较普遍。CT 可以较清晰地显示椎管四壁骨性结构或椎体边缘的骨质增生、椎间盘突出的形态。但 CT 扫描显示的骨化范围均较普通断层要大。CT 可清楚显示骨化的长度、宽度、厚度和椎管狭窄率。如果与水溶性造影结合起来，则可显现各断层的脊髓轮廓，对诊断脊髓受压更为有利。但脊髓造影可进行动态观察，在某些情况下为 CT 所不能取代。

3. 磁共振成像（MRI）

MRI 对于颈椎的扫描可以显示脊髓纵剖面及横断面的形态，对于髓外压迫及髓内病变如脊髓空洞症，可以提供明确的诊断征象，在诊断及鉴别诊断方面都有很大的帮助，多数情况下可取代脊髓造影。

4. 椎动脉彩色多普勒

椎动脉彩色多普勒（TCD）检查对诊断椎动脉型颈椎病有重要参考价值，TCD 可以了解椎-基底动脉系统血管的形态、管径大小及血流速度等，也是判定临床疗效的重要客观指标。

（二）诊断标准

第 2 届颈椎病专题座谈会（1992）制订的颈椎病的诊断标准如下。

1. 一般原则

（1）临床表现与影像学所见相符合者，可以确诊。

（2）具有典型颈椎病临床表现，而影像学所见正常者，应注意除外其他疾患后方可诊断颈椎病。

（3）仅有影像学表现异常，而无颈椎病临床症状者，不应诊断颈椎病。

2. 各型诊断标准

除上述原则外，各型诊断依据分述如下。

（1）颈型。①主诉头、项、肩疼痛等异常感觉，并伴有相应的压痛点。②X 线片上颈椎显示曲度改变或椎间关节不稳等表现。③应除外颈部其他疾患（落枕、肩周炎、风湿性肌纤维组织炎）、神经衰弱及其他非颈椎间盘退行性变所致的肩颈部疼痛。

（2）神经根型。①具有较典型的根性症状（麻木、疼痛），且范围与颈脊神经所支配的区域相一致。②压颈试验或臂丛牵拉试验阳性。③影像学所见与临床表现相符合。④痛点封闭无显效（诊断明确者可不做此试验）。⑤除外颈椎外病变（胸廓出口综合征、网球肘、腕管综合征、肘管综合征、肩周炎、肱二头肌腱鞘炎等）所致以上肢疼痛为主的疾患。

（3）脊髓型。①临床上出现颈脊髓损害的表现。②X 线片上显示椎体后缘骨质增生、椎管狭窄，影像学证实存在脊髓压迫。③除外肌萎缩性脊髓侧索硬化症、脊髓肿瘤、脊髓损伤、继发性粘连性蛛网膜炎及多发性末梢神经炎。

（4）椎动脉型。关于该型的诊断是有待于研究的问题。①曾有猝倒发作，并伴有颈性眩晕。②旋颈试验阳性。③X 线片显示节段性不稳定或钩椎关节骨质增生。④多伴有交感症状。⑤除外眼源性眩晕、耳源性眩晕。⑥除外椎动脉 I 段（进入颈 6 横突孔以前的椎动脉段）和椎动脉 III 段（出颈椎进入颅内以前的椎动脉段）受压所引起的基底动脉供血不全。⑦手术前需行椎动脉造影或数字减影椎动脉造影（DSA）。

（5）交感神经型。临床表现为头晕、眼花、耳鸣、手麻、心动过速、心前区疼痛等一系列交感神经症状，X 线片有失稳或退变，椎动脉造影阴性。

（6）其他型。颈椎体前鸟嘴样增生压迫食管，引起吞咽困难（经食管钡剂检查证实）等。

四、颈椎病的基本病因病机

颈椎病的基本病因包括内因和外因两方面。

（一）内因

1. 先天性畸形

其包括颈肋、横突肥大、颈椎隐裂、椎体融合（常伴棘突融合）、寰枕融合、颅底凹陷及椎管狭窄等。随着年龄的增长，加之各种急慢性损伤、外感风寒湿邪等各种因素的作用，加速了颈椎的退变进程，致使颈椎节段骨关节及软组织的生理功能或其内在平衡发生紊乱，从而出现各种颈椎病的相应症状和体征。

2. 年龄

人类在 20 岁左右即发育完善，发育的停止便意味着退变的开始。椎间盘是人体各种组织中发生退变最早的组织。30 岁以后纤维环弹力降低，可产生裂隙，软骨板也有变性。特别是髓核的含水量减少，弹性也逐步减小，最后可致纤维化和钙化。整个椎间盘的退化，导致椎间盘变薄，并由此引起一系列继发性改变而产生临床症状。

中医学认为，肾藏精，主骨生髓，肝藏血主筋。《素问·上古天真论篇》曰："五八肾气衰"，"七八肝气衰、筋不能动"，"身体重、行走不正"；《灵枢·海论》曰："髓海不足，则脑转耳鸣。"概括地叙述了随着年龄的增长，肝肾功能衰退，筋骨也会出现功能障碍，引起各种症状。颈部的筋骨也有同样的演变规律。

（二）外因

1. 外伤

外伤既是该病发生的主要因素之一，又是加速病情进展的重要因素。

外伤可以导致颈椎的力学平衡失调，产生应力集中，加速局部组织的退变；外伤还可引起机体局部的血管反应。早期的血管扩张、充血、渗出及组织水肿等，后期的粘连、变形、狭窄与闭塞等均可累及颈椎局部，包括椎管内血供。另一方面，在颈椎间盘退变后的继发性改变如骨赘、粘连、继发性椎管狭窄等存在的情况下，外伤可以诱发或加重原有症状。

2. 慢性劳损

颈部是脊柱活动度最大的部位，因而最易造成慢性损伤。另外，长期处于低头位的工作如刺绣、缝纫、织毛衣、书写、绘画、修表、化验等，易引起颈部软组织的疲劳，从而加速颈椎的退变。平时睡觉喜欢高枕也是该病发生的重要因素之一。《证治准绳》引戴云："颈痛非是风邪，即是气挫，亦有落枕而成痛者……由挫闪及久坐失枕而致颈项不可转移者，皆由肾气不能生肝，肝虚无以养筋，故机关不利。"《张氏医通》曰："有肾气不循故道，气逆挟脊而上，至肩背痛。或观书对弈久坐而致脊背痛者。"以上均指出颈部的慢性劳损是颈椎病的重要发病因素。

3. 风寒湿邪侵袭

年老体虚，气血衰少，营卫不固，易感风寒湿邪。外邪痹阻经络，气血运行不畅，则筋骨失养。《素问·痹论篇》曰："风寒湿三气杂至，合而为痹……痹者，闭也。"《素问·至真要大论篇》云："诸痉项强，皆属于湿"，"湿淫所胜……病冲头痛，目似脱，项似拔。"《类证治裁》曰："肩背痛，不可回顾，此手太阳经气郁不行，宜风药散之。肩背痛，脊强，腰似折、项似拔，此足太阳经气郁不行。"手太阳经皆经过颈肩背部，外邪最易伤及此阳经而致经气郁结，气血运行受阻，不能濡养颈椎，导致颈椎间盘发生退变。《证治准绳》有云："颈项强急之证，多由邪客三阳经也，寒搏则筋急，风搏则筋弛，左多属血，右多属痰。"筋急，意为肌肉痉挛；筋弛，指肌张力下降，肌肉松弛。即一侧颈肌紧张，另一侧松弛，左右肌力不协调，颈椎力学平衡失序，导致颈椎失稳，椎间关节紊乱而促发颈椎病。现代医学认为，风寒湿邪可使局部肌张力增高，血运障碍，代谢产物堆积，刺激椎动脉或交感神经而引起颈椎病。

通过颈肩痛流行病学抽样调查发现，精神刺激是颈椎病的发病诱因之一（占2.44%）。精神紧张或焦虑不安，可以加重老年人颈椎病的头痛症状。情志因素可引起人体内分泌系统的改变而诱发颈椎病。另外，饮酒者中颈椎病患病率较高，提示长期大量饮酒也是颈椎病发病中不可忽视的因素。

综上所述，颈椎病的发生、发展，是体内外各种因素相互作用的结果，其临床特点表现为病程迁延，症状繁杂，轻重悬殊，本虚标实。

五、颈椎病的基本治法

绝大多数颈椎病可以运用各种中医药疗法治疗而获得满意疗效，只有极少数的患者需手术治疗。目前，颈椎病的治疗方法种类繁多，既可采用单一疗法，也可多种疗法并用，临床上多采用综合疗法。本节主要介绍临床常用的几种治疗方法。

（一）牵引疗法

牵引是治疗颈椎病行之有效的传统方法之一，适用于各型颈椎病，对早期病例效果尤佳。但对病程较久的脊髓型，有时可加重症状，故宜慎用或不用。

近十几年来，人们对颈椎牵引的方法及用具进行了较深入的研究，研制出多种颈椎牵引用具，提高了颈椎病的治疗效果。

1. 颈椎牵引的作用

（1）颈部制动，有利于组织充血、水肿的消退。

（2）解除颈部软组织痉挛，以降低椎间盘的压力。

（3）松解小关节滑膜嵌顿，纠正小关节紊乱。

（4）恢复颈椎的外在力学平衡体系，为内在力学平衡的恢复创造外在条件。

（5）舒展扭曲的椎动脉，改善脑部血液供应。

（6）缓冲椎间盘的内压，有利于已向外突出组织的消肿；后纵韧带的牵张有利于椎间盘的还纳。

（7）牵引可松解关节囊挛缩，扩大椎间隙、椎间孔及椎管，解除神经根及脊髓的压迫。有人对牵引前后的颈椎X线片进行对比证明，牵引后每一椎间隙可增宽 2.5～5.0mm。

2. 常用牵引方法

目前，颈椎牵引用器较多，逐步向多功能方向发展，但最常用的仍是颌枕带牵引，其他各种方法应用较局限。

轻症患者多采用间断牵引，每日1~3次，每次0.5~1.0小时。病情较重者可以持续牵引，每日6~8小时。牵引重量可以从小重量开始，坐位牵引可用2~3kg，如无不良反应可渐增至5kg；卧位牵引可以从5kg开始，但最重不宜超过10kg。

坐位牵引重量宜为自身体重的15%~20%；仰卧床头牵引，重量宜为自身体重的5%~7%。一般颈肌弱者以15~18kg，5~10分钟；颈肌强壮者以18~20kg，5~10分钟的效果为佳。而有人通过试验证明：牵引重量为5kg时，椎间隙即已有明显增宽。增至10kg时增宽更为明显，认为更大重量的颈椎牵引似无必要，也不宜采用。总之，牵引重量应根据患者性别、年龄、体质强弱、病情轻重、颈肌发育情况及患者对牵引的反应情况而定，同时在牵引过程中注意观察，随时调整。

天津医院骨科根据临床用X线片测量的结果表明，在坐位10kg重量的牵引下，颈部中立牵引时，椎间隙后缘平均增宽4.0mm；而前屈20°位牵引时增宽达6.2mm。目前各种文献报道也多主张在前屈15°~20°位牵引。国外Deanna通过试验发现在卧位进行牵引时，椎间隙增宽较为明显。临床上，我们多采用头颈前屈15°~20°仰卧位床头颌枕带牵引，效果较好。

（二）推拿疗法

刘柏龄认为推拿是治疗颈椎病的有效方法，疗效确切，深受患者欢迎。中医关于颈椎病推拿手法的内容十分丰富，值得发扬和探讨。

1. 推拿对颈椎病的治疗作用

（1）疏通经络，使紧张痉挛的筋肌放松，气血得以畅通，从而达到"松则通"，"通则不痛"的目的。

（2）纠正偏歪棘突，加宽椎间隙，扩大椎间孔，整复椎体滑脱，恢复颈椎的内在平衡。

（3）松解神经根及软组织粘连，消除局部充血、水肿等炎症。

（4）防止肌肉萎缩及关节僵直。

（5）改善体内的自由基代谢紊乱状态。

2. 常用推拿手法

颈椎病推拿手法颇多。临床上以拔伸为主，按压为辅。常用的基本手法包括：滚、按、揉、拿捏、拔伸、弹拨、旋转、摇摆、搓、擦、叩、一指禅推法等。点按常用穴位：风池、风府、大椎、肩中俞、天宗、曲池、合谷、缺盆、肩井、肩髃、手三里、小海、内关、外关、神门等。其中寻找压痛点是推拿治疗的关键之一。

（1）指禅推法：用于各型颈椎病。用大拇指端罗纹面或偏峰着力于一定的部位或穴位上，腕部放松，沉肩、垂肘、悬腕，肘关节略低于手腕，以肘部为支点，前臂做主动摆动，带动腕部摆动和拇指关节做屈伸活动。腕部摆动时，尺侧要低于桡侧，使产生的"力"持续地作用于治疗部位上。压力、频率、摆动幅度要均匀，动作要灵活。手法频率为120~160次/s。

（2）颈椎旋扳法：用于颈型、根型及部分椎动脉型颈椎病。

1）操作方法：患者端坐于矮凳上，术者立于其后，先用拇指、示指拿捏两侧颈肌，缓解紧张的肌肉。术者一手托住患者下颌，另一手托住后枕部，嘱患者放松颈肌，两手自然放于其膝部；术者两手徐徐用力，将患者头部向头顶部方向尽量上提，然后向一侧旋转，当旋转至接近限度时，术者用适当力量使头部继续向该侧旋转5°~10°，此时多数可听到小关节弹响声。如无不良反应，可再做对侧旋转。效果明显者可隔日做一次。

2）注意事项：①患者颈部肌肉必须放松；②旋转时动作不宜快，可缓慢旋转；③最后旋转

5°~10°时要把握分寸，不能旋转过度；④向侧方旋转时，必须同时保持将患者头部上提的力量；⑤不宜做侧方用力的推扳手法，以免损伤脊髓；⑥术后嘱患者卧床休息，适当限制颈部活动，睡眠时宜低枕；⑦禁忌在麻醉下施用该法。

3）并发症：该法应用不当可引起下列并发症：①胸锁乳突肌损伤；②寰枢关节半脱位；③休克；④椎动脉血栓形成；⑤脑干损伤；⑥瘫痪等。

4）禁忌证：①颈椎骨折脱位及畸形，尤其是寰枢椎先天性畸形；②患有严重高血压、动脉硬化症及脑供血不足者；③有严重的脊髓压迫症状者；④颈椎骨质破坏性疾病（结核、肿瘤等）；⑤颈椎管狭窄症及椎间孔明显狭窄者；⑥有明显的节段性颈椎不稳定者；⑦颈椎严重骨质增生或有骨桥形成者；⑧尚不能除外椎管内肿瘤、粘连性蛛网膜炎或脊髓变性疾病的患者。

（三）针灸疗法

针灸治疗颈椎病有悠久的历史。《证治准绳》曰："内经刺灸颈项痛有二，其一取手足太阳经治项后痛，经云足太阳之脉是动则病，项如拔，视虚盛寒热，陷下取之；又云项痛不可俛仰刺足太阳，不可以顾刺手太阳；又云大风项颈痛刺风府；又云邪客于足太阳之络，令人头项肩痛，刺足小指爪甲上与肉交者各一痏立已。其二足手阳明治颈前痛。"此乃对《内经》针灸治疗颈椎病的认识和总结。《普济方》总结明以前的针灸经验，对颈肩背痛的各类症状表现，分别以针灸穴位治疗，提出了"治肩背颈项痛，穴涌泉。治肩背热痛而寒至肘，又疗肩痛发寒热引项强，穴肩井。治颈项不得顾，肩膊痛，两手不得向头，或因扑伤，穴肩外俞。治肩痛，引项不得顾，穴天窗"等辨证取穴的观点。

《灵枢·本脏》曰："经脉者，所以行血气、营阴阳、濡筋骨、利关节者也。"现代临床上针刺仍是治疗颈椎病行之有效的重要手段之一。目前各地取穴及操作方法等各有特点，总有效率大都在90%以上。

（四）中药疗法

中药是中医学治疗颈椎病的特色之一，刘柏龄总结出了一些行之有效的方药。在临床上，遵循辨病与辨证相结合的原则，首先确立诊断及分型，然后再辨证分型治疗用药（详见各型颈椎病证治），取得了较好的疗效。

常用中药剂型包括内服汤剂、外用熨熛剂及中成药等。病情较重时，多汤剂、丸药同服；病情稳定或恢复期，多以中成药常服，以图缓治。

（五）练功疗法

练功疗法，古称"导引"。导引这个名称最早见于《庄子·刻意篇》，《内经》有"导引按跷"，华佗有"五禽戏"。可见我国人民早已用练功法防治疾病。《诸病源候论》引养生方导引法云："一手长舒，令掌仰；一手捉颏，挽之向外。一时极势二七，左右亦然，手不动两向侧势急挽之二七。去头骨急强，头风脑旋，喉痹，膊内冷注偏风。"这是用于颈部疾病的颈椎旋转练功法，对现代旋转复位手法的形成，从理论到实践都有很大的启发和指导作用。《内经图说》曾用"首功"、"肩功"、"背功"来治疗颈肩背痛。《祛病延年二十势》中的"回头望月"、"摘星换斗"等均可用于颈椎病的防治。

现代临床上常用的练功方法有：全身性的如太极拳、广播操；颈项局部练功如"回头望月"、"往后观看"、"与项争力"等。通过练功，增加颈部肌力，恢复颈部两侧的肌力平衡状态；滑利颈椎诸关节，流通气血，改善局部的气血瘀滞状态，从而解除疼痛、眩晕等症状；还可巩固疗效，预防颈椎病的复发。

需要注意的是练功动作主要用于颈型及根型颈椎病，椎动脉型可试用，脊髓型则慎用或禁用。

第二节 颈型颈椎病证治

由颈椎间盘退行性改变引起颈部疼痛或反射性地引起头、颈、肩部疼痛者，称为颈型颈椎病。该病以女性多见，与职业有关，多见于刺绣、缝纫、书写、绘画等长期低头工作者。该型易与其他颈部急慢性劳损混淆，且有自愈倾向。

一、病 因 病 机

中年以后体质虚弱，肝肾之气渐虚，筋骨失养，关节囊松弛，韧带钙化，椎间盘退变，骨刺形成，颈椎稳定性减弱；颈部肌肉、韧带、关节囊遭受各种急慢性损伤，使椎间盘退变，椎体位移或小关节紊乱，此为该病的基本病因。若机体感受风寒侵袭、感冒、疲劳、感染及睡眠姿势不当、枕头过高过低等，使颈部过伸或过屈，导致肌肉、韧带不协调或神经受到牵拉压迫，从而引发该病。该病最常受累的组织主要是胸锁乳突肌、斜方肌、前斜角肌、副神经等。

二、诊 断 要 点

颈型颈椎病的诊断要点如下。

（1）多在夜间或晨起时发病，有自然缓解或反复发作的倾向。

（2）以颈背部酸、胀、痛为主要症状。少数有反射性肩、臂、手麻木、疼痛，但咳嗽或喷嚏时症状不加剧。

（3）个别合并有眩晕或偏头痛等症状。

（4）急性期颈部活动受限，呈斜颈姿势（俗称歪脖子）。

（5）颈椎旁肌肉、斜方肌、胸锁乳突肌、冈上肌、冈下肌处疼痛，患节棘突可有压痛。臂丛牵拉试验阴性。

（6）X线片显示颈椎生理曲度消失、变直或椎间关节失稳，具有"双边"、"双凸"、"切凹"、"增生"等现象。

三、鉴 别 诊 断

该型主要与根型颈椎病及落枕相鉴别，此外，尚需与肩周炎、风湿性肌纤维组织炎及神经衰弱等疾病相区别。

四、治 疗 方 法

刘柏龄认为该病有自然缓解的趋势，各种非手术治疗方法都能取得较好疗效，但易反复发作。因此，纠正不良的姿势及加强颈部练功很重要，临床刘老常用手法及中药辨证治疗该病。

（一）中药疗法

1. 风寒型

【症状】颈背强痛，转动不灵活，恶风寒，无汗，喜温喜按。舌质淡苔薄白，脉浮紧。

【治法】疏风散寒，通络止痛。

【处方】葛根汤加减。

葛根20g，桂枝10g，白芍15g，麻黄10g，秦艽20g，羌活15g，红花15g，甘草10g。水煎服，日1剂。

2. 气血瘀滞型

【症状】颈肩疼痛，痛如锥刺，固定不移，转侧不利。舌质暗或有瘀点，脉沉弦或涩。

【治法】活血通经，理气止痛。

【处方】桃红四物汤加减。

桃仁15g，红花15g，当归20g，川芎10g，白芍15g，赤芍15g，葛根20g，苏木15g，桑枝15g，没药10g，延胡索15g，甘草10g。水煎服，日1剂。

3. 肝肾不足型

【症状】项背酸胀、疼痛，时轻时重。病程较长，反复发作，或伴有头晕、腰酸无力。舌质淡，脉沉细弱。

【治法】补肝肾，壮筋骨，通经络。

【处方】补肾壮筋汤加减。

葛根20g，熟地黄30g，当归20g，杜仲15g，山茱萸20g，续断20g，白芍15g，五加皮20g，狗脊20g，鸡血藤30g，骨碎补30g，丹参20g。水煎服，日1剂。

（二）推拿疗法

1. 理筋手法

患者取坐位，术者立于其背后，在颈背部及肩部行拿捏、弹拨、推、滚、按、揉等手法，仔细寻找压痛点并重点施术。然后在风池、天柱、肺俞、曲垣、肩贞等穴行点压按摩。最后以叩击手法结束。

2. 颈椎旋扳法

与上述手法配合应用，具体操作详见第六章第一节。

（三）牵引疗法

详见第六章第一节。

（四）针灸疗法

1. 体针

体针选取颈椎夹脊穴、大椎穴、中平穴、后溪穴、阿是穴、天柱穴、风池穴、曲池穴等。以上穴位每次选 2～3 个，用毫针刺，可配合电针。

2. 火罐

火罐主要在颈背部痛点处。

五、刘老临证医案

李某，男，39 岁，职员，因颈僵痛，肩背酸、麻、痛 2 周，于 2010 年 9 月 5 日就诊。

【病史】 两周前晨起时感觉颈僵硬，左肩及右背酸痛。有时手麻。

【体格检查】 颈活动受限，呈斜颈姿势，颈椎旁（左）肌肉紧张，胸锁乳突肌压痛（＋）。脉浮紧。

【理化检查】 X 线检查：颈椎生理弯曲消失、变直，余未见明显异常。

【诊断】 颈型颈椎病（风寒型）。

【治法】 疏风散寒，通络止痛。

【处方】 葛根汤加减。

葛根 20g，白芍 20g，羌活 15g，姜黄 15g，红花 15g，桂枝 15g，麻黄 10g，秦艽 10g，甘草 5g。水煎服，日 1 剂，连服 10 剂。

推拿：理筋手法，每日 1 次。

前后 2 周治疗，诸症悉退。

【按语】 颈型颈椎病作为颈椎病的一个分型目前尚有争议。此型虽然不重，但临床较为常见，可能为其他型颈椎病的前期表现。多为风寒湿邪、痹阻经络，营卫气血不畅为患。治宜疏风散寒，通络止痛为原则。方用：葛根汤加减，配合推拿按摩缓解肌肉痉挛即可缓解症状，平时应纠正不良的工作姿势，调整睡枕高度，注意颈部保暖并配合颈部功能锻炼，可减轻该病的发生。

第三节　神经根型颈椎病证治

颈椎间盘退行性改变，刺激或压迫神经根，引起感觉、运动障碍者称为神经根型颈椎病。该病在颈椎病各型中发病率较高，约占 60%，多见于 30 岁以上的中老年人，男多于女。多有颈部扭伤或急性外伤病史。

一、病　因　病　机

（一）肝肾不足

老年患者素体虚弱，或外伤筋骨日久，筋伤内动于肝而耗血，骨伤内动于肾而伤精，气、血、精均不足致筋骨经脉失养。病久则由阴及阳，导致肾阳不足，筋脉失于温煦，此为"不荣则痛"。

（二）气滞血瘀

长期低头伏案或颈椎慢性损伤而致颈部筋络病变，气血凝滞，经络不通，气机受阻，血流不畅。急性损伤时，外伤于颈部，内伤于气血，导致气滞血瘀，此为"不通则痛"。而气血瘀滞，则脉络不通，气血运行不畅，久之则筋骨失养，从而出现"不荣则痛"。

（三）外感风寒湿邪

年老体虚，肝肾不足，气血虚损，腠理不固，则风寒湿邪乘虚而入，邪留经络，络道闭阻，气血运行不畅。《内经》云："风寒湿三气杂至，合而为痹。"

现代医学认为主要是突出的椎间盘、骨赘、变窄的椎间孔（包括组织的肿胀）刺激或压迫颈脊神经根，使之受到牵张及缺血，少数病例进而纤维化。钱新初等认为钩椎关节骨质增生致椎间孔狭窄，并由前向后压迫相应的神经根是该病的主要原因。

二、诊 断 要 点

（1）头、颈、肩、臂、手的麻木与疼痛为该病的主要特点。疼痛可为隐痛、酸痛、剧痛等，当颈部活动或腹部增压时症状加重。其他症状可有手指麻木，肢冷，上肢发沉、无力，持物坠落等症状。

（2）体征：颈部活动明显受限，尤以后伸受限明显，僵硬发板，生理曲度变小或反弓。压痛点可出现在风池穴、肩胛冈上角、棘突、棘突旁、胸大肌区。其中以棘突旁受累神经根所在部位最为明显，且其疼痛向患侧上肢放射。臂丛牵拉试验阳性，椎间孔压缩试验阳性。颈神经根受刺激时其所分布的皮区出现疼痛过敏，当产生压迫时则表现为麻木或感觉消失。临床上一般可根据感觉受累区域来推断神经根受压的节段平面，但有时可产生误差。腱反射改变：以肱二三头肌腱反射为主，支配该肌腱的主要神经受到刺激时腱反射活跃或亢进；反之则腱反射减退或消失。一般来讲颈6神经支配肱二头肌腱，颈7神经支配肱三头肌腱。肌力改变：神经长期受压后，轻者其所支配的肌肉力量减弱，重者肌肉明显萎缩。

三、鉴 别 诊 断

神经根型颈椎病应与冠心病、肩周炎、颈肋与前斜角肌综合征、风湿病、锁骨上肿物进行性肌萎缩等疾病鉴别。

四、治 疗 方 法

（一）中药疗法

1. 风寒湿型

【症状】颈、肩、臂或胸背疼痛，颈部活动受限，恶风寒，全身发紧，或上肢沉重。口不渴，舌淡，苔白，脉沉紧。

【治法】祛风散寒除湿，蠲痹通络止痛。

【处方】羌活防风汤。

葛根10g，羌活15g，姜黄20g，当归15g，防风15g，熟附子10g，白芍10g，桑枝15g，茯苓15g，黄芪20g，蜈蚣2条、甘草10g，桂枝10g，威灵仙15g。水煎服，日1剂。

2. 气滞血瘀型

【症状】头颈、肩背及上肢疼痛、麻木，其痛多为针刺样或抽痛，痛有定处，夜间加重，甚或不能入睡，或有大小鱼际肌萎缩。兼有皮肤干燥不泽，心烦痞闷，或面色不华，倦怠少气。舌质紫暗或有瘀斑，脉弦细或细涩。

【治法】活血祛瘀，行气通络。

【处方】身痛逐瘀汤加减。

五灵脂 10g，秦艽 15g，川芎 15g，红花 15g，葛根 20g，桃仁 10g，没药 10g，当归 10g，延胡索 15g，香附 15g，全虫 5g，甲珠 10g。水煎服，日 1 剂。

气虚血瘀者，方用补阳还五汤加鸡血藤 30g，葛根 15g。

3. 肝肾亏虚型

【症状】颈项强痛，掣引肢臂，麻木痛著，可向头部、耳后、胸背及肩、手放射，头颈转动不利，或因活动而加重，或伴头目昏花、倦怠脉沉细，舌质暗。

【治法】温补肝肾，宣痹缓急。

【处方】二仙汤合芍药甘草汤加减。

淫羊藿 15g，枸杞子 20g，仙茅 10g，木瓜 20g，鸡血藤 30g，骨碎补 20g，白芍 30g，甘草 10g，莱菔子 10g，葛根 20g，熟地黄 20g，狗脊 15g。水煎服，日 1 剂。

4. 虚寒型

【症状】颈部冷痛，上肢麻木、疼痛，以麻木为主，怕冷，四肢不温、疲乏无力，伴头晕，舌体胖大，苔薄白，脉沉细弱。

【治法】温阳散寒，益气通络。

【处方】黄芪桂枝五物汤加味。

熟附子 10g，黄芪 30g，葛根 15g，桂枝 12g，鸡血藤 20g，白芍 20g，干姜 10g，延胡索 15g，党参 20g，天麻 10g，当归 15g，甘草 10g。水煎服，日 1 剂。

（二）推拿疗法

刘老认为推拿是治疗该病有效方法之一，各地报道具体推拿手法不一，但总有效率大多在90%以上。有人对神经根型颈椎病患者推拿治疗前后的甲皱微循环变化进行了观察，发现治疗后患肢甲皱微循环改善，清晰度增加，单位面积内管襻数量增多，排列较疗前整齐，流速加快，与临床症状的改善呈正相关。提示甲皱微循环可作为该病疗效判定的指标之一。

1. 点穴按摩

常用穴位：肩髃、肩髎、曲池、手三里、合谷、少海、神门、中府、肩井、天宗、缺盆及阿是穴等。

2. 颈椎旋扳法

见第六章第一节。

（三）牵引疗法

见第六章第一节。

（四）针灸疗法

1. 巨刺法

（1）取穴：中平穴位于足三里下 1.0 寸，偏于腓侧。根据中医巨刺法"左病右取，右病左取，上病下治，下病上治"的理论取穴。

（2）操作：用 3 寸 28 号毫针行直刺法，留针 30 分钟，5 ~ 10 分钟行针 1 次，10 次为一个疗程。

2. 手穴单针法

（1）取穴：①示指掌指关节桡侧赤白肉际处；②手背示指与中指之间掌指关节处、左病右取，右病左取。

（2）操作：与皮肤呈 45°进针，深达肌层或对侧筋膜，捻转数次后定向转动，施用提插、捻转及雀啄法，强刺激不留针，数分钟内出针。

3. 激光针刺法

取颈 4 ~ 7 夹脊穴，每次一穴。用 JG-10 激光针灸仪，激光波长 6328A，光纤输出大于 2ml。留针 15 分钟，日 1 次，6 次为一个疗程。

激光针不仅有针刺之效，还有热效应及微灸作用。激光本身有消炎、止痛及镇静作用，并可调节机体免疫功能。

4. 穴位注射法

（1）取穴：颈夹脊、风池、大椎、天宗、曲池、臂臑、内关、阿是穴。每次选用 1 ~ 2 穴。

（2）药液：当归注射液或麝香注射液。

（3）操作：针刺得气后将药液缓缓注入，每穴注射 1.5 ~ 2ml，每周 3 次，6 次为一个疗程。

5. 耳穴压豆法

"耳者，宗脉之所聚也"。耳穴疗法有悠久的历史，可用于多种疾病的治疗，对该病的治疗也有较好疗效。临床研究发现，用该法治疗根型颈椎病，治疗后血浆中 5-羟色胺含量升高，去甲肾上腺素、多巴胺含量明显降低，并且这种升降幅度越显著疗效越好。

（1）双耳取穴：颈椎区、肝、肾、神门。

（2）操作：耳郭常规消毒，橡皮膏剪成 6cm×6cm 大小的方块形，将王不留行籽 3 ~ 4 粒贴压固定于穴位上，用拇指、示二指分别相对捏、揉压之，患者自觉耳压部有疼痛，至整个耳郭潮红发热为度。

（五）小针刀疗法

取穴：肩井、大椎、大杼、天宗、肩髃、曲池、阿是穴，每次 2 ~ 3 个穴。

五、刘老临证医案

病案 1

贾某，女，31 岁。因颈肩臂痛，伴手麻木 3 个月余于 2009 年 3 月 5 日就诊。

【病史】无明显诱因，起初颈僵、肩痛，继之臂痛，手麻，右侧为著，每遇天气寒冷或阴雨天则症状加重，曾在某医院牵引、按摩、服药（具体不详）等不效。

【体格检查】颈活动不受限，颈胸段轻度压痛，压头试验（+），右侧臂丛神经牵拉试验（+），脉沉细无力，舌苔薄白。

【理化检查】CT 检查：颈 4～5、颈 5～6 关节增生，椎间盘突出。

【诊断】颈椎病（神经根型，虚寒型，寒湿阻络）。

【治法】温阳散寒，益气通络。

【处方】颈肩臂痛饮（自拟），配合理筋手法。

黄芪 25g，当归 15g，川芎 15g，白芍 20g，桂枝 15g，姜黄 15g，葛根 20g，鸡血藤 25g，天麻 15g，香附 15g，甘草 10g，鲜姜 3 片，大枣 5 枚。6 剂，水煎服。

二诊 颈僵痛消失，肩臂酸痛减轻，唯手麻不减，按原方加桑枝 20g、茯苓 20g，服 10 剂；配壮骨伸筋胶囊每次 6 粒，每日 3 次；手法按摩每周 3 次。前后历 45 日治疗，临床症状基本消失。

【按语】该病例系一长期低头伏案的工作者，察其体质羸瘦，面无华容，脉象沉迟而涩，一派正虚邪实之象。系素体虚弱，肝肾不足，气血亏损，腠理不固，寒湿之邪乘虚而入，邪留经络，络道受阻，气血运行不畅所致。故其治以温阳散寒、益气通络为法。自拟"颈肩臂痛饮"方，药用黄芪、当归、鸡血藤以补气和血活血，尤其重用黄芪之气分要药。盖气为血帅，以其先行为动力，配川芎、赤芍、姜黄活血化瘀通络之力益著。合附子、羌活、防风、桂枝之温经散寒，葛根虽凉，与羌活、防风、桂枝同用，其升阳解肌、止痉住痛、理项背强痛之功甚笃用橘皮理气调中，甘草以缓急、解痛。以上诸药配伍，共奏温阳散寒、益气通络、理气和中、解痉止痛之功效。

颈肩臂痛饮是治疗神经根型颈椎病的主方。若兼气滞血瘀或湿痰郁结者，可酌加活血化瘀药，如丹参、泽兰；痰郁加半夏、胆南星、白芥子等；若肝肾不足者，可酌加淫羊藿、巴戟天、肉苁蓉等。化热减附子，阴虚加山茱萸。

病案 2

陈某，男，57 岁。2011 年 5 月 13 日就诊。

【主诉】因颈痛、右手指麻木 6 个月。

【病史】6 个月前因长期劳累出现颈部疼痛，并逐渐出现右手指麻木，寐差，曾口服中成药、针灸等治疗，症状略缓解。

【体格检查】颈部肌肉紧张，颈部活动度不受限，颈 4～7 棘突旁压痛（+），压顶试验（+），右臂丛牵拉试验（+），右侧肱二头肌、肱三头肌腱反射略减弱，霍夫曼征（-）。脉象沉迟而涩，舌淡苔薄白。

【理化检查】X 线检查（2011 年 5 月 13 日）：颈椎曲度变小；自带 X 片双侧位片示：颈 4～5、颈 5～6、颈 6～7 钩椎关节增生改变。

【诊断】颈椎病（神经根型）。

【治法】益气活血，温阳散寒通络。

【处方】中药汤剂：黄芪 25g，当归 15g，葛根 20g，桂枝 15g，姜黄 15g，丹参 15g，天麻 15g，赤芍 15g，延胡索 15g，香附 15g，泽泻 15g，甘草 10g，蜈蚣 2 条，菊花 20g，蔓荆子 15g，白蒺藜 20g，全蝎 5g，夜交藤 50g，炒枣仁 20g（加鲜姜、大枣）。5 剂，水煎服，日服 1 剂。

中成药：颈肩臂痛胶囊 3 瓶，6 粒每次，日 3 次口服。

二诊 2011 年 5 月 20 日。

患者自述服药后，颈部疼痛减轻，手指麻木缓解，服药后（成药），偶有胸闷，腹胀不适，脉沉弦细，舌苔厚白。

【处方】上方去白蒺藜、炒枣仁，加山茱萸 20g、厚朴 10g、莱菔子 10g。5 剂，水煎服，日服 1 剂。颈痛胶丸 3 瓶，服 6 粒，每日 3 次。

三诊 2011 年 5 月 27 日。

患者自觉颈部稍痛，手指略感麻木，胸闷减，偶尔心慌，胃部难受。脉沉涩无力，舌苔薄白。初诊处方加山茱萸 20g，乌梢蛇 15g，鸡矢藤 15g。7 剂，水煎服，日服 1 剂。

四诊 2011 年 6 月 3 日。

症状减轻，颈僵但不痛，手不麻。服药后有时心慌，胃好，胸不闷。脉沉缓弱，舌苔厚白。用药黄芪 20g，当归 15g，川芎 15g，菊花 20g，蔓荆子 15g，白芍 20g，桂枝 15g，天麻 15g，白芷 10g，钩藤 20g，半夏 15g，白芥子 15g，丹参 20g，全蝎 5g，甘草 10g（加姜、枣）。7 剂，水煎服，日服 1 剂。

【治疗效果】随诊症状基本消失。

病案 3

代某，女，19 岁。2011 年 6 月 27 日就诊。

【主诉】颈部疼痛 3 年。

【病史】3 年前因长期低头学习，出现颈部疼痛，僵硬，未予治疗，故来就诊。

【体格检查】颈部活动不受限，颈 3 ~ 7 棘突两旁压痛（+），压头试验（+），双侧臂丛牵拉试验弱阳性，霍夫曼征（−）。脉沉弦细，舌苔薄白。

【理化检查】颈椎 X 线片（2011 年 6 月 27 日）正位片示：颈椎寰枢椎间隙不对称，右侧增宽；侧位片示：颈椎曲度变直；斜位片示颈 3 ~ 4、颈 4 ~ 5、颈 5 ~ 6 钩椎关节增生，相应椎间孔变窄。

【诊断】颈椎病（神经根型），寰枢椎半脱位。

【治法】舒颈化瘀，祛痛，配合枕颌带牵引。

【处方】中药汤剂：黄芪 25g，当归 15g，葛根 20g，桂枝 15g，姜黄 15g，丹参 15g，天麻 15g，赤芍 15g，延胡索 15g，香附 15g，泽泻 15g，甘草 10g，蜈蚣 2 条、白蒺藜 20g，乌梢蛇 15g，山茱萸 15g，补骨脂 20g，全蝎 5g，鸡矢藤 15g。5 剂，水煎服，日服 1 剂。

中成药：颈痛胶囊 3 瓶，每次 6 粒，每日 3 次口服。

二诊 2012 年 7 月 1 日。

服药后，患者自述颈痛减轻，脉沉弦细，舌苔薄白。治按前方加僵蚕 15g。5 剂，水煎服，日服 1 剂。颈痛胶囊 2 瓶，每次 6 粒，每日 3 次口服。

三诊 2012 年 7 月 6 日。

颈部略僵，基本不痛，脉沉弦细，舌苔薄白。二诊上方加仙鹤草 20g。后服颈痛胶囊 1 周，以巩固疗效。

四诊 2012 年 7 月 11 日。

服药 5 日后，患者自述，晨僵仍存在，活动后就好了。脉沉弦，舌苔微黄黏腻。初诊方加炒白术 29g，补骨脂 20g。5 剂，水煎服，日服 1 剂。颈痛胶囊 5 瓶，每次 6 粒，每日 3 次口服。

五诊 2012 年 7 月 15 日。

颈活动仍痛，无其他症状。检查颈胸段压痛，颈活动不受限。脉沉弦细，舌苔薄白。初诊方加白术 30g。5 剂，水煎服，日服 1 剂。颈痛胶囊 4 瓶，每次 6 粒，每日 3 次口服。

【治疗效果】2 周后随诊患者颈部疼痛症状基本消失，无晨僵感。

病案 4

高某，女，65 岁。2012 年 2 月 22 日就诊。

【主诉】颈部疼痛，肩臂痛 10 年。

【病史】10 年前出现颈部疼痛、僵硬，双肩部酸痛，双手麻木，头晕，恶心，吞咽困难，曾在社区卫生服务站按摩，但症状未减轻，伴有嘴唇麻木，耳鸣。

【体格检查】颈部活动无明显受限，颈 4 ~ 7 棘突旁压痛，压头试验（+），双侧臂丛牵拉试验（+），双侧霍夫曼征（+）。脉象弦滑，舌红、苔薄白根腻。

【理化检查】X 线检查：颈椎侧位片示：颈椎变直，颈 5 ~ 6 椎体不稳，项韧带钙化；斜位片示：颈 3 ~ 4、颈 4 ~ 5、颈 5 ~ 6、颈 6 ~ 7 钩椎关节增生改变，颈 4-5、颈 5 ~ 6、颈 6 ~ 7 相应椎间孔变窄。

【诊断】颈椎病（神经根型）。

【治则治法】温经舒颈，祛风止痉。

【处方】黄芪 25g，当归 15g，葛根 20g，桂枝 15g，姜黄 15g，丹参 15g，天麻 15g，赤芍 15g，延胡索 15g，香附 15g，泽泻 15g，甘草 10g，蜈蚣 2 条、白蒺藜 15g，胆南星 10g，菊花 15g，蔓荆子 15g，白芷 10g，川羌活 10g，防风 6g，石决明 30g，白芥子 10g，加姜三片、枣五枚。日 1 剂，嘱服 1 周。

中成药：颈痛胶囊 3 瓶，6 粒每次，日 3 次口服。

二诊 2012 年 2 月 29 日。

服药 1 周后，颈部疼痛、僵硬减轻，双肩部酸痛，双手麻木缓解，头晕减，已不恶心，嘴唇麻木，耳鸣仍然。治按前方减白芥子，加全蝎 6g。嘱继服 2 周。颈痛胶囊 3 瓶，6 粒每次，日 3 次口服。

三诊 2012 年 3 月 14 日。

服药 2 周后，颈部略有痛干，无僵硬感，双肩部无明显酸痛，双手麻木减轻，略感头晕，无嘴唇麻木感，略感耳鸣。初诊方调剂，减去菊花、蔓荆子；加乌梢蛇 20g、天麻 10g、鸡血藤 15g，白附子 10g（先煎 30 分钟），连服 2 周。

【治疗效果】2 周后诸症悉退。后服颈痛胶丸 2 周，以巩固疗效。

病案 5

侯某，男，67 岁。2011 年 11 月 23 日就诊。

【主诉】颈痛，左肩臂痛 2 个月。

【病史】2 个月前劳累后出现因颈痛，左肩臂痛，偶有头晕，曾在吉林大学第一医院就诊，未予治疗，颈部活动不利。脉弦滑，舌苔厚白。

【体格检查】颈 4 ~ 7 棘突及棘旁触压痛阳性；颈部活动受限：前屈 40°，后伸 30°，左右侧屈各 30°，左右旋转 30°；双上肢肌张力略增高，左前臂、左手尺侧皮肤触、痛觉迟钝，颈椎间孔挤压试验（+），左侧臂丛神经牵拉试验（+），双侧霍夫曼征（+）。

【理化检查】自带 CT 片提示：颈 3 ~ 4、颈 4 ~ 5、颈 5 ~ 6、颈 6 ~ 7 椎间盘突出。

【诊断】颈椎间盘突出症（神经根型）。

【治则治法】滋补肝肾，清眩舒颈。

【处方】黄芪 25g，当归 15g，葛根 20g，桂枝 15g，姜黄 15g，丹参 15g，天麻 15g，赤芍 15g，延胡索 15g，香附 15g，泽泻 15g，甘草 10g，蜈蚣 2 条、白蒺藜 20g，乌梢蛇 20g，鸡矢藤 15g，山茱萸 20g，蔓荆子 15g，白术 20g，全蝎 6g，生附子 6g（先煎 30 分钟）。8 剂，日口服 1 剂。

中成药：颈痛胶囊，每次 6 粒，日 3 次口服。

二诊 2011 年 12 月 2 日。

患者自述：服药期间，颈痛减轻，左肩臂疼痛缓解，无明显头晕，脉沉弦细，舌苔薄白黏腻。治按前方加姜枣。嘱继服 7 剂，日 1 剂。颈痛胶囊，每次 6 粒，日 3 次口服。

三诊 2011 年 12 月 9 日。

患者自述颈部稍痛，左肩臂痛减轻，脉弦滑，舌苔厚白。治按前方减决明子 10g，桑枝 15g。5 剂，日一次口服。颈痛胶囊，每次 6 粒，日 3 次口服。

四诊 2011 年 12 月 14 日。

患者自述颈部无痛感，左肩臂酸，脉沉弦滑，舌苔薄白。续前方去鸡矢藤、决明子、桑枝、白术，加白芥子 10g、菊花 20g、牡丹皮 10g。7 剂，日一次口服。

治疗效果：2 周后随诊，症状基本消失，嘱患者适当进行颈背肌功能锻炼。

病案 6

侯某，女，47 岁。2012 年 5 月 7 日就诊。

【主诉】颈项部疼痛 10 余年，近 2 个月加重。

【病史】十年前颈部扭伤后，颈项部疼痛反复发作，伴双手麻木，以右手为甚，近两个月症状加重。故来我院就诊，现症：颈项部疼痛，双手麻木刺痛，以夜间为甚，烦躁便结。

【体格检查】颈 4～7 棘突及棘旁触压痛（+）；颈部活动受限：前屈 40°，后伸 30°，左右侧屈各 30°，左右旋转 30°；颈椎间孔挤压试验（+），左侧臂丛神经牵拉试验（+），双上肢肱二肌腱、肱三头肌腱及桡骨膜反射活跃，双侧霍夫曼征（+）。舌质偏暗，脉弦。

【理化检查】颈椎 MRI 检查提示：颈 4～5、颈 5～6 椎间盘突出，X 线片提示：颈椎曲度反张，颈 4～7 椎体前后缘唇样骨质增生，颈 4～5 向后成角，椎间隙变窄，颈 4～5、颈 5～6 椎间孔变窄。

【诊断】颈椎病（神经根型）。

【治则治法】活血化瘀，行气止痛。

【处方】黄芪 25g，当归 15g，葛根 20g，桂枝 15g，姜黄 15g，丹参 15g，天麻 15g，赤芍 15g，延胡索 15g，香附 15g，泽泻 15g，甘草 10g，蜈蚣 2 条、桃仁 10g，红花 10g，川芎 10g，威灵仙 10g，枳实 10g，五灵脂 10g，木瓜 10g，桑枝 10g，甘草 6g。14 剂，水煎服，日服 1 剂。

中成药：颈痛胶囊 3 瓶，每次 6 粒，日 3 次口服。

二诊 2012 年 5 月 21 日。

患者自述症状缓解，查舌质偏暗，脉弦。辨证：患者气血得行，但仍有瘀血未尽。故加活血化瘀，以瘀血消散之鹿衔草 10g、骨碎补 10g，继续治疗 2 周。

【治疗效果】患者自述症状基本消失，嘱其进行颈部肌肉功能锻炼。追诊 3 个月，未见复发。

病案 7

李某，男，80 岁。2012 年 4 月 9 日就诊。

【主诉】颈肩痛 6 日。

【病史】6 日前因劳累过度后出现颈部疼痛、左肩背部疼痛，在某院就诊，行按摩，自服止痛药治疗，症状略缓解。

【体格检查】颈部生理曲度变直，无侧弯畸形，颈 4～7 棘突及棘旁触压痛阳性，颈部活动受限：前屈 40°，后伸 30°，左右侧屈各 30°，左右旋转 30°；颈椎间孔挤压试验（+），左侧臂丛神经牵拉试验（+），双上肢肌张力略增高，肌力 V 级，双上肢肱二肌腱、肱三头肌腱及桡骨膜反射活跃，双下肢肌力、肌张力正常，左前臂、左手尺侧皮肤触、痛觉迟钝，双侧霍夫曼征（+）。脉沉缓，舌苔薄白。

【理化检查】MRI 提示：颈 3~4、颈 4~5、颈 5~6、颈 6~7 椎间盘突出

【诊断】颈椎病（神经根型）。

【治则治法】通络舒颈。

【处方】黄芪 30g，桂枝 15g，白芍 30g，山茱萸 30g，姜黄 15g，葛根 20g，延胡索 20g，没药 15g，川芎 15g，白芷 10g，天麻 15g，钩藤 15g，蔓荆子 15g，决明子 10g，炙甘草 10g，鲜姜 3 片，大枣 5 枚。5 剂，水煎服，日服 1 剂。

中成药：颈痛胶囊，每次 6 粒，日 3 次口服。

二诊　2012 年 4 月 13 日。

患者自述：服药 2 剂，颈部疼痛、左肩背部疼痛减轻。脉沉缓而细，舌假苔。治按前方加白术 30g、山茱萸 10g、菊花 20g，加姜。5 剂，水煎服，日服 1 剂。颈痛胶囊 6 粒，日 3 次口服。

三诊　2012 年 4 月 20 日。

患者自述：服药后，颈部稍痛，左肩背部疼痛减轻，脉沉弦滑，舌苔淡暗。初诊方加山茱萸 10g、白术 30g、山药 20g、菊花 20g、佛手 15g、加姜枣，减决明子，7 剂，水煎服，日服 1 剂。颈痛胶囊，每次 6 粒，日 3 次口服。

四诊　2012 年 5 月 4 日。

患者自述：颈痛明显好转脉，能自主活动，手不麻木，走路时下肢不稳，弦紧，舌苔一般。首方加山茱萸 10g、白术 30g、淮山药 20g、黄芪 20g、佛手 15g、砂仁 10g，另加姜枣，减白芷、决明子。7 剂，水煎服。颈痛胶丸 6 粒，日 3 次口服。

五诊　2012 年 5 月 18 日。

患者自述：颈肩略有痛感，下肢行走有力。脉沉弦紧，舌苔白厚腻。调整方药：黄芪 50g、桂枝 15g、白芍 30g、山茱萸 20g、葛根 20g、姜黄 15g、天麻 25g、钩藤 15g、白术 30g、山药 20g、莱菔子 15g、厚朴 6g、佛手 10g、丹参 15g、蜈蚣 2 条、炙甘草 10g，加姜枣。12 剂，水煎服，日服 1 剂。

【治疗效果】两周后，患者颈肩偶有痛感，嘱患者注意休息，适当进行颈部屈伸功能锻炼。

病案 8

刘某，男，34 岁。2012 年 1 月 11 日就诊。

【主诉】颈肩痛，手麻 3 个月。

【病史】3 个月前因劳累后出现颈部疼痛，右肩部疼痛，双手麻木，未予治疗，休息后无缓解。

【体格检查】颈 4~7 棘突及棘旁触压痛（+），颈椎间孔挤压试验（+），右侧臂丛神经牵拉试验（+），右肱二肌腱、肱三头肌腱及桡骨膜反射活跃，右前臂尺侧皮肤触、痛觉迟钝，右侧霍夫曼征（+）。双下肢肌力、肌张力正常。脉沉弦紧，舌苔薄白。

【理化检查】X 线检查：颈椎变直，项韧带钙化；斜位片示：颈 3~4、颈 4~5、颈 5~6 钩椎关节增生，相应椎间孔变窄。

【诊断】颈椎病（神经根型）。

【治则治法】通督舒颈。

【处方】中药汤剂：颈痛 1 号加白蒺藜 20g、乌梢蛇 20g、鸡矢藤 15g、山茱萸 20g、补骨脂 20g、炙附子 10g（先煎 30 分钟）、白术 30g、桑枝 15g，加姜枣。5 剂，水煎服，日服 1 剂。

中成药：壮骨伸筋胶囊 4 盒，6 粒每次，日 3 次口服。

二诊 2012年1月20日。

患者自述：颈部、右肩部疼痛减轻，双手麻木缓解。脉沉弦细，舌苔薄白。前方山茱萸加10g，炙附子加5g，桑枝加5g，加全蝎6g（加姜枣）。5剂，水煎服，日服1剂。

三诊 2012年1月30日。

患者自述：服药1周，颈肩已不痛，偶有右肩酸软不适，偶尔手麻。脉沉弦细，舌苔薄白。调整处方：颈痛1号加白蒺藜20g、乌梢蛇20g、山茱萸20g、补骨脂20g、炙附子10g（先煎30分钟）、白术30g、桑枝15g、薏苡仁（包煎）、全蝎6g，加姜枣。5剂，水煎服，日服1剂。

【治疗效果】患者症状基本消失，嘱患者适当进行颈部功能锻炼。

病案9

孟某，女，25岁。2011年9月5日就诊。

【主诉】颈部疼痛、左上肢麻痛3个月，近1周加重。

【病史】3个月前无明显诱因，起初颈部僵硬、酸痛，继之左上肢麻木、疼痛，每遇阴雨天则症状加重。曾经某医院牵引、按摩治疗，略有缓解。1周前症状加重，故今来我院诊治。现症：颈部疼痛，左上肢麻痛，纳可，寐差，二便调。

【体格检查】颈僵，颈4~6棘突及棘旁压痛，压头试验（+），臂丛神经牵拉试验（+）。脉沉迟而涩，舌淡苔薄白。

【理化检查】X线片显示：颈椎生理曲度消失变直，斜位片示：颈4~5、颈5~6钩椎关节增生改变。

【诊断】颈椎病（神经根型）。

【治则治法】温经散寒，补气通络。

【处方】黄芪30g，当归15g，川芎15g，鸡血藤20g，赤芍15g，羌活15g，桂枝15g，姜黄15g，防风10g，葛根10g，陈皮10g，炙甘草5g，炙附片7.5g（先煎30分钟）。7剂，水煎服，日1剂。

配合枕颌牵引，每次15分钟，日1次。

二诊 2012年9月12日。

患者自述：颈僵痛缓解，左下肢麻痛减轻。脉象沉迟，舌淡苔薄白。继用前方，10剂，水煎服，日一剂。继用颈椎机械牵引一周，嘱患者适当进行颈部肌肉功能锻炼。

【治疗效果】颈部无明显疼痛，左上肢稍有麻痛，嘱患者继续进行颈部肌肉功能锻炼。随诊1个月，症状基本消失，可以正常工作。

病案10

牟某，男，37岁。2011年6月3日就诊。

【主诉】颈肩痛，双手麻木4年，加重15日。

【病史】4年前因过度活动出现颈部疼痛，双肩酸痛，逐渐出现双肩疼痛，双手麻木，偶有头痛、恶心，曾在吉林市医院就诊，经治疗（具体不详）后，症状改善，15日前上述症状加重，故来就诊。

【体格检查】颈4~7棘突旁触压痛阳性，颈部活动受限：前屈45°，后伸30°，左右侧屈各30°，左右旋转30°；双上肢肌力Ⅴ级，双上肢肱二三头肌腱及桡骨膜反射活跃，颈椎间孔挤压试验（+），双侧臂丛神经牵拉试验（+），右前臂桡侧皮肤触痛觉迟钝，双侧霍夫曼征（+）。脉沉弦，舌苔薄白。

【理化检查】MRI重扫提示：颈3~4、颈4~5、颈5~6椎间盘突出。

【诊断】 颈椎病（神经根型）。

【治则治法】 解痉祛痛舒颈。

【处方】 中药汤剂：颈痛1号加白蒺藜20g、土鳖虫10g、全蝎5g、山茱萸20g、桑枝20g、鸡矢藤15g、白芷10g、蔓荆子15g，加姜枣。5剂，水煎服，日服1剂。

中成药：颈痛胶丸，每次6粒，每日3次口服。

二诊 2011年6月10日。

患者自述：颈部疼痛减轻，双肩稍痛，双手麻木缓解，无头痛、恶心。脉沉缓无力，舌苔白腻。处方：颈痛1号加白蒺藜20g、乌梢蛇20g、炙附子10g（先煎30分钟）、全蝎5g、山茱萸20g、鸡矢藤15g，加姜枣。5剂，水煎服，日服1剂。

中成药：颈肩臂痛胶囊，每次6粒，每日3次口服。

三诊 2012年6月24日。

患者自述：颈部稍痛，双肩偶有痛感，双手麻木明显减轻。脉沉缓，舌苔微白腻。颈痛1号加白蒺藜20g、乌梢蛇20g、鸡矢藤15g、炙附子10g（先煎30分钟）、天竺黄10g、炒白术20g、山茱萸20g，加姜枣。5剂，水煎服，日服1剂。

中成药：颈肩臂痛胶囊6粒，日3次口服。

四诊 2012年7月2日。

患者自述：颈部略有痛感，双肩部酸软不适，双手略有麻木感。脉沉缓，舌苔白。处方：颈痛1号加白蒺藜20g、乌梢蛇20g、鸡矢藤15g、炙附子10g（先煎30分钟）、全蝎6g、生白术20g、山茱萸20g（加姜枣）。5剂，水煎服，日服1剂。

中成药：颈肩臂痛胶囊6粒，日3次口服。

【治疗效果】 患者症状疼痛症状基本消失，偶有颈部酸胀不适感，嘱患者加强颈部肌肉功能锻炼。

病案11

牛某，女，56岁。2011年4月11日就诊。

【主诉】 颈痛、左肩部疼痛4个月。

【病史】 4个月前因劳累导致颈痛，左肩部疼痛，左手麻木，症状逐渐加重，自服药物治疗（具体不详），症状未缓解。

【体格检查】 颈部肌肉痉挛，颈4～7棘突旁触压痛（+），颈部活动度：前屈40°，后伸30°，左右侧屈各20°，左右旋转25°；双上肢肌力V级，左上肢肱二三头肌腱反射略减弱，左前臂、左手尺侧皮肤触痛觉迟钝，颈椎间孔挤压试验（+），左侧臂丛神经牵拉试验（+），双侧霍夫曼征（+）。脉沉缓无力，舌苔薄白。

【理化检查】 自带MRI提示：颈3～4、颈4～5、颈5～6椎间盘突出。

【诊断】 颈椎病（神经根型）。

【治则治法】 活血化瘀，疏肝理气，清眩镇痛。

【处方】 颈痛1号加白蒺藜20g、乌梢蛇15g、菊花20g、山茱萸20g、蔓荆子15g、鸡矢藤15g、全蝎5g，加姜枣。5剂，水煎服，日服2次。

中成药：壮骨伸筋胶囊6粒，日3次口服。

二诊 2011年4月18日。

患者自述：服药1周，症状未减，并未加重，脉沉缓，舌苔薄白。颈痛1号加白蒺藜20g、乌梢蛇20g、山茱萸20g、鸡矢藤15g、桑枝15g、炒白术20g、白芥子10g，加姜枣。7剂，水煎服，日服2次。

三诊 2012 年 5 月 4 日。

患者自述：服药后，颈部略感疼痛，左肩部酸胀，左手无麻木感。脉沉缓，舌苔薄白。颈痛 1 号加白蒺藜 20g、乌梢蛇 20g、山茱萸 20g、鸡矢藤 15g、桑枝 15g、炒白术 20g、夜交藤 30g、女贞子 15g、改黄芪为 35g，加姜枣。14 剂水煎服，日服 2 次。

【治疗效果】患者症状基本消失。

病案 12

欧某，男，37 岁。2012 年 4 月 13 日就诊。

【主诉】颈痛 3 个月。

【病史】3 个月前因晨起突然感到颈部疼痛，颈部活动不利，曾在我院经手法治疗后，症状缓解，但时轻时重。

【体格检查】颈部生理曲度变直，颈 4 ~7 棘突及棘旁触压痛（+），颈部活动受限：前屈 40°，后伸 30°，左右侧屈各 30°，左右旋转 30°，双上肢肌张力略增高，肌力 Ⅴ级，双上肢肱二头肌、肱三头肌腱及桡骨膜反射活跃，右前臂尺侧皮肤触、痛觉迟钝，颈椎间孔挤压试验（+），左侧臂丛神经牵拉试验（+），双侧霍夫曼征（+）。脉沉弦细，舌苔白厚腻。

【理化检查】自带 X 线片（2012 年 4 月 13 日）：颈椎变直，项韧带钙化，双斜位 X 线片提示：颈 3 ~4、颈 4 ~5、颈 5 ~6 钩椎关节增生，颈 3 ~4、颈 4 ~5 椎间孔变窄。颈椎 MRI（2012 年 4 月 13 日）提示：颈 3 ~4、颈 4 ~5、颈 5 ~6、颈 6 ~7 椎间盘突出。

【诊断】颈椎病（神经根型）。

【治则治法】通督舒颈。

【处方】颈痛 1 号加白蒺藜 20g、乌梢蛇 20g、鸡矢藤 15g、补骨脂 20g、山茱萸 20g、炙附子 10g（先煎 30 分钟）、生白术 30g、刘寄奴 15g，加姜枣，5 剂，水煎服，口服日 1 剂，

外用中药：熏洗 Ⅱ号日 1 次外用。

二诊 2012 年 4 月 18 日。

患者自述：颈部疼痛减轻，活动进步。脉沉弦细，舌苔厚白，调整中药颈痛 1 号加白蒺藜 20g、乌梢蛇 20g、鸡矢藤 15g、补骨脂 20g、山茱萸 20g、炙附子 10g（先煎 30 分钟）、生白术 30g、刘寄奴 15g、全蝎 5g，加姜枣，5 剂，水煎服，口服日 1 剂。

外用中药：熏洗 Ⅱ号日 1 次外用。

三诊 2012 年 4 月 23 日。

患者自述：颈部旋转时欠灵活，有牵拉感，睡眠欠佳，腹胀、反胃。脉象弦细，舌苔白腻。治疗：颈痛 1 号加白蒺藜 20g、乌梢蛇 20g、鸡血藤 15g、补骨脂 20g、山茱萸 20g、香橼 10g、炙附子 10g（先煎 30 分钟）、生白术 30、肉桂 10g、佛手 15g。5 付水煎服，口服日 1 剂。

外用中药：熏洗 Ⅱ号日 1 次外用。

四诊 2012 年 5 月 5 日。

患者自述：颈部仍有不适感，左侧胸锁乳突肌压痛（+），活动不受限。脉沉弦紧，舌苔（黑苔）。黄芪 30g、当归 20g、白芍 30g、川芎 15g、桂枝 20g、桑枝 20g、天麻 15g、炙附子 10g（先煎 30 分钟）、甲珠 10g、葛根 30g、姜黄 20g、石见穿 15g、山茱萸 20g、白芥子 15g、补骨脂 20g、炙甘草 10g、白术 30g，加姜枣。

中成药：壮骨伸筋胶囊 6 粒，日 3 次口服。

【治疗效果】症状基本消失。

病案 13

庞某，男，49 岁。2011 年 9 月 7 日就诊。

【主诉】颈痛、双肩痛3年，加重20日。

【病史】3年前因劳累后出现颈部疼痛、双肩部疼痛，双手指麻木，20日前上述症状加重，曾在个体医院经针灸治疗后，症状无改善。

【体格检查】颈部生理曲度变直，颈4～7棘突旁压痛阳性，颈部活动：前屈35°，后伸30°，左右侧屈各30°，左右旋转30°，双上肢肌力Ⅴ级，颈椎间孔挤压试验（+），双侧臂丛神经牵拉试验（+），双侧霍夫曼征（+）。脉象沉弦细，舌红、苔薄白。

【理化检查】自带CT提示：颈3～4、颈4～5、颈5～6椎间盘突出。

【诊断】颈椎病（神经根型）。

【治则治法】解痉祛痛舒颈。

【处方】中药汤剂：颈通1号加白蒺藜20g、乌梢蛇20g、鸡矢藤20g、山茱萸20g、补骨脂20g、全蝎6g，加鲜姜、大枣。7剂，水煎服，日服1剂。

中成药：壮骨伸筋胶囊6粒，日3次口服。

二诊　2011年9月14日。

患者自述：服药后，颈痛略轻，双肩部疼痛未减轻，双手已不麻木，偶有右耳鸣，脉沉弦细，舌苔薄白。治按前方山茱萸加10g，补骨脂加10g，加炒白术30g、防风10g。7剂，水煎服，日1剂。

中成药：壮骨伸筋胶囊6粒，日3次口服。

三诊　2011年9月21日。

患者自述：服药后症状明显好转，颈部胀痛，双手不麻，耳不鸣，偶有右肩不适感，脉沉弦细，舌苔薄白。治疗按前方乌梢蛇加10g，山茱萸加10g，补骨脂加10g，加炒白术30g、防风10g、炙附子6g（先煎30分钟）。7剂，水煎服，日1剂。

四诊　2011年9月28日。

患者自述：颈部略有胀感，偶有右肩不适感，口干。脉沉弦细，舌苔薄白。治疗以颈痛1号加白蒺藜20g、乌梢蛇20g、山茱萸20g、鸡矢藤20g、白术30g、炙附子6g（先煎30分钟）、全蝎6g、玉竹15g，加姜枣。14剂，水煎服，1剂日2次。

中成药：壮骨伸筋胶囊6粒，日3次口服。

【治疗效果】颈部偶有不适感，嘱患者注意休息，适当进行颈部肌肉功能锻炼。

病案14

苏某，女，56岁。2011年11月11日就诊。

【主诉】双肩痛3个月。

【病史】3个月前无明显诱因出现双肩部疼痛，曾在吉林大学中日联谊医院就诊，诊断为"颈椎病"，但未予治疗。

【体格检查】颈5～7棘突旁压痛（+），颈椎间孔挤压试验（+），双侧臂丛神经牵拉试验（+），双上肢肌力Ⅴ级，双上肢肱二头肌、肱三头肌腱及桡骨膜反射对称，双侧霍夫曼征（-）。双肩关节活动不受限，无明显压痛。脉沉弦紧、舌苔薄白。

【理化检查】X线检查：颈椎正斜位片：颈3～4、颈4～5、颈5～6、颈6～7钩椎关节增生，颈4～5椎间孔变窄。

【诊断】颈椎病（神经根型）。

【治则治法】理气化痰、舒颈展痹。

【处方】瓜蒌20g，薤白15g，清半夏15g，山茱萸20g，姜黄15g，茯苓20g，延胡索15g，广郁金15g，桂枝10g，乌药10g，川楝子10g，制香附10g，白芥子10g，柴胡10g，川芎10g，炙甘草 6g。日服 1 剂，5 剂，水煎服。

中成药：颈痛胶囊 6 粒，日 3 次口服。

二诊　2011 年 11 月 16 日。

患者自述：服药后双肩部疼痛减轻，自觉怕冷、畏寒。脉沉弦细，舌苔白厚腻。调整处方：桂枝加量 5g，乌药加量 5g，白芥子加量 5g，加羌活 10g，日服 1 剂，10 剂，水煎服。

中成药：颈痛胶囊 6 粒，日 3 次口服。

三诊　2011 年 11 月 30 日。

症状好转，左肩部已无痛感，右肩部酸痛，脉沉缓，舌苔薄白。调整处方：黄芪 30g、当归 20g、川芎 15g、白芍 30g、桂枝 15g、白术 30g、姜黄 15g、山茱萸 20g、延胡索 15g、鸡矢藤 15g、羌活 15g、炙附子 10g（先煎 30 分钟）、香附子 10g、炙甘草 6g，加姜、枣。日服 1 剂，14 剂，水煎服。

中成药：颈痛胶囊 6 粒，日 3 次口服。

四诊　2011 年 12 月 14 日。

患者自述：症状继续好转，偶有右肩部酸痛感。脉沉涩无力，舌苔薄白。处方：瓜蒌 30g、薤白 20g、清半夏 15g、山茱萸 20g、姜黄 15g、茯苓 20g、延胡索 15g、广郁金 15g、柴胡 15g、乌药 15g、白芥子 15g、紫丹参 10g、桂枝 10g、丝瓜络 20g、佛手 10g，加鲜姜、大枣，日服 1 剂，14 剂，水煎服。

【治疗效果】患者症状基本消失。

病案 15

孙某，女，46 岁。2011 年 12 月 12 日就诊。

【主诉】颈部疼痛、左肩部疼痛 2 年。

【病史】2 年前因长期伏案工作后，出现颈部疼痛、左肩部疼痛，左手麻木，曾在吉林大学第一医院就诊，诊断为"颈椎病"，服根痛胶囊治疗，症状略有缓解。

【体格检查】颈部生理曲度变直，颈 5 ~ 7 棘突旁压痛阳性，颈部活动受限：前屈 30°，后伸 20°，左右侧屈各 25°，左右旋转 25°，颈椎间孔挤压试验（+），左侧臂丛神经牵拉试验（+），双上肢肌力 V 级，左侧肱二头肌、肱三头肌腱反射略减弱，左前臂尺侧皮肤触痛觉迟钝，左侧霍夫曼征（+）。脉沉缓、舌苔薄白。

【理化检查】X 线检查（2011 年 12 月 12 日）：侧位片：颈椎变直，颈 4 ~ 5 不稳，斜位片：颈 4 ~ 5、颈 5 ~ 6、颈 6 ~ 7 钩椎关节增生，相应椎间孔变窄。

【诊断】颈椎病（神经根型）。

【治则治法】舒颈壮骨、补肝肾。

【处方】颈痛 1 号加白蒺藜 20g、乌梢蛇 20g、鸡矢藤 15g、山茱萸 20g、桑树枝 15g、白术 30g、补骨脂 20g、炙附子 10g（先煎 30 分钟），加姜、枣。日 1 剂，5 剂，水煎服。

中成药：壮骨伸筋胶囊 6 粒，日 3 次口服。

配合枕颌牵引，日 1 次。

二诊　2011 年 12 月 17 日。

患者自述：颈部疼痛明显减轻、左肩部稍痛，左手麻木缓解。脉沉缓无力，舌苔薄白。调整处方：加山茱萸 30g，炙附子加 2g。日 1 剂，7 剂，水煎服。

三诊　2012 年 12 月 11 日。

患者自述：颈部略感疼痛，左肩偶有疼痛，左手麻木明显减轻，睡眠欠佳。脉沉缓无力，舌苔薄白。处方：颈痛 1 号加白蒺藜 20g、乌梢蛇 20g、鸡矢藤 15g、山茱萸 30g、桑枝 20g、白术

30g、补骨脂20g、肉桂6g，炙附子15g（先煎30分钟）、夜交藤50g，加姜、枣。日1剂，7剂，水煎服。

中成药：壮骨伸筋胶囊6粒，日3次口服。

四诊 2012年2月18日。

患者自述：颈肩部疼痛已基本消失，左手无麻木感，睡眠好转。脉沉弦细，舌苔薄白。调整处方，以巩固疗效：瓜蒌20g、薤白15g、清半夏15g、陈皮15g、厚朴10g、延胡索15g、川楝子10g、白术30g、郁金15g、丝瓜络15g、鸡矢藤15g、白蒺藜20g、山药20g、茯神15g、夜交藤30g、天麻15g。日服1次，7剂，水煎服。

【治疗效果】患者无明显症状，嘱患者改掉不良姿势，注意休息。

病案16

佟某，女，32岁。2012年5月2日就诊。

【主诉】颈肩痛2年，加重10日。

【病史】2年因长期劳累导致颈部疼痛，颈部活动不利，双肩部酸痛，10日前症状加重，曾自服血府逐瘀丸，痛时略有缓解。

【体格检查】颈部生理曲度变直，颈5~7棘突及棘旁触压痛（+），颈部活动受限：前屈40°，后伸30°，左右侧屈各30°，左右旋转30°；颈椎间孔挤压试验（+），双侧臂丛神经牵拉试验（+），双上肢肌力Ⅴ级，霍夫曼征（+）。脉沉弦细，舌苔薄白。

【理化检查】MRI示：颈椎生理曲度变直，颈3~4、颈4~5、颈5~6椎间盘突出。

【诊断】颈椎病（神经根型）。

【治则治法】通督舒颈。

【处方】颈痛1号加白蒺藜20g、乌梢蛇20g、鸡血藤15g、补骨脂20g、山茱萸20g、炙附子10g（先煎30分钟）、生白术30g、土鳖虫10g、金蝎6g，加姜、枣。5剂，水煎服，口服1剂。

中成药：壮骨伸筋胶囊6粒，日3次口服。

二诊 2012年5月11日

患者自述：颈肩部基本不痛，夜间有僵硬感。腹胀，稀便。脉沉弦细，舌苔白腻。前方加土鳖虫加量5g，补骨脂加量10g，加姜、枣。5剂，水煎服。

中成药：壮骨伸筋胶囊6粒，日3次口服。

【治疗效果】患者临床症状基本消失。

【按语】刘老认为该病主要为风寒湿外邪侵袭，而致颈部气血闭阻，经络不畅所致。在临床中可有：①年老体弱，肝肾不足，颈部筋脉失于温煦濡养，此为"不荣则痛"；②气滞血瘀，长期低头伏案或颈部慢性劳损，以致颈部经络阻滞，血流不畅，此乃"不通则痛"；③素体虚弱，气血不足，腠理不固，风寒湿邪滞留经脉，气血运行不畅，痹阻不通，所谓"风寒湿三气杂至，合而为痹"。

该病由于长期劳累过度，导致的正虚邪实之象，故其治以益气活血、温阳散寒通络为法。该方药用黄芪、当归、鸡血藤以补气和血活血，尤以重用黄芪之气分要药，盖气为血帅，以其先行为动力，配赤芍、姜黄、丹参活血化瘀通络之力益著，延胡索活血和蜈蚣、全蝎、香附通络共用发挥止痛之功，合桂枝之温经散寒。泽泻渗湿泻热，葛根虽凉，与桂枝、天麻同用，其升阳解肌、止痉、止痛、理项背强痛之功甚笃。用菊花、蔓荆子、白蒺藜清肝利头目，夜交藤、炒枣仁养心安神，甘草以缓急、解痛。上述诸药配伍共奏温阳散寒、益气通络止痛、安神之功效。依据患者病情变化，酌情加减，使得审证求因、治病求本。

第四节 脊髓型颈椎病证治

由于颈椎间盘退行性改变及其继发的一系列病理改变，造成脊髓受压和缺血，引起脊髓传导功能障碍者称为脊髓型颈椎病。它又可分为中央型和周围型两种。中央型的发病是从上肢开始，向下肢发展；而周围型的发病是从下肢开始，向上发展。该病占颈椎病的10%左右，发病年龄比其他各型高，平均为48~61岁，男多于女。

自从CT及MRI等先进检查手段问世以来，该病的诊断水平有了显著的提高，临床误诊率明显下降。随着脊柱外科水平的不断提高，该病手术的效果也有较大的改观，但非手术疗法仍占有重要的地位。国外Epstein认为前路手术的治疗效果并不优于非手术疗法，非手术疗法的有效率可达38%（主要为周围型）。国内大多数学者认为对于椎管较宽而症状较轻者可先采取适宜的非手术治疗，并认为这也是手术病例术前、术后处理及康复的基础。

中医对该病的治疗有一定的优势。段胜如介绍先采用大重量（40~50kg）做短时间牵引，然后手法按摩痛点有良效。目前大多采用中药内服、手法、针灸等综合疗法。我们单纯用中药内服也取得了较好疗效。总之，进一步探索该病的确切发病机制及有效的非手术治疗方法，提高临床疗效，仍是目前亟待解决的重要课题。

一、病 因 病 机

（一）中医学的认识

中医学认为该病为本虚标实之证，其内因为肝肾精血不足；外因为各种急慢性损伤、劳损，情志刺激也是该病发生的重要原因。早期以实证为主，晚期则以虚证为主。

1. 正气不足，痰瘀互阻

随着年龄的增长和机体的衰老，患者逐渐出现肝肾气血不足。各种急慢性损伤，导致颈部经络受损，气血运行不畅，从而出现气血瘀滞的病理状态。情志不舒，则影响气机的调畅，气滞则血瘀。气机不畅又可导致津液输布失常，津液不从常化，而变生痰饮。《金匮要略》也有"血不利则为水"之说。正气不足，无力推动津血正常输布，从而出现痰、瘀等病理产物。各种外来因素更加速了这一进程，痰、瘀形成之后反过来影响气血津液的输布，因而形成了恶性循环。痰、瘀互结为标，正气不足为本，但标急本缓。痰、瘀互结，颈部督脉等经络阻塞，从而出现肢体拘急不舒等类似痉证的症状、体征。

2. 肝肾亏虚，精血失充

肝主筋、肾主骨，肾气衰则骨枯髓减，肝气衰则疲乏无力，甚至筋不能动。老年人"五脏皆衰，筋骨解堕，天癸尽矣"，另外筋骨病变日久则累及肝肾，"骨痹不已复感于邪，内舍于肾；筋痹不已复感于邪，内舍于肝"，导致肝肾精血更加亏虚，精血不足则筋脉失于濡养，故出现"身体重，行步不正"（《素问·上古天真论篇》）等晚期症状。肝肾久虚，阴阳气血不足，还可致血虚生风，出现肢体动摇不定的状态，筋肉失养日久可出现肌肉萎缩，肾气不固则致膀胱失约。此多出现于晚期病例及手术后的康复期。

（二）现代医学的认识

西医学认为该病有三大发病因素：①椎间盘或骨赘的直接压迫；②病变节段的失稳，刺激交感神经引起反射性脊髓血管痉挛，甚至栓塞，使脊髓缺血缺氧；③椎管狭窄复有外伤。总之脊髓的受压和缺血是其基本病理机制。其基本病理变化分两个阶段：首先是脊髓功能性障碍，系可逆性变化；其次是脊髓的实质变性，系不可逆改变。治疗的关键在于阻止由第 1 阶段向第 2 阶段的发展，并使之恢复正常功能。

二、诊 断 要 点

该病以慢性进行性四肢瘫痪、下肢症状早于上肢为特征。

（1）双下肢沉重无力，如踩棉花感，步态笨拙，颤抖，易跌跤。

（2）双下肢麻木，逐渐向上发展，胸腹部有束带感。

（3）逐渐出现四肢痉挛性瘫或三肢瘫、单瘫、偏瘫及交叉瘫。

（4）肢体发凉、浮肿，尿频、尿急、排尿困难、尿潴留，大便无力、便秘或失禁等。

（5）四肢肌张力增高，腱反射活跃或亢进，霍夫曼（Hoffmann）征阳性，巴宾斯基（Babinski）征阳性或阴性，踝阵挛与髌阵挛阳性，压迫严重者腹壁反射及提睾反射消失。

（6）脊髓颈椎病手（myaelopathy hand）为该病的特殊体征，提示手指内收肌无力，检查方法有以下两种。

1）令患者手臂前伸，手掌向下，其小指即外展或不能维持内收 30 秒钟。重者环指或示指均不能向中指靠拢。

2）令患者手臂前伸，做握掌和伸指动作，正常人 10 秒钟内可连续做 30～40 次，而该病患者则不足 20 次。

（7）脊髓造影、CT、MRI 等检查，对定位、定性及了解受压程度有重要意义。

三、鉴 别 诊 断

脊髓型颈椎病应与颈髓肿瘤、粘连性蛛网膜炎、脊髓空洞症、肌萎缩性侧索硬化症、多发性硬化症等疾病相鉴别。

四、治 疗 方 法

目前常用的非手术疗法主要有：中药、针灸、推拿及理疗等，其中中药疗效优于其他各种疗法。该病不宜采用牵引疗法。

（一）中药疗法

1. 正气不足，痰瘀互阻型

【症状】下肢筋脉拘急，行走不便，易跌仆，伴有震颤，或有上肢麻木、疼痛、活动不利。颈部僵硬，转侧受限。舌质暗，苔白，脉沉细涩或弦滑无力。

【治法】祛痰化瘀、益气通络。

【方药】颈肢灵Ⅰ号。水煎服，日 3 次。

2. 肝肾亏虚，筋骨失养型

【症状】肢体沉重无力，屈伸不利，筋惕肉瞤，头身摇动，步履蹒跚，肌肉萎缩，伴神疲倦怠，腰背酸软，头晕目眩，或阳痿遗精，小便淋沥不禁，语言不利。舌淡红，脉沉细无力。

【治法】温补肝肾、益精填髓。

【方药】颈痛灵Ⅱ号。水煎服，日3次。

（二）推拿疗法

该病一般不宜采用颈椎旋扳手法，可以采用轻柔的理筋手法，以疏通经络，镇静解痉，增强肌力。常用推拿方法如下。

（1）颈部按揉、推撩、弹拨。

（2）按揉肩髎、肩贞、缺盆、极泉、曲池、小海、合谷等穴。

（3）按压急脉、冲门、环跳、血海、足三里、八风、三阴交等穴。

（4）按四肢各关节功能位充分屈伸旋转各关节。

（5）抖动四肢各大小关节。

（6）对四肢关节从上至下顺序揉捏，其中重点揉捏肱骨内外髁及前臂、股四头肌内侧和跟腱两侧。

（三）针灸疗法

1. 体针

常用穴位：颈夹脊、大椎、肩井、曲池、合谷、髀关、足三里、悬钟、阳陵泉、承山、委中。每次选用5~6个穴，日1次。可间隔使用电针，尤其是肌肉萎缩明显者。

2. 耳针

常用穴位：颈椎、皮质下、肾上腺、交感、神门。同侧取穴，亦可对侧或双侧取，每次取2~3个穴，用毫针刺，留针1~2小时，隔日1次，10次为一个疗程，亦可选用王不留行籽等做耳穴贴压。

3. 水针

取穴：颈夹脊穴。常用药液：维生素 B_1、维生素 B_{12}、当归注射液、威灵仙注射液、狗脊注射液等，每次选用1~2种药液，2~3个穴位每穴注射1.5~2ml，日1次或隔日1次，10次为一个疗程。

（四）理疗

1. 石蜡疗法

利用加热后的石蜡敷贴于患处，使局部血管扩张，循环加快，有利于组织水肿的消散和血肿吸收，并有消炎、镇痛、解痉等作用。

2. 离子导入法

将配制好的中药煎剂（药物组成：川草乌各20g，秦艽15g，蒲公英30g，当归15g，乳香

20g，威灵仙30g，干姜20g，独活15g，杜仲20g，白芷20g，苏木20g，牛膝10g，骨碎补30g）用棉垫湿透后趁热放于颈部，然后接通离子导入机。

（五）手术疗法

手术方法分前路及后路两种术式。前路手术的目的是：①彻底减压；②稳定颈椎。其手术指征为无椎管狭窄的脊髓型颈椎病。手术方式主要是椎间盘切除加椎体间植骨。后路手术的目的是：扩大椎管，解除后方脊髓的压迫，同时尽可能减少颈椎后部结构的损伤，临床上前路手术较常用。

五、刘老临证医案

病案1

盖某，男，46岁。2003年8月5日就诊。

【主诉】颈僵，两下肢无力，足底感觉迟钝，走路不稳1年余。

【病史】无明显诱因，1年来两下肢酸痛、发紧、沉重，行走不稳逐渐加重，近日尚有尿急、便秘。曾在许多医院多方治疗，未见明显效果。

【体格检查】颈部僵硬，活动受限，颈胸段压痛（+），压顶试验（+），双侧霍夫曼征（+），步行不稳，膝反射、跟腱反射亢进，巴宾斯基征试验（+）。脉象沉细无力，舌苔薄白。

【理化检查】X线片：侧位片示颈椎生理弯曲减小，斜位片示颈4~5、颈5~6间钩椎关节均有骨刺突向椎间孔，相应椎间孔变窄；CT检查：颈4~5、颈5~6关节增生，椎间盘突出。

【诊断】脊髓型颈椎病（正气不足，痰瘀互阻）。

【治则治法】祛痰化瘀、益气通络。

【处方】颈肢灵I号（补阳还五汤化裁）。

黄芪50g，鸡血藤25g，丹参20g，穿山甲15g（炮），当归15g，胆南星10g，地龙20g，葛根20g，桃仁15g，怀牛膝15g，香附15g，赤芍15g，红花15g，淫羊藿15g，肉苁蓉20g。水煎服，日1剂，分3次温服。

该方连进10剂，下肢酸痛减轻，走路稍有力；大小便基本恢复。又嘱服原方黄芪加25g，地龙加10g，淫羊藿加10g，又进20剂，两下肢行走有力，步态较稳，但仍有麻木感。上方加白茯苓30g，再进20剂，同时配服壮骨伸筋胶囊。

【治疗效果】病状稳定，活动基本自如。

病案2

张某，男，38岁。2011年11月2日就诊。

【主诉】颈部疼痛，双手麻木半年，加重一个月。

【病史】半年前因外伤，出现颈部疼痛，双手麻木，活动中度受限，遂到当地医院经治疗，略有缓解，具体治疗不详，近一个月逐渐症状加重，双手握力差、持物易坠落，故来本院治疗，现症：颈部疼痛，双手麻木，活动中度受限，双手握力差、持物易坠落。

【检查】颈部僵硬，功能活动障碍，双侧霍夫曼征（+），胸腰部有束带感，双上下肢腱反射亢进，舌红苔薄白，脉沉弦。

【理化检查】颈椎CT示：颈5~6椎间盘突出。

【诊断】脊髓型颈椎病。

【治则治法】活血化瘀，通络止痛。

【处方】赤白芍各 15g，红花 15g，桃仁 15g，黄芪 30g，当归 20g，川芎 15g，葛根 20g，地龙 20g，刘寄生 15g，姜黄 15g，泽泻 15g，蜈蚣 2 条。7 剂，日一剂，口服。

辅以颈椎牵引，日一次，每次 15 分钟。

二诊　2011 年 11 月 11 日。

经治疗，颈部疼痛及双手麻木明显减轻，活动轻度受限，双手握力渐强，睡眠尚可。辨证：该病现以气滞血瘀症状为主，经治疗虽好转，但仍须补气养血、活血通络治疗，前方续服不变。嘱患者低枕睡眠，两周后复查。

三诊　2011 年 11 月 25 日。

患者自诉症状明显减轻，颈部略有疼痛，麻木明显缓解，活动增大，双手握力渐恢复。辨证：经治疗气滞血瘀症状明显改善，停服中药及颈椎牵引，行神灯理疗，以巩固疗效，嘱两周后复查。

治疗结果：颈部无明显疼痛，双手仍略有麻木感，活动可，嘱患者适当进行颈部肌肉功能锻炼。

病案 3

李某，男，38 岁。2011 年 6 月 15 日就诊。

【主诉】颈部疼痛，双手指尖麻木 45 日。

【病史】45 日前因劳累导致颈部疼痛，双手指尖麻木，左腿酸软不用，右小腿麻木，足麻木，曾在个体诊所就诊，针灸、口服汤药治疗，症状略有缓解。

【体格检查】颈 4～7 棘突及棘旁触压痛（+），颈部活动受限：前屈 40°，后伸 30°，左右侧屈各 30°，左右旋转 30°；双上肢肌张力略增高，肌力 V 级，双上肢肱二头肌、肱三头肌腱反射及桡骨膜反射活跃，双下肢肌力、肌张力正常，左前臂、左手尺侧皮肤触、痛觉迟钝，颈椎间孔挤压试验（+），左侧臂丛神经牵拉试验（+），双侧霍夫曼征（+）。脉沉涩，舌苔薄白。

【理化检查】自带 MRI 重扫提示：颈 4～5、颈 5～6、颈 6～7 椎间盘突出，颈 4～5 椎管狭窄。

【诊断】颈椎病（脊髓型）。

【治则治法】补阳通督化瘀，壮筋骨。

【处方】中药汤剂：生黄芪 60g，当归尾 20g，川芎 15g，赤白芍各 20g，丹参 20g，桃仁 15g，红花 15g，土鳖虫 15g，天麻 15g，淫羊藿 20g，肉苁蓉 15g，白术 20g，淮山药 20g，骨碎补 20g，香附 15g，甘草 10g。7 剂，水煎服，日服 2 次。

中成药：壮骨伸筋胶囊 6 粒，日 3 次口服。

二诊　2011 年 6 月 22 日。

患者自述：服药后，颈部疼痛减轻，双手指尖麻木减轻，腿走路略有劲，小腿麻木减轻。脉沉弦细，舌苔厚白。调整中药方：黄芪 80g，当归 30g，川芎 15g，白芍 30g，丹参 20g，桃仁 15g，红花 15g，土鳖虫 15g，天麻 15g，淫羊藿 30g，肉苁蓉 15g，炒白术 20g，山药 20g，骨碎补 20g，炙附子 7.5g（先煎 30 分钟），桑枝 20g。14 剂，水煎服，日 1 剂次。

中成药：壮骨伸筋胶囊 6 粒，日 3 次口服。

三诊　2011 年 7 月 6 日。

患者自述：症状继续好转，睡觉醒来有抽筋改变。有时手麻，走路有劲。脉弦细，舌苔薄白。调整中药方：黄芪 100g，当归 20g，川芎 15g，白芍 30g，丹参 20g，桃仁 15g，红花 15g，土鳖虫 15g，淫羊藿 30g，炒白术 20g，淮山药 20g，葛根 20g，骨碎补 30g，姜黄 15g，炙附子 10g（先煎 30 分钟），肉桂 10g。14 剂，水煎服，日 1 剂次。

中成药：壮骨伸筋胶囊 6 粒，日 3 次口服。

四诊　2011 年 7 月 20 日。

患者自述：症状同前，睡醒偶有抽筋，右手不麻，左手麻。走路较前有力。脉沉弦细，舌苔厚白。方药：黄芪90g，当归20g，川芎15g，白芍20g，丹参20g，丝瓜络30g，薏苡仁30g（包煎），地龙20g，桃仁15g，红花15g，熟地黄30g，淮山药20g，炒白术20g，葛根20g，骨碎补20g，炙附子10g（先煎30分钟），肉桂10g，炙甘草10g。14剂，水煎服，日1剂次。

中成药：壮骨伸筋胶囊6粒，日3次口服。

五诊 2011年8月3日。

患者自述：颈部无疼痛症状，手指尖无明显麻木，右足底略麻，双腿走路正常。脉弦细，舌苔厚白。调整中药方：黄芪120g，当归30g，川芎20g，白芍30g，葛根20g，桃仁15g，红花15g，地龙20g，丹参20g，炙乳香15g，炙没药15g，木瓜20g，天麻15g，肉桂10g，白术30g，陈皮15g，炙附子6g（先煎30分钟），桑枝20g。14剂，水煎服。

中成药：壮骨伸筋胶囊6粒，日3次口服。

【治疗效果】患者症状基本消失。

【按语】脊髓型颈椎病虽较为少见但症状严重，且多以隐性侵袭的形式发展，易误诊为其他疾患而延误治疗时机因此其在诸型颈椎病中处于重要地位。由于脊髓型颈椎病起病隐匿，不同个体间差异较大，脊髓受损表现多种多样，其发展速度、趋势和转归也各有差异。

脊髓型颈椎病在中医学中虽然没有此提法，但其相应症状，多体现在痹证中，痹之为病，多为人体气血虚弱，复感风寒湿邪。《素问·痹论》云："风寒湿三气杂至，合而为痹也。"可因外邪不同，而有偏盛。该病的发生和发展是由于各种原因引起脊髓受压、脊髓变性所致。刘老认为是属于颈背部"督脉"和"足太阳膀胱经"两经气血运行失调，日久瘀痰互阻，正气不足，故治宜祛痰化瘀、益气通络为法。以补气养血，改善局部血运，缓解肌肉痉挛，增强肌力，稳定椎体，恢复肢体功能。

第五节　椎动脉型颈椎病证治

由于颈椎间盘退变所出现的患椎失稳，骨质增生，软组织充血、水肿、痉挛等病理改变，刺激或压迫椎动脉及其周围的交感神经而引起椎-基底动脉系统供血不足者，称之为椎动脉型颈椎病。其主要症状是眩晕，故又称"眩晕型颈椎病"或"颈性眩晕"，是中老年人较为常见的慢性疾患，在颈椎病中占20%左右。好发年龄在35～60岁之间，平均45岁。女性明显多于男性。男女之比约为1：1.5。

椎动脉型颈椎病是影响中老年人身心健康的常见病，随着社会的发展，生活方式及环境的改变和人口的老年化，其发病率将会不断升高，但其确切的病因及发病机理目前尚不清楚。

该病命名较混乱，如外伤性颈性眩晕、后颈交感性综合征、Barre-Lieou综合征、椎动脉缺血综合征、颈源性椎-基底动脉供血不足等。比较规范的名称应为"椎动脉型颈椎病"或"颈椎病（椎动脉型）"。中医界多称为"眩晕型颈椎病"或"颈性眩晕"。

该病临床症状较为复杂，易与内科、神经科、五官科等多种疾病相混淆，其误诊率在颈椎病各型中占首位。该型多合并神经根型，临床诊治要分清主次轻重。

一、病　因　病　机

（一）中医学的认识

刘柏龄认为椎动脉型颈椎病以眩晕为主要症状，当属中医"眩晕"范畴；又因常合并颈肩臂疼痛，而具有"痹证"的特点。因此，该病之眩晕与其他各科之眩晕的病机有很大的区别。

刘柏龄指出椎动脉型颈椎病为本虚标实之证，本虚乃脏腑功能衰弱，标实为经脉阻滞。脏腑功能衰弱，影响气血津液的正常代谢，则产生痰浊、瘀血等病理产物，阻滞于经脉则影响精血上承荣脑，在脏腑功能衰退、精血亏虚的基础上，进一步加重了脑部的失养状态，从而发生眩晕等症状，这是该病的基本病机所在。

1. 痰犯头颈

痰犯头颈是该病的首要病机。中老年人肝肾功能逐渐衰退，加之劳倦、七情所伤，致使脏腑功能失调，气血津液代谢紊乱，从而出现痰浊、瘀血等病理产物，而"瘀血既久，化为痰水"（唐容川），痰浊上犯头颈，既可循经入脉直冲犯脑，扰乱清空；又可阻滞颈部经脉，影响精津气血上行，从而髓海失充。五脏之中，肝肾与本病痰的产生关系最密切。肾主水，内寄元阴元阳。肾气虚衰，气化不利，水液上泛为痰。故明·王节斋在《明医杂著》中曰："痰之本，水也，属于肾。"吴澄《不居集》中曰："肾为生痰之源。"肝主疏泄，调畅气机。今肝脏亏虚，复有情志所伤，导致肝脏功能失调而疏泄无力，气机虚滞。宋·严用和《济生方》曰："人之气道贵乎顺，顺则津液流通，绝无痰饮之患。"若"七情沮乱，脏气不行，郁而生痰，痰多夹血"，"痰瘀同源"，因而该病多出现痰瘀互结的病理变化，如颈肩臂麻木、疼痛，眩晕每因颈部转动而诱发或加重，舌质暗淡等。

2. 肝阳上亢

肝肾阴虚，虚火内扰，易灼津为痰。若阴虚不能制约肝阳，可出现阳亢风动，引动内痰，形成肝阳夹痰上扰之证。

3. 气血亏虚

脾胃为气血生化之源，脾主运化水谷精微，若生化不及则气血化源匮乏；脾气主升，脾虚清阳不得舒展，营血不能上承，则清窍失养而作眩晕，多伴有全身乏力、食少、失眠、健忘等症。

4. 肝肾不足

肝主藏血，主筋；肾藏精，主骨。该病大多有肝肾不足，肝肾精血不足，则髓海空虚，从而出现"髓海不足，则脑转耳鸣，胫酸眩冒，目无所见，懈怠安卧"（《灵枢·海论》）的病理现象。此为该病的病理基础，也可见于该病的后期。

总之，该病病机较复杂，其病情变化，不仅取决于整个机体的内在环境，而且还受社会心理因素的影响，病情反复发作，缠绵难愈。

（二）现代医学的认识

下面从现代医学角度谈谈该病病理中的几个问题。

1. 骨赘的影响

这里所说的骨赘是指钩椎关节（Luschka 关节）骨赘，它在该病的发病环节中是一个重要的因素，是产生临床症状的病理基础。Luschka 关节增生变形最易向外侧压迫刺激椎动脉及其周围的软组织。再加上体内外各种因素的影响，产生临床症状。如颈部的扭挫等外力改变了骨赘的原来位置而加重对椎动脉的压迫；或劳损、外感风寒湿邪等，使颈部肌肉发生痉挛，骨赘周围产生无菌性炎症反应，代谢产物堆积，刺激椎动脉丛，使椎动脉在受压的基础上又发生痉挛；或 Luschka

关节囊滑膜的肿胀、充血及渗出，减少了横突孔的横径，从而加重了对椎动脉的压迫，使椎动脉的血流量减少而出现脑供血不足。

2. 椎间隙变窄的影响

颈椎间盘总高度占颈脊柱总高度的 20%～25%，椎间隙变窄后，颈脊柱的总高度就要相应降低，与之相伴行的椎动脉也势必发生改变。传统的观点认为，此时椎动脉会出现"长则必曲"的改变。我们认为这种观点不妥，因为椎间盘的退变是一个缓慢的渐进过程，此间椎动脉会通过自身的调节而发生缓慢的弹性回缩，以便使本身的长度与颈段脊柱的长度保持协调，因而不存在所谓的"相对变长"，也就没有"长则必曲"的结局。相反，椎动脉的长度较以前变小，管壁增厚，血管外径增大，而内径变小，尤其是位于横突孔内的一部分。一般情况下，可以不出现临床症状，若椎动脉有硬化，加之颈部因各种因素的影响而发生结构力学平衡紊乱等，使管腔已经变小的椎动脉无法代偿，最终导致其血流量的减小。

3. 颈椎节段性失稳的影响

颈椎发生退变后，椎间隙变窄，Luschka 关节及后关节的关节间隙也变窄，其周围的韧带及关节囊变得较为松弛，顺应性降低，脊柱的内在稳定结构遭到破坏，力学平衡发生紊乱。日常生活中颈部活动频繁，活动度较大，因而容易发生生理曲度改变，小关节错动、旋转等，使椎动脉受到不断的拉伸和扭曲，其周围的交感神经丛也经常受刺激。另外，为了维持颈脊柱的稳定，其周围的肌肉等外在稳定装置发生保护性收缩，日久则影响颈部的灵活性而出现颈僵痛，局部血液循环障碍，发生出血、水肿等病理变化，刺激压迫椎动脉丛，从而反射性引起椎动脉痉挛。

总之，各种因素的综合作用导致椎动脉狭窄，并进而反射性引起基底动脉痉挛，使椎-基底动脉系血流量减少，从而出现脑供血不足，这是该病的主要病理机制。有人通过试验发现颈内动脉系对椎-基底动脉系供血不足的代偿意义不大。传统观点认为，只有当两侧椎动脉同时存在病损时，才有可能出现椎-基底动脉供血不全。但新近研究发现，单侧椎动脉压迫性病变也易导致椎动脉供血不足。其机制可能是，患侧椎动脉不断遭受骨性压迫刺激及椎动脉周围的交感神经受刺激，引起椎动脉及其分支的痉挛狭窄，而对侧椎动脉代偿不全。

二、诊 断 要 点

（1）以发作性眩晕为特点，眩晕可因颈部转动而诱发或加重，重者伴有恶心呕吐。

（2）多伴有头痛，耳鸣。

（3）可有失眠多梦、易惊等神经衰弱症状。

（4）多有猝倒史，即患者突感四肢无力而跌倒在地，但神志清，自己可立即爬起来。多数患者能回忆起与转头有关。

（5）可伴有肩臂麻痛等根性症状。

（6）多有颈部僵硬、疼痛、活动受限。

（7）颈 4～7 棘突或其两侧多有固定压痛点。

（8）旋头试验阳性。

（9）X 线片显示生理曲度改变，钩椎关节增生、椎间隙变窄，小关节紊乱等。

（10）TCD 检查多发现椎动脉的收缩期峰速、平均血流速度降低，脉动指数增高，波形改变，基底动脉血流速度多增快。颈内动脉系统多无明显改变。

（11）血流动力学检查多发现全血黏度、血浆黏度、全血还原黏度、血细胞比容均高于正常人，异常率在84%左右。

（12）其他。如听性脑干诱发电位、脑血流图等有一定的参考价值。最近有人利用CT测量横突孔的形态，来作为术前诊断的依据。

三、鉴 别 诊 断

椎动脉型颈椎应与Meniere综合征、眼源性眩晕、位置性低血压、内听动脉栓塞、链霉素中毒、神经症等相鉴别。

四、治 疗 方 法

刘柏龄治疗椎动脉型颈椎病有丰富的临床经验。目前临床常用的方法主要有：中药、推拿、针灸等，尤其是以中药为主配合手法等内外兼治之法疗效最优。

（一）中药疗法

1. 痰阻经脉型

【症状】眩晕时作，恶心欲吐，头重如蒙，耳鸣乏力，胸脘痞闷，舌苔白滑或厚腻，脉象弦滑或濡缓。重者可出现昏厥猝倒。

【治法】补肾疏肝，化痰通络。

【处方】颈晕汤（经验方）。

姜半夏15g，茯苓30g，白芍30g，白芥子10g，胆南星10g，熟地黄15g，香附10g，淫羊藿15g，穿山甲10g，川芎10g，葛根30g，甘草10g。水煎服，日1剂。

【加减】①痰郁化热者，加柴胡10g、郁金10g；②恶心呕吐频繁者，加代赭石15g、竹茹10g、旋覆花10g；③伴失眠多梦者，加夜交藤20g、远志10g。

2. 肝阳上亢型

【症状】眩晕耳鸣，头胀痛，烦躁易怒，颈项转侧不利，腰膝酸软，头重脚轻。舌红少津，脉弦细或滑数。

【治法】平肝潜阳，祛痰活血。

【处方】天麻钩藤饮加减。

天麻10g，钩藤15g，生地黄15g，白芍20g，夜交藤10g，牛膝10g，僵蚕10g，生龙骨30g，生牡蛎20g，丹参30g，茯苓15g，半夏10g，葛根10g，菊花10g，川芎10g，甘草10g。水煎服，日1剂。

【加减】①肝火旺盛者，加川楝子10g、龙胆草10g、柴胡10g、白蒺藜15g；②阴虚火旺者、加黄柏10g、知母10g、牡丹皮10g、天门冬各10g。

3. 痰浊阻滞型

【症状】眩晕，头痛，伴肩臂麻木重痛，发作时多伴恶心呕吐。胃纳欠佳，心悸乏力。或兼见肌肉萎缩。舌质暗或有紫点，苔腻，脉多细涩或弦滑。

【治法】祛痰化瘀，通络定眩。

【处方】导痰汤合桃红四物汤化裁。

半夏 15g，茯苓 30g，胆南星 15g，枳实 10g，天麻 15g，钩藤 20g，白芍 15g，川芎 15g，穿山甲（炮）10g，当归 20g，全虫 5g，地龙 15g，黄芪 20g，苏木 15g，骨碎补 20g，甘草 10g。水煎服，日 1 剂。

4. 气血虚弱型

【症状】头晕目眩，动则尤甚，面色㿠白或不华，心悸气短，倦怠少食，便溏，肢体麻木。脉沉细无力，舌质淡白。

【治法】补养气血，舒筋通络。

【处方】归脾汤化裁。

黄芪 30g，党参 20g，白术 15g，升麻 10g，当归 15g，白芍 20g，茯苓 30g，鸡血藤 30g，熟地黄 30g，陈皮 20g，丹参 15g，远志 10g，酸枣仁 10g，骨碎补 10g，甘草 10g。水煎服，日 1 剂。

5. 肝肾不足型

【症状】眩晕耳鸣，精神委靡，健忘失聪，腰膝酸软无力。偏于阳虚者，四肢欠温，舌淡，脉沉细；偏于阴虚者，五心烦热，舌红，脉细数。

【治法】补益肝肾，益精定眩。

【方药】骨质增生汤（经验方）。

熟地黄 30g，鸡血藤 20g，骨碎补 20g，肉苁蓉 20g，鹿衔草 20g，淫羊藿 20g，菟丝子 20g，甘草 5g，威灵仙 15g，莱菔子 15g，楮实子 15g。水煎服，日 1 剂。

【加减】偏于阳虚者，加鹿角霜 20g、肉桂 10g；偏于阴虚者，加知母 10g、黄柏 10g、白芍 20g。

（二）推拿疗法

患者端坐于方凳上，双手放于膝部，头部略前屈，全身放松，术者立于其后，然后按下列步骤施法。

1. 穴位按摩

术者用拇指按揉百会、风府、阿是穴（颈部压痛点），用拇指、示指拿捏两侧风池穴及天柱穴。

2. 拔伸松解法

术者一手托住患者下颌，另一手扶住其后枕部，两手同时用力向前上方拔伸，持续约 3 分钟。然后缓慢做头颈部前屈后伸 5~6 次，再徐徐左右旋转至最大生理限度 5~10 次。若有棘突偏歪，则加用旋扳手法。

3. 理筋手法

在颈项肩背部施以推、攘、叩击手法结束治疗。每次 30 分钟，日 1 次。

推拿的目的在于调整颈椎的内外力学平衡，解除局部软组织的充血、水肿、痉挛等炎性反应，从而解除椎动脉的扭曲和受压状态，恢复椎动脉的正常血液供应。

（三）牵引疗法

参见第六章第一节。

（四）针灸疗法

1. 体针

常用穴位有百会、风池、大椎、天柱、列缺、丰隆、足三里、太冲、阿是穴。每次选用 4~5 个穴，常规针刺法。

2. 耳穴压丸

常用穴位：颈椎、肾、肝、脾、神门、皮质下、内耳、枕。

操作方法：局部常规消毒，王不留行籽放于 0.8cm×0.8cm 方形胶布上，贴压于所选耳穴上。拇指、示指相对揉压之，至患者产生酸、麻、胀、痛、热等感觉。嘱患者每日自行按压 3~5 次。

每周贴压 3 次，每次贴压一侧耳穴 4~5 个，两耳交替应用。

3. 磁疗法

古人曰："益眠者，无如磁石，以为益枕可老不昏。"近年来，磁疗法发展很快，采用稀土元素制成永磁体，有钡铁氧体、锶铁氧体、铝镍钴、钙钴永磁等品种。常用的磁感应强度为 0.03~0.3T。

于颈部夹脊穴、阿是穴上敷贴磁片，做旋磁治疗。每次 20 分钟，日 1 次，10 次为一个疗程。

该法具有镇静、止痛、消炎、消肿作用，并有良好的降血压作用，故对并发高血压者较为适宜。

（五）练功疗法

参见第六章第一节。

五、刘老临证医案

病案 1

张某，女，56 岁。2011 年 4 月 5 日就诊。

【主诉】因阵发性头晕，恶心，有时耳鸣，手麻 2 年余于就诊。

【病史】无任何诱因出现阵发性头晕，转身或转头时症状加重，甚至站立不稳而突然跌倒。之后发现颈活动受限，双手持物时发抖。曾按梅尼埃病及神经症治疗无效。

【体格检查】颈外形正常，后伸活动受限，左右旋转头部时诉头晕加重。脉沉弦，舌苔淡黄稍腻。

【理化检查】MRI：颈 4~5、颈 5~6 椎间盘突出，椎动脉彩超：右侧椎动脉屈曲变窄。

【诊断】颈椎病（椎动脉型）。

【治则治法】补肾疏肝、化痰通络。

【处方】天麻 15g，钩藤 20g，半夏 15g，茯苓 20g，胆南星 10g，丹参 15g，香附 15g，葛根 20g，竹茹 15g，陈皮 15g，蔓荆子 15g，白芍 20g，黄芩 10g，甘草 10g。水煎服，日 1 剂。

该方连进 6 剂，头晕减轻，已不恶心，耳鸣轻，按原方不变，加桂枝 15g，连进 10 剂。仅遗少许头胀和手麻，余症悉退。后投颈痛胶囊连服 3 周而痊愈。

【治疗效果】诸症消除，活动自如。

病案 2

李某，女，44 岁。2011 年 1 月 5 日就诊。

【主诉】因颈肩痛、头晕、头胀、胸闷、恶心欲吐 3 个月余。

【病史】颈肩痛、头晕、头胀、胸闷、恶心欲吐 3 个月，有时右臂酸痛、手麻。曾在某医院牵引按摩，服颈复康颗粒、颈痛灵胶囊等药，无明显效果。

【体格检查】颈活动不受限，颈胸段压痛（+），压头试验（+），转头时头晕。脉象弦滑，舌红、苔薄白根腻。

【理化检查】X 线检查：颈椎变直，项韧带钙化；斜位片示：颈 4～5、颈 5～6 钩椎关节增生，相应椎间孔变窄。椎动脉彩超：双侧椎动脉屈曲变窄。

【诊断】颈椎病（椎动脉型）。

【治则治法】通脉化痰、平肝息风、清眩舒颈。

天麻 15g，钩藤 20g，石决明 30g（先煎），姜半夏 15g，茯苓 20g，葛根 20g，陈皮 15g，旋覆花 15g（包煎），竹茹 15g，天竺黄 15g，丹参 15g，泽兰 15g，僵蚕 15g，全蝎 5g，白芍 20g，甘草 10g。日 1 剂，嘱服 1 周。

二诊　患者自述：服药 1 周，头晕减，已不恶心，唯头胀、胸闷仍然。治按前方减旋覆花、竹茹，加菊花 20g、紫苏梗 15g。嘱继服 2 周。

三诊　胸闷减，头胀轻。唯颈僵、肩酸胀时作。嘱按复诊方连服 2 周，诸症悉退。后服颈痛胶丸 2 周，以巩固疗效。

病案 3

包某，女，33 岁。2011 年 4 月 27 日就诊。

【主诉】颈肩痛，头晕 4 年，加重 15 日。

【病史】患者 4 年前出现颈肩部疼痛，伴头晕，自行理疗及休息后，症状未缓解，近 15 日无明显诱因症状加重。

【体格检查】颈部僵硬，颈椎 4～7 棘突旁压痛，颈活动不受限，压顶试验（+），双侧臂丛牵拉试验（－），双侧上肢腱反射未见明显异常，双侧霍夫曼征（－）。脉沉弦细、苔薄白。

【理化检查】X 线颈椎侧位、双斜位片（2011 年 4 月 27 日）：颈椎生理曲度略变直；颈 4～5、颈 5～6、颈 6～7 钩椎关节增生。

【诊断】颈椎病（椎动脉型）。

【治则治法】清眩舒颈。

【处方】天麻 15g，钩藤 20g，半夏 15g，白术 20g，茯苓 20g，陈皮 15g，旋覆花 15g（包煎），竹茹 15g，白芷 10g，川芎 10g，葛根 20g，石决明 30g，白蒺藜 15g，全蝎 5g，牡丹皮 15g，菊花 20g，蔓荆子 15g，女贞子 15g，夜交藤 20g。5 剂，水煎服，日服 1 剂。

中成药：颈痛胶囊 6 粒，日 3 次口服。

二诊　2011 年 5 月 5 日。

症状明显好转，颈部稍痛，双手无麻木感，头晕、头痛减轻，不恶心。舌质淡红，苔薄白，脉沉细略弦。治按前方加茺蔚子 15g、汉防己 15g，5 剂，水煎服，日服 1 剂。

中成药：颈痛胶囊 6 粒，日 3 次口服。

三诊　2011 年 5 月 12 日。

颈部无明显疼痛，偶有头晕、无头痛，舌质红，苔薄白，脉沉细。调整中药汤剂，处方：生地黄 20g，女贞子 15g，牡丹皮 15g，茯苓 15g，淮山药 20g，泽泻 15g，山茱萸 20g，天麻 10g，川牛膝 15g，葛根 20g，炙甘草 5g。5 剂，水煎服，日服 1 剂。

中成药：颈痛胶囊 6 粒，日 3 次口服。

【治疗效果】2 周后随诊时患者自述颈部无头痛，无头晕、头痛。

病案 4

孟某，女，36 岁。2012 年 4 月 20 日就诊。

【主诉】颈部疼痛，头晕 3 年。

【病史】3 年前因劳累后出现颈部疼痛，双肩臂部疼痛，双手麻木，伴有头晕、头痛，偶尔耳鸣，自服药物（具体不详），症状无缓解，失眠多梦。

【体格检查】颈部生理曲度变直，颈 4~6 棘突旁触压痛（+），颈部活动受限：前屈 40°，后伸 25°，左右侧屈各 30°，左右旋转 30°，颈椎间孔挤压试验（+），双侧臂丛神经牵拉试验（+），双上肢肌张力略增高，肌力 V 级，双上肢肱二头肌、肱三头肌腱及桡骨膜反射活跃，双侧霍夫曼征（+）。脉沉弦细，舌苔薄白。

【理化检查】自带 MRI 示：颈 3~4、颈 4~5、颈 5~6 椎间盘突出。

【诊断】颈椎病（椎动脉型）。

【治则治法】通督舒颈。

【处方】中药汤剂：颈痛 1 号加白蒺藜 20g、乌梢蛇 20g、鸡矢藤 15g、补骨脂 20g、白术 30g、炙附子 10g（先煎 30 分钟）、山茱萸 20g、菊花 20g、蔓荆子 15g、白芷 10g、夜交藤 50g，加姜枣。14 剂，水煎服，日服 1 剂。

中成药：颈痛胶囊 6 粒，日 3 次口服。

二诊 2012 年 5 月 4 日。

患者自述：颈部疼痛减轻，双肩臂部疼痛，双手无麻木感，但仍头晕、头痛，多梦、失眠，耳鸣仍然。脉沉细无力，舌苔薄白。中药汤剂：颈痛 1 号加白蒺藜 20g、乌梢蛇 20g、鸡矢藤 15g、生白术 30g、炙附子 10g（先煎 30 分钟）、山茱萸 20g、菊花 20g、蔓荆子 15g、白芷 10g、夜交藤 50g、炒枣仁 20g，加姜枣。5 剂，水煎服，日服 1 剂。

三诊 2012 年 5 月 12 日。

患者自述：颈部偶有疼痛，双肩臂部稍感酸痛，头晕、头痛减轻，多梦、失眠改善，耳鸣缓解。脉沉细无力，舌苔薄白。中药汤剂：颈痛 1 号加白蒺藜 20g、乌梢蛇 20g、菊花 20g、桑白皮 20g、蔓荆子 15g、竹茹 10g、广陈皮 10g、桔梗 10g、杏仁 10g，加姜枣。5 剂，水煎服，日服 1 剂。

【治疗效果】2 周后疼痛症状基本消失，但仍偶有多梦、失眠症状，耳鸣明显减轻，嘱患者适当休息，改掉不良生活习惯。

【按语】椎动脉型颈椎病，临床症状较复杂，易与内科、神经科、五官科等多种疾病相混淆，其误诊率在颈椎病各型中占首位。该型多合并神经根型或交感神经型，临床诊治要分清主次轻重。该病以"眩晕"为主要症状，又因常合并颈肩臂酸痛，而具有"痹证"的特点。因此，该病的眩晕与其他各科之眩晕的病理机制有着很大的区别。

刘老认为椎动脉型颈椎病，为本虚标实之证，本虚乃脏腑功能衰弱、标实为经脉阻滞，影响气血津液的正常代谢，则产生痰浊、血瘀等病理产物，阻滞于经脉则影响精血上荣于脑，在脏腑功能衰退，精血亏虚的基础上，进一步加重了脑部的失养（供血不足）状态，从而产生"眩晕"等症状，这是该病的基本病理机制所在。

该病多因颈部长期劳累，处于之疲劳状态，故局部经脉瘀滞，郁久生痰，影响精血上荣，髓海失充，肝风内动，风火上扰，而现椎动脉型颈椎病之诸多见症。自拟"清眩舒颈汤"治之。方用天麻、钩藤、石决明平肝息风为主药，配川芎以通经活血、凉血清热，葛根、半夏、茯苓、白术、全蝎化痰解痉，合橘皮、旋覆花、竹茹以和胃降逆止呕，用白蒺藜、女贞子以明目，牡丹皮之益阴凉血。白芷、蔓荆子清利头目、止痛，更因其头胀不解，胸闷仍然，是以增毫菊花之清头目消胀。所以诸药相互配伍，有增有减，则肝风息，髓海充，阴阳和，晕止，头清目明，神亦安矣。

第六节　交感神经型颈椎病证治

交感神经型颈椎病，系由分布在颈脊神经根、脊膜、小关节囊上的交感神经纤维受到刺激所致，约占颈椎病的10%。它可与神经根型颈椎病合并存在。有交感神经兴奋或抑制症状。

一、病因病机

交感神经型颈椎病，属"眩晕"、"心悸"及部分五官科疾病的范畴。多为素体不健，气血不足，筋骨失养，发生退变；或肝肾两虚，精血亏损。盖脑为髓海，精血亏，则脑府空虚，发为眩晕，血虚不荣于心则心悸、怔忡；抑或肝郁气滞，情志不遂，不得疏泄，症见纳呆，嗳气，吞咽不适，目胀痛，眼睑无力、下垂；若郁久化火，常见肝阳上亢之证，又或肝木旺脾土受克，不能运化水湿，内聚为痰，上蒙清窍则发眩晕（即"无痰不作眩"），痰阻中焦则脘闷不舒。

二、诊断要点

（一）交感神经兴奋症状

（1）偏头痛、颈枕痛，时有头晕、恶心呕吐、失眠多梦。

（2）目胀痛、干涩，眼冒金星，视物模糊，飞蚊症等。亦可出现眼睑下垂、瞳孔扩大；可有咽喉不适或异物感，耳鸣、听力减退。

（3）肢体发凉、麻木，遇冷时有刺痒感或麻痛：局部皮温降低，但痛温觉正常。

（4）多有血管扩张症状，如指端发红、烧灼、喜冷怕热，疼痛过敏，以及颈背部灼热感等。

（5）心律多表现不正常，心动过速或过缓，也有两者交替出现，多见有心前区痛（"假性心绞痛"）。

（6）血压异常，忽高忽低。

（7）多汗或少汗，这种现象可只限于头、颈、双手、双足或一个肢体，亦可出现在半身。

（8）急性发作时可有尿频、尿急、尿不尽，发作过后此症状消失。与脊髓型颈椎病造成的持久性排尿障碍不同。

（二）交感神经抑制症状

患者自感头晕、视物不清，眼睑下垂、鼻塞、流泪，心跳缓慢，血压偏低，胃肠蠕动增加或嗳气。

（三）诊断依据

单纯交感神经型颈椎病，诊断较困难，一般多根据临床症状及X线检查，进行诊断。

（1）有典型的自主神经功能紊乱症状，如头部症状、心脏症状或周围血管症状，尤以周围血管症状明显，头部症状次之。

（2）X线表现为颈椎退行性改变，椎体失稳。

（3）若难以确诊，可行诊断性治疗，行星状神经节或硬膜外封闭，若封闭后自主神经紊乱症状消失，则首先考虑为交感神经型颈椎病。亦可在硬膜外注射高张盐水，以诱发交感神经症状，或加重原来的症状，从而确诊该病。

三、鉴 别 诊 断

交感神经型颈椎病应与雷诺病、神经症、冠状动脉供血不全、梅尼埃病、椎动脉型颈椎病等疾病相鉴别。

四、治 疗 方 法

刘柏龄治疗交感神经型颈椎病一般采取中药（内服、外熨）、针灸或封闭等疗法。

（一）中药内治法

1. 心脾气虚型

【症状】头晕、头痛，视物模糊，目胀痛、干涩，肢麻，项强，心悸，失眠，面无华色，气短懒言。舌质淡、苔薄白，脉沉细无力。

【治法】补心养脾，安神镇静，舒筋活络。

【方药】归脾汤加减。

黄芪30g，当归15g，川芎15g，白芍15g，茯神20g，石决明20g，天麻15g，钩藤15g，人参15g，葛根15g，炒枣仁15g，龙眼肉15g，夜交藤30g，甘草7.5g。水煎服，日1剂。

2. 肝肾亏损型

【症状】头晕、耳鸣、耳聋，失眠多梦，目胀痛、干涩，肢麻，腰膝酸软，五心烦热，潮热盗汗等。舌质红，苔白腻，脉细数。

【治法】滋阴补肾，益血养肝，活血通络。

【方药】六味地黄汤加味。

熟地黄30g，鸡血藤20g，山茱萸15g，淮山药15g，盐泽泻15g，白茯苓15g，牡丹皮15g，紫丹参15g，当归15g，石决明25g，明天麻15g，杜仲15g，夜交藤30g。水煎服，日1剂。

3. 肝郁气滞型

【症状】头晕，目花，嗳气，吞咽不适，胸胁胀痛，纳呆，呕恶等脉沉弦或沉涩，舌苔薄白根腻。

【治法】疏肝理气，解郁化痰，通络止痛。

【方药】理气止痛汤。

柴胡15g，延胡索15g，丹参15g，广木香7.5g，香附15g，青皮25g，郁金15g，姜半夏15g，厚朴15g，杏仁15g，竹茹15g，砂仁7.5g，九香虫10g。水煎服，日1剂。

4. 痰湿中阻型

【症状】头晕、头痛，耳鸣、耳聋，脘闷不舒，恶心呕吐，四肢麻木，肢倦乏力。脉沉缓或濡数，舌苔薄白根腻。

【治法】化痰除湿，理脾清肝，通络止痛。

【方药】理脾化痰汤。

苍白术各 20g，茯苓 20g，陈皮 15g，枳实 15g，姜半夏 15g，竹茹 15g，旋覆花 15g（包煎），郁金 15g，杜仲 15g，续断 15g，天竺黄 15g。水煎服，日 1 剂。

（二）中药外治法

1. 熏洗药

【功用】温经通络，化瘀散结，驱风止痛。

【组成】透骨草 30g，威灵仙 20g，急性子 20g，半夏 15g，海桐皮 15g，桂枝 15g，三棱 15g，莪术 15g，麻黄 15g，红花 15g，艾叶 15g，川椒 15g，细辛 15g，防风 15g。

【制用法】共为粗末，分 4 份装纱布袋内扎口。用时先将药袋放水盆内浸泡 1 小时以上，然后加热熬沸，待温熏洗颈部，每次 5~15 分钟，每日 2~3 次。

2. 熨熁药

【功用】舒筋散结，通络止痛。

【组成】透骨草 30g，威灵仙 20g，急性子 20g，羌活 20g，五加皮 20g，荆芥 15g，防风 15g，麻黄 15g，官桂 15g，半夏 15g，山楂 15g，细辛 15g。

【制用法】共为粗末，分 4 份装纱布袋扎口，放水盆内先浸泡 1 小时，然后加热熬沸，挤去水趁热（注意勿烫伤皮肤）熨熁颈枕部，每次 1 小时以上，每日 2~3 次。每袋可使用 2 日。

（三）针灸疗法

取穴：风池、风府、天柱、大椎、颈夹脊、后溪、中诸、内关、合谷、列缺、绝骨等穴。可根据突出的主要症状，每次可选用 3~5 个穴（包括主、辅穴）。运用"实证泻之，虚证补之"之法则，每多取效。

（四）封闭疗法

1. 星状神经节封闭疗法

采用高位侧入法星状神经节封闭治疗，可使交感神经紊乱消失。取复方丹参注射液 5ml 加 1% 普鲁卡因 5ml、曲安奈德注射液 25mg 以环状软骨为标志，平齐的颈椎横突为第 6 颈椎横突，胸锁乳突肌后缘与颈外浅静脉的交叉点为星状神经节穿刺点，与皮肤垂直进入至颈椎横突尖，针尖触到骨质后，调整进针方向，使针尾向后并向头倾斜约 45°，刺向横突前尖部，回抽无血及脑脊液后即可注射。

2. 硬膜外封闭疗法

于颈椎硬膜外腔内注射复方当归注射液、1% 普鲁卡因、泼尼龙混合液，有时疗效明显。但本操作较为复杂，技术要求高。穿刺部位多在颈 6 间隙、颈 7~胸 1 间隙。两周 1 次。最多可治疗 3 次。

五、刘老临证医案

李某，女，43岁。2003年9月5日就诊。

【主诉】 颈僵、头晕、头痛、多汗、心慌半年余。

【病史】 无明显诱因，半年前偶感颈部僵硬，手麻，继之头晕、头痛，目胀、视物模糊。近来全身乏力，并有心慌、胸闷，眼睑无力，遇冷两手麻胀，且刺痒不适，平时多汗，失眠多梦。虽经多方治疗，但效果不显。

【体格检查】 颈部活动不受限，无压痛，双侧霍夫曼征（+）；膝反射、跟腱反射亢进，巴宾斯基征（-）；心率62次/分。脉沉细无力，舌质淡，苔薄白。

【理化检查】 X线检查：颈椎侧位片显示颈椎生理曲度减小，颈4、颈6椎前后缘骨质增生，颈椎4~5不稳；斜位片示颈4~5、颈5~6钩椎关节增生，相应椎间孔变窄。

【诊断】 颈椎病（交感神经型，气血两虚、心肾不交）。

【治则治法】 补益气血，交通心肾，镇静安神，方药：归脾汤加减。

【处方】 方药如下：人参15g，当归15g，黄芪20g，茯神15g，白术15g，龙眼肉15g，炒枣仁15g，远志15g，石菖蒲15g，枸杞子15g，菟丝子15g，葛根20g，全蝎5g。水煎服，日1剂。

该方连进10剂。头晕、手麻减轻，乏力、心悸亦轻。效不更方，原方不变，继服16剂，手麻、胀消失，多汗、怕冷亦好转。嘱按原方继进10剂。而后嘱服人参归脾丸加颈痛胶丸历二个月余。

【治疗效果】 经治疗，诸症悉退，患者无明显不适。

【按语】 颈椎病（交感神经型），属"眩晕"、"心悸"及部分五官科疾病的范畴。多为素体不健，气血不足，筋骨失养，发生退变，或肝肾不足，精血不足。盖脑为髓海，精血亏则脑府空虚，发为眩晕，血虚不荣于心则心悸；抑或肝郁气滞，情志不遂，不得宣泄，若郁久化火，见肝阳上亢证，又或肝木旺，脾土受克，不能运化水湿，内聚为痰，上蒙清窍，亦发眩晕，痰阻中焦则脘闷不舒。本例系心脾气虚交感神经型颈椎病，用归脾汤为主方随症加减，以期能健脾养心，益气补血，气旺则血生，故使颈僵、头晕、头痛、多汗、心悸等症消退。

第七节 混合型与其他型颈椎病证治

颈椎病两种或两种以上类型同时存在，可诊断为混合型颈椎病。其诊断与治疗，可参阅本章各型颈椎病进行处理。

除上述混合型颈椎病外，还有其他型颈椎病，如颈椎椎体前缘骨赘形成，压迫或刺激食管而引起的以吞咽困难为主要症状的颈椎病，即食管压迫型颈椎病。但其发病率不高，容易误诊和漏诊，给患者带来不应有的经济和精神负担。下面专门介绍食管压迫型颈椎病的证治。

食管压迫型颈椎病又称吞咽困难型颈椎病，主要由于椎间盘退变继发前纵韧带及骨膜下撕裂、出血机化钙化及骨刺形成所致。此种骨刺体积大小不一，以中、小者为多，矢状径多小于5mm，在临床上相对少见，正是因为其少见，因而易被误诊或漏诊。

一、病 因 病 机

该病可因素体不健，肝肾不足，精血亏虚，筋骨失于濡养，以致退变、增生，压迫于局部；

亦可因恚怒，忧思，气结生痰，凝结于上焦，致食管狭窄，饮或可下，食则碍入。该病近似于中医学"噎膈"或"梅核气"，但此二证绝非食管狭窄型颈椎病。食管狭窄型颈椎病的体征较明显，如颈僵、头胀、手麻；椎间孔挤压试验、臂丛神经牵拉试验、头后伸旋转试验皆为阳性；X线摄片检查颈椎生理曲度有改变，多数有椎体失稳，钩突关节增生，颈椎（颈5~6居多）前方可见鸟嘴样骨赘形成。上述这些见证，"噎膈"和"梅核气"都不具备。故临证理当细辨。

二、诊 断 要 点

（1）吞咽困难，尤以仰头时明显，甚则不能吞食硬质食物。

（2）颈部酸痛，颈肌紧张，活动轻度受限。

（3）多伴有其他型颈椎病，尤以交感神经型颈椎病症状较多见。

（4）X线摄片检查，可见颈椎椎体前方骨赘形成（如鸟嘴样骨刺）；钡餐透视可显示食管因骨赘突起压迫而变窄。

（5）必要时可用食管镜检查，以排除食管癌、食管憩室等疾患。

三、鉴 别 诊 断

其应与食管癌、颈性吞咽障碍、吞咽肌无力、梅核气、噎膈等疾病相鉴别。

四、治 疗 方 法

（一）中药疗法

1. 阴虚痰阻型

【症状】颈酸痛，颈肌紧张，吞咽困难，咽中如有硬物梗塞，咽之不下，咯之不出，咽喉干涩刺痛，胸骨后胀痛，时有头晕、耳鸣、盗汗、五心烦热等症。脉细数，舌红苔白根腻。

【治法】证属阴虚火旺，痰瘀交阻。治宜育阴清热，化痰散结。

【方药】养阴化痰汤。

熟地黄30g，沙参15g，党参15g，瓜蒌15g，郁金15g，威灵仙20g，生牡蛎30g（先煎），山慈菇15g，僵蚕15g，炮山甲15g，土鳖虫15g，牡丹皮15g，重楼15g，橘红15g。水煎服，日1剂。

2. 气滞郁结型

【症状】颈僵不适，咽中如有硬物梗塞，吞咽困难。胃脘胀满，胸胁作痛，郁闷不舒，伴有嗳气恶心。

【治法】疏肝解郁，和胃降逆，软坚散结。

【方药】化瘀散结汤。

威灵仙20g，广橘红20g，山慈菇15g，三棱15g，莪术15g，炮山甲15g，皂角刺15g，土鳖虫15g，两头尖15g，丹参15g，郁金15g，厚朴15g，姜半夏15g，紫苏梗15g。水煎服，日1剂。

（二）针灸疗法

1. 主穴

（1）天突穴。位于胸骨上缘，窝内正中。

1）刺法：先直刺入 0.1~0.2 寸，然后将针竖起，沿胸骨缘向下刺 0.5~1.5 寸。

2）注意：此穴深部有气管，在胸骨柄的后方有无名静脉及主动脉，勿刺伤。

（2）廉泉穴。在颈部正中线结喉上，靠舌骨体上缘陷中，仰头取之。刺法：向舌根部位，直刺 1~2 寸。

2. 配穴

（1）巨阙穴。在脐上 6 寸。凡并发心悸怔忡、胃痛呕吐者配主穴用。直刺 0.8~1.3 寸。

（2）鸠尾穴。在脐上 7 寸。

1）刺法：直刺 0.5~1.0 寸。凡并发心悸、呕逆者配主穴用。

2）注意：穴下正当肝左叶，不可深刺，慎之。

五、刘老临证医案

病案 1

孙某，女，56 岁。1962 年 3 月 20 日就诊。

【主诉】颈僵痛，头晕、恶心，吞咽困难，气短乏力 8 个月。

【病史】无明显诱因，8 个月前自觉颈部不适，继之头晕恶心，心慌乏力，胸闷胸痛。尤其吞咽困难，食管似有物梗塞，吐不出咽不下情绪紧张、心情不愉快时则症状加重。曾按"梅核气"治疗，症状略减，但终未治愈。

【体格检查】颈活动仰头受限，低头症状减轻，颈肌紧张。患者痛苦面容，消瘦，脉沉弦，舌淡苔薄白。

【理化检查】X 线检查：侧位片可见颈 6 椎体前缘有一较大鸟嘴状骨赘；钡餐透视则见颈 5~6 椎间隙处食管受压变窄。

【诊断】食管压迫型颈椎病（气滞郁结，痰瘀交阻）。

【治则治法】行气解瘀，通络化痰。

【方药】化瘀散结汤。

【处方】方药如下：广橘红 20g，威灵仙 20g，三棱 15g，莪术 15g，山慈菇 15g，皂角刺 15g，紫丹参 15g，广郁金 15g，川厚朴 15g，姜半夏 15g，紫苏叶 15g，炮山甲 15g，苦桔梗 15g。水煎服，日 1 剂。

二诊 进 10 剂后患者精神状态较好，自述服药后症状有些好转，气短乏力、胸闷减轻，但吞咽仍感困难。遂在前方基础上加土鳖虫 15g、山豆根 15g，威灵仙加 10g，嘱再进 10 剂。症状明显好转，吞咽困难缓解，效不更方，嘱继服 30 剂。

【治疗效果】吞咽困难基本消失，其他症状亦随之消退。

病案 2

胡某，男，48 岁。1986 年 4 月 10 日就诊。

【主诉】颈部不适，吞咽困难1年就诊。

【病史】患者自觉颈僵，继之咽喉干燥疼痛，胸骨后发胀，干涩刺痛，吞咽困难，近两个月症状加重，虽有饥饿感，亦不愿进食，且有恐惧感，每餐只能进流食，如牛奶、豆浆等。经常头晕、恶心；手足心发热，腰酸腿软，全身乏力，小便短黄。

【体格检查】形体消瘦，面无华色，忧郁苦闷，无欲懒言；舌质红，苔白微腻，脉细数，剑突下压痛（+）。

【理化检查】X线检查：颈椎侧位片可见颈6椎体前缘有一较大鸟嘴样骨赘；钡餐透视显示颈5~6间隙处食管受压变窄。

【诊断】食管压迫型颈椎病（阴虚火旺，痰凝梗阻）。

【治则治法】养阴清热，解凝散结。

【方药】养阴化痰汤加减。

【处方】方药如下：生地黄30g，北沙参20g，大麦冬15g，黑元参15g，广郁金15g，全瓜蒌20g，川厚朴20g，姜半夏15g，威灵仙20g，僵蚕15g，苦黄芩15g，广橘红15g，生牡蛎30g（先煎）。水煎服，日1剂。

上药连进10剂，咽喉干燥、食管发胀、干涩感均有好转，吞咽疼痛减轻，但进食稀粥仍有疼痛。舌质淡，苔薄白不腻，脉细数。前方减苦寒之黄芩，加山豆根15g、木蝴蝶15g、山慈菇15g、炮山甲15g，再进10剂。咽喉干燥，食管发胀，干涩感进一步减轻，进食稀粥略有疼痛，头晕、恶心减轻。近日睡眠欠佳，多梦。于前方（复诊方）加夜交藤30g。进10剂后来诊，上述症状明显好转，吞咽困难基本消失。嘱按前方再服20剂后来诊。

【治疗效果】颈部不适，吞咽困难症状消失。

【按语】食管型颈椎病，临床上很少见。上述两个病例相距十余年。一例为20世纪60年代初；另一例于20世纪80年代中发现。经过运用我国传统医学的辨证施治法则，两例患者均获痊愈。

该病多为素体不健，肝肾不足，精血亏虚，筋骨失养，以致发生退变、增生，压迫局部；亦可因喜怒忧思，气结生痰，凝结于上焦，致气管狭窄，饮或可下，食则碍入。该病近似中医学"噎膈"或"梅核气"，但此二症绝非食管狭窄型颈椎病。食管狭窄型颈椎病的体征较明显，如颈僵、头胀、手麻；X线片检查：颈椎（颈5~6）前方可见鸟嘴样骨赘形成。

第八节　颈椎骨折

一、概　述

脊柱在人体骨骼中占有重要地位，其生理弯曲可以缓冲外力对脊柱的冲击和震荡，但当强大的直接或间接暴力作用于脊柱时，会破坏其稳定和平衡性及椎骨的连续性。其中，颈椎骨折占脊柱损伤的3.8%，多属于非稳定性骨折，是脊柱骨折中较严重的一种，伴有脊髓损伤而危及生命。

二、解　剖　学

颈椎是椎骨中活动最大的椎体。颈椎共7块，在脊柱椎体中体积最小，其上端由寰枕关节与头颅相接。

第 1 颈椎又名寰椎，其形态与其他颈椎相比虽有共同的结构，如都有横突及横突孔，各有两个上、下关节突及一个较大的椎孔，但最大的差别是没有椎体，棘突极短。

第 2 颈椎又名枢椎，其基本形态与其他颈椎相似，但其外形特点是椎体向上伸出形成齿状突。

第 3 颈椎至第 7 颈椎一般椎体较小，呈横椭圆形，椎体中部略细，上、下两端膨大，上、下椎体之间形成了马鞍状的对合，以便保持颈部脊柱在运动中的相对稳定。椎体上面的后缘两侧有向上的脊状突起称为钩突，它们与上位椎体下面的后缘两侧呈斜坡形对应部分相对合，形成所谓钩椎关节，即 Luschka 关节。颈椎 4~6 水平的 Luschka 关节是骨赘的好发部位。椎弓向前与椎体相连处较细，称为椎弓根。上椎弓根、下椎弓根之间形成椎间孔，脊神经在此孔穿出。神经根的营养动脉也经此孔进入椎管。椎弓根向后是板状部分称为椎板，上下椎板之间有黄韧带连接。

三、病 因 病 机

（一）祖国医学认识

中医学对颈椎损伤的认识早就有记载，古人称之为"旋台骨"、"玉柱骨"等，如《医宗金鉴·正骨心法要旨·旋台骨》记载："旋台骨，又名玉柱骨，即头后颈骨三节，一名玉柱骨。"并阐述了其损伤机制及治疗方法，如"此骨被伤，共分四证：一曰从高坠下，致颈骨插入腔内，而左右尚活动者，用提顶法治之……一曰仆伤，面仰头不能垂，或筋长骨错，或筋聚，或筋强骨随头低，用推、端、续、整四法治之"。《外台秘要·卷廿九》曰："因跌打压损……头项伤折骨节。"指出了颈椎骨折的外因多为外力，尤其是多自头部的纵向挤压暴力所引起。在治疗方面，传统的药物、推拿、牵引疗法受到欢迎，并收到良好效果。

（二）现代医学认识

寰椎骨折主要是由于暴力由颅骨向颈椎轴向传导的过程中，寰椎作为枕颈移行部的重要结构，因其解剖结构不同于其他椎体，没有椎体及关节突，外观呈椭圆形，由两侧块及前后弓组成。两侧块外厚内薄，与前弓、后弓连接处相对薄弱，当轴向应力转化为离心向的水平应力，导致寰椎的爆裂性骨折。当应力作用于一侧，导致一侧椎弓或侧块骨折，如果侧块外移距离较大，可能存在横韧带断裂。

当颈长肌剧烈收缩时可能寰椎水平骨折、前结节撕脱性骨折；当颈椎过伸时可能造成寰椎后弓骨折。

枢椎椎体骨折的报道不多，实际上这种损伤并非不常见，只是散在于 Hangman 骨折（枢椎创伤性滑脱）和齿突骨折的专题报道中，一些非典型的 Hangman 骨折的报道实际上是枢椎椎体骨折。枢椎齿状突由于局部解剖学上特殊性，当其骨折时不愈合率较高，日后不稳定的持续存在，可能导致急性或迟发性颈髓压迫并危及生命。齿状突骨折在成人的颈椎损伤中占 10%~15%。

下颈椎是指颈 3~7 椎节，下颈椎骨折或骨折脱位在颈椎损伤中较为常见，以青壮年居多，随着工业交通运输和体育事业的发展，青少年和老年人颈椎损伤也日益增多。颈椎损伤的病因取决于患者在受到外力作用的瞬间体位、姿势及外力的性质、方式和作用时限。

颈椎在遭受过伸暴力作用时，致上下位椎板之间相互猛烈撞击而引起骨折。骨折部分多发生在关节突后至棘突之间，骨折线呈斜行。好发于颈椎退变的中老年人，但也会发生于青壮年。直接暴力造成的椎板骨折，多见于战时的火器性损伤，如子弹和弹片伤，多合并颈椎其他结构的损伤。锐器（如刀尖或金属锐器等）直接刺入致椎板骨折，平时或战时都可见，两者同属开放性损伤。椎板骨折片陷入椎管导致脊髓损伤，但致伤物直接对脊髓损伤更多见，也更严重。

当头颈部被重物打击，而致颈椎猛烈屈曲时，在力作用点之下的棘突和肌肉发生强烈地对抗性牵拉时，即可造成棘突撕脱骨折，故棘突骨折多由于颈椎骤然过屈所致。当人处在挥动铁铲时，突然猛烈的用力，使肩胛肌剧烈收缩并与斜方肌等形成不协调的收缩，引起棘突骨折。骨折多为一个棘突，有时为两个棘突骨折。

颈椎受到侧屈暴力是颈椎钩突骨折常见的致伤原因。颈椎钩椎关节对椎体的稳定有重要作用。当颈椎遭受到侧方屈曲或垂直暴力作用时，一侧钩椎关节受到张应力而分离，而另一侧受到旋转及压应力或旋转撞击作用，可造成骨折。严重者该侧椎体也可引起压缩骨折。这种不对称的骨折，常伴有数种附件骨折，如椎弓、关节突关节等，但极少有移位或仅轻度移位。骨折片如进入椎间孔则产生神经根损伤，但较少合并脊髓损伤。

四、临床分型

（一）根据损伤病程分类

由于损伤后病程长短不同处理方式有异，故临床上将其分为以下内容。

（1）急性颈椎损伤。颈椎损伤 3 周内均属于急性损伤，但与损伤早期有区别。

（2）陈旧性颈椎损伤。颈椎损伤 3 周以上，软组织已获初步愈合，属于陈旧性损伤。

（二）根据损伤部位和类型分类

1. 上颈椎损伤

上颈椎损伤指枕椎-寰椎-枢椎复合体任何结构损伤。常见以下类型：①寰枕关节脱位；②寰枢关节半脱位；③寰椎爆裂性骨折（Jefferson 骨折）；④寰椎前弓撕脱骨折；⑤寰椎后弓骨折；⑥枢椎椎弓骨折（Hangman 骨折）；⑦枢椎椎体骨折；⑧齿状突骨折；⑨寰枢间韧带损伤、寰枢关节脱位。由于损伤机制不同，可以多种损伤类型并存。

（1）寰椎骨折的分类

1）寰椎前后弓四处骨折即爆裂性骨折亦称为 Jefferson 骨折。

2）侧块的粉碎性骨折，较为常见，由于横韧带附着点的脱离致横韧带失去生理作用，是一种不稳定骨折。

3）单侧半环骨折（前后弓同侧骨折）。

4）侧块线性骨折。

5）后弓骨折。

6）前弓骨折。

7）前后弓不同侧骨折。

除1）、2）外，其他各型骨折均为稳定性骨折，判断骨折稳定性的主要标准是横韧带在解剖及生理功能上是否完整。

（2）枢椎骨折的分型

1）枢椎齿突骨折根据骨折部位分成 3 型。

Ⅰ型：齿突尖端翼状韧带附着部的斜行骨折，约占 4%。

Ⅱ型：齿突与枢椎椎体连接处（齿突腰部）的骨折，占 65%（亚型：即ⅡA 型齿突骨折：齿突基底部骨折，骨折端后下方有一枚较大的游离骨块，为不稳定骨折，单纯支具治疗容易发生骨不连）。

Ⅲ型：枢椎椎体部骨折，这一部分相当于胚胎时间前寰椎与尾侧 C_2 体节融合处，占 31%。

2）Hangman 骨折（枢椎创伤性滑脱）Pepin-Hawking 分类：此种比较简单，只是根据骨折移位情况将枢椎椎侧弓骨折分为两型：Ⅰ型，骨折没移位，损伤范围涉及枢椎后柱；Ⅱ型，骨折有移位，除后结构受到损伤外，前方的韧带与 $C_{2~3}$ 椎间盘均受到损伤。

3）枢椎椎体骨折的部位，位于齿突基底部和双侧椎弓根之间，按照骨折的形态，可分为3型。

Ⅰ型：骨折线呈冠状排列的垂直的枢椎椎体骨折；Ⅱ型：骨折线呈矢状方向的垂直枢椎骨折，即枢椎侧块骨折或枢椎上关节突骨折；Ⅲ型：骨折线呈水平方向的椎体部骨折，即齿突Ⅲ型骨折。

2. 常见的颈椎（$C_{3~7}$）骨折主要有以下类型

（1）单纯椎体楔形压缩骨折。

（2）垂直压缩骨折。

（3）颈椎椎板骨折。

（4）颈椎棘突骨折。

（5）颈椎钩突骨折。

3. 按脊柱损伤机制分类

以 Allen 等提出的分类方法为基础：①屈曲压缩型（compressive flexion，CF）；②屈曲牵张型；③伸展压缩型（compressive extension，CE）；④侧方屈曲型（lateral flexion，LF）；⑤伸展牵张型（distractive extension，DE）；⑥垂直压缩型（vertical compression，VC）。

五、临　床　表　现

首先患者有明显的外伤史，主要临床表现为颈部疼痛，颈部棘突和棘突旁压痛明显。颈椎活动受限甚至无法活动，呈僵直状态。合并神经压迫者，表现出相应的神经系统症状和体征，若压迫神经根则会出现肩臂和手部麻木、疼痛或感觉过敏，严重者肢体瘫痪。损伤严重时可造成脊髓损伤，出现损伤平面以下感觉、运动和括约肌功能障碍。有时可引起脊髓前动脉损伤或压迫，导致脊髓前侧损害的特殊临床征象。常有运动功能丧失。

颈椎单纯椎板骨折可仅仅表现为局部疼痛和颈部功能运动受限。如合并脊髓损伤则表现出相应的临床症状和体征。

颈椎棘突骨折主要表现为疼痛、肿胀和颈椎活动受限。患处明显肿胀，可见广泛皮下瘀血，局限性压痛，活动的棘突有时可触及骨擦音和异常活动。

颈椎钩突骨折在临床并不少见，但容易被忽视。患者有明显屈曲、垂直和旋转等暴力作用，如果已发现椎体脱位或骨折脱位，应注意观察钩突影像学表现。凡是颈椎损伤后有急性神经根性疼痛或神经根支配试功能改变，都应考虑钩突骨折的可能。

寰椎骨折患者表现为颈部疼痛、僵硬，常以双手托住头部，避免其活动。颈部有明显压痛，颈后肌群痉挛，活动受限，咽部肿胀或有瘀血。如第 2 颈神经（枕大神经）受累时，患者感觉枕部疼痛、颈肌痉挛、颈部活动受限。若伴脊髓损伤，可有运动感觉丧失。损伤严重者可致瘫痪甚至立即死亡。

枢椎齿状突骨折一般患者自述枕部和颈后部疼痛，并常有枕大神经分布区域的放射痛。应注意头颈是否有僵硬呈强迫体位，典型的体征为患者以手扶持头部可缓解疼痛，但在临床上并不常见。有 15%~33% 的患者有神经系统的症状和异常体征，其中以轻度截瘫和神经痛最为常见，严重者还可发生呼吸骤停，多见于老年人，常常当即死亡；枢椎侧块骨折主要的临床表现为颈部或枕部疼痛和头颈活动受限，极少合并脊髓或神经根损伤，尽管合并 $C_{1\sim2}$ 其他部位损伤，较少出现神经症状。

六、辅 助 检 查

（一）X 线检查

寰椎骨折需投照开口位及正位、侧位 X 线片，并在开口位片上测量了解寰椎压迫骨折与寰枢椎不稳的情况，正常的寰椎侧块外缘与枢椎关节突外缘在同一直线上，寰椎骨折者双侧侧块向外移位，侧块外缘超过枢椎关节突外缘。测量侧块向外移位的距离，两侧之和超过 6.9mm，表明寰椎横韧带断裂，导致寰枢不稳定。开口位上寰椎两侧块与齿状突间的距离相等而对称；侧位 X 线片上可见到寰椎后弓双重骨折，骨折线经过椎动脉沟。侧位片上寰椎前弓后缘与齿状突前缘，即寰齿间距正常为 3~5mm，在 3mm 内是较恒定的标志，如果寰齿间隙大于 5mm，可能为寰椎骨折合并横韧带断裂。

枢椎骨折 X 线检查也应包括正位片、侧位片和开口位片（开口位尤为重要）。清晰的开口位片可以显示齿突骨折及其骨折的类型，侧位片能够显示寰枢椎是否脱位。在读片时一定注意齿突骨折可能合并寰椎骨折；对于 Hangman 骨折诊断主要依靠侧位片，侧位片一般可清楚地显示骨折线及移位和成角的情况，典型表现是双侧枢椎峡部骨折，骨折线呈垂直或斜行，枢椎椎体可有不同程度的移位和成角畸形。动力拍片可提供骨折块的稳定性；枢椎侧块骨折在侧块移位较轻时，常规 X 线片往往不能发现直接的骨折征象，仅能发现颈椎生理弧度减小或者变直。在这种情况下，颈椎的薄层 CT 扫描往往可以发现骨折线的存在。颈椎侧位片对枢椎椎体 I 型骨折的诊断非常有用。侧位片可显示骨折线通过枢椎椎体背侧，椎体的前方大部分和寰椎一道向前移位，并伴屈曲或伸展的成角畸形，而其椎体骨折后部分、下部仍在原处，位于 C_3 椎体上方正常位置，开口位片和冠状面的断层片对 II 型骨折的诊断非常有价值，可显示枢椎侧块塌陷、寰椎侧块进入枢椎上关节面。

对于颈椎 3~7 单纯椎体楔形压缩骨折，颈椎正位、侧位 X 线片上显示损伤的椎体前部压缩，整个椎体呈楔形改变；有时可表现小关节突骨折；而垂直压缩骨折，侧位 X 线片显示椎体粉碎性骨折，骨折片向前凸出颈椎前缘弧线，向后凸入椎管。颈椎生理弧度消失；正位片提示椎体压缩性骨折。颈椎椎板骨折，X 线常常不能清楚地显示损伤部位。只能在清晰的侧位 X 线片上可见椎板骨折，前后位片由于骨性组织重叠无法辨认；颈椎棘突骨折，侧位 X 线片上显示棘突骨折线自上斜向下方，骨折的棘突向下方移位并与上位棘突分离，此为该病的典型 X 线表现；颈椎钩突骨折，X 线常常不能清楚地显示颈椎钩突骨折的损伤部位。

（二）CT 检查

CT 检查可以清楚显示椎体损伤情况、爆裂的形态和分离移位的特点，尤其能显示骨折片在椎骨内的大小和位置及其与脊髓之间的关系，为这类损伤的诊断提供了极为有用的根据。为了解椎体及附件的损伤细微结构的变化，宜采用断层拍片及 CT 扫描，同时也可以进行三维重建。三维重建有助于对骨折形态的全面了解，对于可疑累及枢椎前结构的非典型 Hangman 骨折（枢椎椎体骨折）尤为必要。对于齿突骨折读片时应注意骨折移位程度，位移超过 5mm 者愈合多延迟；此外，尚可依据颈咽间隙增宽（即咽后壁与第 3 颈椎椎体之间的距离，正常为 4mm 以内）进行判断。

（三）MRI 检查

MRI 检查对骨折的观察不如 CT 清晰，能判断脊髓有无损伤，主要用于伴有脊髓症状者，可了解脊髓及周围软组织的情况，对整个颈椎的损伤可有全面的评估，并为手术入路的选择提供依据。

七、诊断及鉴别诊断

（一）创伤性寰枢椎半脱位

该病常遭受挥鞭样损伤，造成寰横韧带断裂，X 线片见寰齿间隙增大，张口困难，齿突轴线与两侧块距离不等。

（二）颈椎病

多发于中老年人，颈项强痛，可向前臂放射，活动受限，屈颈试验、臂丛神经牵拉试验或头顶叩击试验阳性。X 线片示：一般无骨折、椎体退行性变等。

（三）颈椎关节突脱位

颈椎受到屈曲剪切暴力，如挥鞭样损伤时，可发生关节突半脱位或者全脱位。主要表现为颈部疼痛呈保护性僵直，活动受限，肌肉痉挛，损伤平面以下有程度不同的神经根痛及颈脊髓功能障碍。X 线片可见椎体前倾向前移位，相邻棘突间张开，小关节分离，一个或两个关节突交锁。

八、治 疗

对于稳定型损伤以保守治疗为主，通常采取牵引或支具、石膏固定。而不稳定的损伤，特别是下颈椎骨折脱位，脊椎排列异常，可合并骨折，常伴有不同程度的脊髓损伤，甚至危及生命。颈椎骨折脱位治疗的目的在于保护脊髓、减轻或防止继发损害、恢复颈椎序列，从而保持颈椎的长期稳定性。下颈椎骨折脱位治疗应以尽快恢复颈椎正常序列、彻底减压、恢复椎间高度和生理曲度及重建颈椎即刻稳定性为基本原则，早期解除脊髓压迫是治疗关键。

（一）保守治疗

1. 牵引

一般对于无颅脑损伤及脊髓神经症状者，可采取非手术治疗。主要有颅骨牵引、支架或颈托等方法固定。不伴有颅脑损伤或脊髓神经损伤者，一般先维持牵引，然后再给予头–颈–胸石膏固定；伴有脊髓神经损伤者：在采用颅骨牵引期间，密切观察神经损伤症状的恢复情况，并注意保持呼吸道通畅。一般这样的患者需行气管切开，待病情稳定，神经症状基本消失后再按前法治疗；卧床牵引时间一般不少于 3 周；伴有颅脑等其他损伤者：优先处理危及生命等的更为严重的损伤，但应注意对颈部的制动与固定，以防加重损伤。

2. 药物治疗

颈椎牵引固定的同时可根据传统医学的骨折的三期分治理论来组方用药。骨折的中药辨证治疗包括内服药和外用药，按骨折三期辨证用药。

骨折初期：由于筋骨脉络损伤，血离经脉，瘀积不散，气血凝滞，经络受阻，伤处肿痛，痛处固定，坐卧不利，颈部刺痛，痛有定处，僵硬，舌质紫暗，或有瘀点瘀斑，舌苔黄或薄白，脉数或弦涩。治宜活血祛瘀、消肿止痛。内服方用复元活血汤、活血止痛汤、桃红四物汤等加减，中成药可用活血丸等药；外用化瘀止痛膏等。

骨折中期：肿胀逐渐消退，疼痛明显减轻，但瘀肿虽消而未尽，骨尚未连接，活动受限，舌质暗、苔薄白、脉弦。治宜和营生新、接骨续筋。内服方用新伤续断汤、续骨活血汤、桃红四物汤、接骨丹等加减；中成药可用接骨丹等续筋接骨药；外用接骨散等。

骨折后期：疼痛消退，已有骨痂生长，但骨不坚强，且病久体虚，筋骨润养不足，舌质淡暗、苔薄白、脉弦细。治疗上宜补肝肾、壮筋骨、养气血；外治宜舒筋活络。内服方用接骨丹、壮骨伸筋胶囊等。

（二）手术治疗

手术的目的主要包括矫正畸形、脊髓和神经根减压、重建稳定性。通常采用减压、植骨融合内固定手术。

一般在治疗的同时我们还应注意以下几点。

1. 保持呼吸道通畅

呼吸道的通畅具有重要意义，尤其是对颈 5 椎节以上的完全性脊髓损伤者更应注意，宜及早行气管切开。

2. 恢复椎管形态及椎节稳定

通过非手术或手术方法首先恢复椎管的列线，如此方可消除对脊髓的压迫与此同时还应设法保证受损椎节的稳定以防引起或加重脊髓损伤。除用牵引疗法使颈椎制动外，还可酌情采取前路或后路手术疗法。

3. 切除椎管内致压物

凡经 CT 或 MRI 等检查已明确位于椎管内有致压物时，均应设法及早切除，并同时行内固定术。一般多选择颈前路手术。对个别病情严重者，也需同时予以颈后路固定术。对全身情况不佳者则可暂缓施术。

4. 促进脊髓功能的恢复

在减压的基础上，尽快地消除脊髓水肿及创伤反应，给予神经营养剂及改善血循环的药物。对脊髓完全性损伤者，应着眼于手部功能的恢复与重建，包括根性减压（患者必须有腕部功能保存）及肌腱转移性手术等。

5. 后期病例

对不全性瘫痪者，主要是切除妨碍脊髓功能进一步恢复的致压物及功能重建；而对完全性脊髓损伤者则以椎节稳定预防并发症及康复为主。

九、预　　防

该病无特殊的预防措施，主要是避免外伤。其次是注意预防并发症。

对于枢椎椎体骨折Ⅰ型骨折的患者伴随神经损害的概率较高。因枢椎椎体前半部分连同寰椎向前移位，而枢椎椎体后侧骨折碎片仍留在原位，从而造成脊髓受压的危险，但也有神经功能完整仅有颈部剧烈疼痛主诉的报道。Ⅱ型骨折的患者一般不伴有神经损害症状，仅有局部症状，颈部疼痛、僵硬。该病其他的并发症还包括：脊髓、椎动脉损伤及脑脊液漏等。

对于齿突骨折患者来说，齿状突不连是齿状突骨折最易发生的并发症，在临床上并不少见，尤其好发于骨折线通过齿突腰部的Ⅱ型骨折。主要是由于该型骨折易发生错位，因为齿状突尖韧带与翼状韧带的牵拉可使骨折分离，且后方的横韧带的推挤也可使其移位。

在疾病的预防过程中，医护人员还要注重对患者的调护，治疗期间应坚持佩戴固定架和颈托，并加强全身的功能锻炼。针对老年人骨折后紧张、焦虑、悲观、痛苦等多种情绪反应，有的放矢地进行心理疏导。术后卧床期间要鼓励患者多饮水，协助患者定时翻身、拍背，局部受压皮肤可每日用温水擦洗或按摩，对于体弱消瘦的患者，在臀部垫气圈，以防止坠积性肺炎、褥疮等长期卧床并发症的发生；保持会阴部清洁，防止发生泌尿系感染。

十、病 案 举 例

病案1

李某，女，42岁。2010年8月28日就诊。

【主诉】颈部疼痛，活动受限13小时。

【病史】患者缘于13小时前因车祸致使颈部疼痛，活动受限，被"120"送至当地医院，在当地医院经过检查后诊断为"颈椎4椎体骨折脱位"，给予颈托固定，患者为求进一步治疗故来我院就诊。

【体格检查】

患者被抬入诊室，颈托外固定，颈部明显肿胀，颈部皮下散在瘀斑，颈椎活动度未查，双上肢肌力Ⅳ级，双上肢肱二头肌、肱三头肌腱反射及桡骨膜反射减弱，双肩部和双上肢皮肤感觉减弱，双侧霍夫曼征（−）。舌苔薄白根腻，脉弦滑。

【理化检查】自带颈椎CT示：颈4椎体楔形变，相应水平椎管狭窄。

【诊断】颈4椎体骨折。

【治则治法】活血化瘀，疏通脏腑。

【处方】当归尾20g，川芎15g，丹参15g，赤芍15g，杜仲20g，桃仁15g，北柴胡15g，红花15g，山甲珠15g，厚朴15g，陈皮15g，车前子20g（包），大黄15g（后下）。水煎300毫升，分2次，早晚温服。

颈椎牵引。

二诊 2010年9月4日。

患者自述颈部已不痛，双上肢麻木减轻。

【处方】前方去大黄，加郁李仁15g、神曲15g。7剂水煎服。

口服接骨丹，每次5g，每日3次。

三诊 2010年9月11日。

患者自述颈部已不痛，双上肢麻木明显减轻。

【处方】前方不变，7剂水煎服。口服接骨丹，每次5g，每日3次。

病案2

孙某，女，56岁。2012年5月12日就诊。

【主诉】头晕，颈肩部疼痛、活动不利 3 日。

【病史】3 日前因外伤致使头晕，颈肩部疼痛、活动不利，左手麻木，曾在吉林大学第一医院就诊，诊断为"颈 5、颈 6 椎体骨折"，建议手术治疗，患者拒绝，给予颈椎围领固定，患者为求进一步诊治，故来我院就诊。

【体格检查】颈椎围领外固定，颈部生理曲度变直，颈 5~6 棘突旁压痛（+），颈部活动受限，双上肢肌力Ⅳ级，左侧肱二头肌、肱三头肌腱反射略减弱，左前臂尺侧皮肤触痛觉迟钝，双侧霍夫曼征（-）。脉沉缓、舌苔薄白。

【理化检查】颈椎正侧位 X 线示（2012 年 5 月 9 日）：颈椎变直，颈 5~6 椎体楔形变。颈椎 CT 示（2012 年 5 月 9 日）：颈椎变直，颈 5~6 椎体楔形变，椎体后缘有骨块突入椎管，相应硬膜囊受压。

【诊断】颈 5~6 椎体骨折。

【治则治法】舒颈壮骨、活血化瘀。

【处方】黄芪 25g，当归 15g，葛根 20g，桂枝 15g，姜黄 15g，丹参 15g，天麻 15g，赤芍 15g，延胡索 15g，香附 15g，泽泻 15g，甘草 10g，蜈蚣 2 条，白蒺藜 20g，乌梢蛇 20g，鸡矢藤 15g，山茱萸 20g，桑树枝 15g，白术 30g，补骨脂 20g，炙附子 10g（先煎 30 分钟），加姜、枣。日 1 剂，7 剂，水煎服。

配合持续枕颌牵引。

二诊 2012 年 5 月 19 日。

患者自述：颈部疼痛明显减轻、左肩部稍痛，左手麻木缓解。脉沉缓无力，舌苔薄白。

【处方】调整处方：去炙附子 10g，加续断 50g，日 1 剂，7 剂，水煎服。

口服接骨丹，每次 5g，每日 3 次。

三诊 2012 年 5 月 26 日。

患者自述颈部略感疼痛，左肩偶有疼痛，左手麻木明显减轻，睡眠欠佳。脉沉缓无力，舌苔薄白。

【处方】前方加肉桂 6g，夜交藤 50g，加姜、枣。日 1 剂，7 剂，水煎服。

中成药：口服接骨丹，每次 5g，每日 3 次。

四诊 2012 年 6 月 2 日。

患者自述颈肩部疼痛已基本消失，左手无麻木感，睡眠好转。脉沉弦细，舌苔薄白。

【处方】继续口服接骨丹，每次 5g，每日 3 次。

【治疗效果】3 个月复诊，患者自述头晕，颈肩部疼痛、活动不利，左手麻木已基本消失。

第七章 胸部疾患

第一节 胸椎小关节错缝

一、疾病概述

胸椎小关节错缝，是上一胸椎的下关节突与下一胸椎的上关节突所构成的椎间关节，在外力的作用下使其发生侧向错移，表现为关节囊滑膜嵌顿而形成的不全脱位，且不能自行复位而导致的疼痛和功能受限等症状的一种病症。该病多见于女性或体力劳动者，好发于胸3~6椎体之间，是引起胸背痛的常见原因。

胸椎小关节紊乱在中医上归属于"筋出槽"、"骨错缝"范畴。是由于暴力、损伤等原因导致胸椎小关节错位，使胸椎机能失衡而引起的一系列症候群。"筋出槽，骨错缝"是中医特有的名词，它既属于病名，又属于病机变化，在历史文献中并非罕见，但由于比较散在，而未引起重视。比较确切提出此病名的首推《御纂医宗金鉴·编辑正骨心法要旨》"先受风寒，后被跌打损伤者，癖聚凝结，若脊筋隆起，骨缝必错，则成拘偻之，当先揉筋，令其和软，在按其骨，徐徐合缝，背普始直"。《难经》中的"四损损于筋，筋缓不能自收持，五损损于骨，骨痿不能起于床"，说明筋骨相系，伤筋必及骨，伤骨必损筋。唐代的骨伤科最早的专著《仙授理伤续断秘方》中记载："凡左右损处，只相度量缝，仔细擦捺，柑度仅见大概。"清代《伤科补要》中说："若骨缝叠出，俯仰不能，疼痛够忍，腰筋僵硬，轻者仅伤筋肉易治，重则骨缝参差难治，先以手轻轻搓摩，令其骨合筋舒。"

二、解 剖 学

1. 胸椎椎体

胸椎共12个，自上而下逐渐增大。在椎体的后面有棘突，侧面有横突，左右各有一个关节突。在椎体侧面后部近体上缘和下缘处各有一半圆形的肋凹，与肋骨相关节。横突末端的前面有横突肋凹，与肋结节相关节。上下关节突的关节面近似冠状位。棘突长而伸向后下方，彼此掩盖成叠瓦状。

2. 胸椎小关节

胸椎小关节包括：胸椎后关节、肋骨小头关节、肋横突关节、胸椎小关节。

（1）胸椎后关节：胸椎的关节面呈冠状位，其中上关节突的关节面朝后而偏向上外方，下关节突的关节面朝前而偏向下内方。

（2）肋骨小头关节：由肋骨小头关节面与胸椎侧面的肋凹构成，从 2～10 肋，每一肋骨小头同时接触两个胸椎的肋凹。

（3）肋横突关节：从 1～10 肋，由每一肋结节关节面与横突肋凹构成。

（4）胸椎小关节：胸椎后关节、肋骨小头关节和肋横突关节统称为胸椎小关节。

3. 胸椎的连接

胸椎间的关节包括两类微动关节连结：一类为纤维韧带连结，如前纵韧带、后纵韧带；另一类为纤维软骨连结，即椎间盘。

（1）纤维韧带连结：椎体借椎间盘和前纵韧带、后纵韧带紧密相连结，椎间盘位于相邻椎体之间，前纵韧带、后纵韧带分别位于椎体的前方、后方。前纵韧带是人体内最长的韧带，厚而宽，较坚韧。后纵韧带较细长，虽亦坚韧，但较前纵韧带为弱，位于椎体的后方，为椎管的前壁。椎弓由椎间关节和韧带所连结。相邻椎骨的上下关节面构成椎间关节，由薄而松弛的关节囊韧带连结起来，其内有滑膜。横突之间有横突间肌，对胸脊柱的稳定性所起的作用很小。椎板之间有黄韧带，弹性大，很坚韧，是由弹力纤维组。棘突之间有棘间韧带和棘上韧带，使之相互连结。

（2）纤维软骨连结：椎间盘又称椎间纤维骨盘，是椎体间的主要连结结构，协助韧带保护椎体，椎间盘中纤维软骨复合体，连于椎体间，仅允许椎体间少许度数的弯曲，以完成生理活动和维持椎管的排列，提供了非常牢固的连结。椎间盘富有弹性，因此相邻椎间有一定限度的活动，能使其下部椎体所承受的压力均等，起到缓冲外力的作用，并减轻由足部传来的外力，使头颅免受震荡。每个椎间盘包括髓核和纤维环两个部分。

1）髓核：是由一类胶状蛋白基质的纤维软骨组织组成，含水量很高，为半流状、弹性强的胶状物质。髓核为纤维环所包裹，如同一个滚珠，位置偏移，颈椎的髓核多在中部稍前，颈椎的运动轴线由此通过。椎体在其上移动，髓核向外挤压纤维环，并将所承受压力均匀地传递到纤维环。

2）纤维环：位于椎间盘的周缘部，由纤维软骨组成，以一系列同心的纤维层包绕髓核，并与椎体相连接。其前方有坚强的前纵韧带，前纵韧带的深层纤维并不与纤维环的浅层纤维融合在一起，却十分加强纤维环的力量；纤维环的后方有后纵韧带，并与之融合在一起，亦加强纤维环后部的坚固性。由于纤维环后部较窄，力量较弱，髓核易于向后方突出，但由于纤维环后方中部有后纵韧带加固，突出多偏于侧后方。髓核受力向外挤压、胸椎的旋转弯曲都可使纤维环处于拉伸状态，其独特结构具有承受拉伸载荷的能力。

4. 胸脊神经

脊髓位于椎管的中央，呈扁圆柱状。脊髓上部，在枕大孔处，续于延髓；其下部，在第 12 胸椎以下逐渐变尖，形成脊髓圆锥。胸椎椎管管腔较窄，最窄的阶段为第 4～9 胸椎，其中的脊髓的血液供应也最差，往往因外伤或血管栓塞导致血供障碍，致使脊髓软化，引起截瘫。脊髓之颈膨大向下达于第 2 胸椎，膨大向上达于第 10 胸椎。

脊髓胸段发出的胸神经共 12 对，在同序胸椎下缘穿出，都有前支和后支。胸椎神经感觉性的后根和运动性的前根都向其相应的椎间孔穿行，后根上神经节位于椎间孔内，神经根穿经椎间孔时，附着于孔周围的骨膜上。因此，小关节紊乱造成的椎间孔形态的改变，可牵拉或挤压脊神经根而造成脊神经刺激或压迫，从而出现相应的病变症状。

三、流 行 病 学

胸椎小关节错缝多见于女性或体力劳动者，好发于胸 3 到胸 6 椎体之间，是引起胸背痛的常见原因，亦或伴有不同程度的肋间神经痛和胸腹腔脏器功能紊乱的症状易被误认为是心血管系统、呼吸系统和消化系统的"神经症"等，人们对该症的认识还不够全面，且该病表现复杂，常易引起误治或延误治疗，造成患者精神上和经济上的负担。近年来，由于长期伏案工作等不良坐姿的影响，胸椎小关节紊乱症的发病人群呈现出低龄化趋势，发病率也呈逐渐上升的趋势。

四、病因病机

刘柏龄认为风寒湿邪侵入肩背部经络，长期劳损和外伤，导致胸背部气血阻滞，出现错位阶段局部明显疼痛和不适，重者牵掣肩背部作痛，且感季肋部疼痛不适、胸闷、胸部压迫堵塞感，入夜翻身困难，以及相应脊神经支配区域组织的感觉和运动功能障碍为该病的特征。

1. 长期劳累

积劳损伤背部筋肌僵硬，久则背痛不适。时发时止，因疲劳、阴雨天可加重，肩背肌肉僵硬强直，旋转不利；气血行涩，久而筋肌节窍失荣而致筋拘节黏，继而筋节硬僵。

2. 风寒湿邪

风寒湿邪客于经脉，该病易发生于督脉及膀胱经，督脉主一身之阳气，肾主骨，肾气不足，卫阳不固，则风寒湿邪乘虚而入，寒邪所客，气血瘀滞闭阻，运行不畅，经络阻滞，肩背痛坠，得热则舒，遇寒痛甚，颈部筋肌粘连、僵硬强直，活动欠利；胸骨为督脉循行之处，而督为阳脉之海。风寒湿之邪来袭，背脊阳位先受其害，而致督脉气血运行不畅，脉络不通，不通则痛；足太阳膀胱经循行于头顶部，背部脊椎两侧，五脏六腑经气输注于膀胱经背部俞穴。当胸椎小关节发生错移，膀胱经气受阻，血脉凝滞不通，则发为背部疼痛不适，头项痛。肺、厥阴、心、膈背俞穴受损，则发为胸闷不舒，心悸、气短乏力。背俞穴受损，则所属经络之气易虚，虚则易受邪，邪气阻滞经络，其所行部位则发热、胀痛、麻木、怕冷。

3. 反复外伤

瘀血阻络跌扑损伤，暴力作用，瘀血停留，久而凝结，使之为病，痰饮、瘀血凝滞经脉，以致气血闭塞，气机不畅，不通则痛；旧伤瘀血未尽除，潜隐不显，但气血行衰时，筋肌节窍失于输调而瘀聚凝结，久而致使筋肌节窍拘僵。

4. 年老体弱

肝肾亏虚肝肾不足，骨枯髓虚，不能主骨生髓，"肾主骨藏精，精生髓，故肾亏则骨萎；肝主筋，筋附骨，肝血不足则筋失所养"，人到中年以后，肾气渐虚，肝肾不足，气血渐亏，经脉失养则筋骨弛缓，轻微外力则可造成筋出槽、骨错缝。

五、临床表现

急性患者多表现为单侧或者双侧背肌疼痛，肌肉痉挛，功能受限，常沿肋间神经放射痛，心前区疼痛，胸椎活动范围变小，不敢深呼吸，咳嗽伴有肋间神经痛或者胸壁窜痛。有的与天气变化有关、个别有肋间神经痛。检查可见患侧棘突有明显压痛、叩击痛和椎旁压痛；棘突偏离中轴线、隆起或凹陷；受损椎旁软组织可有触痛和触及痛性结节或条索状物；棘上韧带有急性或者慢性损伤的体征。X线可见棘突侧偏或者胸椎小关节有错位，其余无明显异常征象。慢性患者可表现为胸闷、胸痛、憋气、背痛、沉重或者以心前区压迫感为主。

六、辅 助 检 查

X线片检查：胸椎正侧位片，多无异常发现，部分患者有患椎偏、歪改变。故 X 线检查不能作为该病的诊断依据。但是可以排除胸椎的其他骨病，有助于鉴别诊断。

七、诊断及鉴别诊断

（一）诊断依据

参考中国中医药出版社出版的中医高等院校教材《推拿学》（2005 年版）中胸椎小关节紊乱的诊断标准，具体如下。

（1）有外伤、受凉、慢性劳损或长期不良姿势史。

（2）有以下临床症状：受损胸椎棘突有压痛、叩击痛和椎旁压痛；棘突偏离中轴线、隆起或者凹陷；受损椎旁软组织可有触痛，可触及条索状物或者痛性结节。具体可表现为：上身旋转困难，脊柱前屈后伸受限，颈部活动时有疼痛感；或者伴有心律失常，呼吸不畅，胃脘胀痛，食欲不振及胃肠道无力等。

（3）体格检查左右手轮换扶持患者的左右肩，以左右拇指自上而下逐个触摸胸椎棘突。上下对比，可以发现病损处胸椎棘突偏离中轴线、后突或者前凹，其偏歪一侧软组织可有局限性压痛，肌紧张，棘上韧带可触到条索状硬结。其相应的平面内的棘突旁夹脊穴、督脉穴、膀胱经或胆经经穴可有明显的压痛。

（二）鉴别诊断

1. 胸背肌筋膜疼痛综合征

由于受凉、劳累等原因引起的胸背部对称性疼痛，一般有明显的压痛点，疼痛较局限、有扳机点、牵涉性疼痛、肌肉痉挛、僵硬、运动受限，偶尔有自主神经功能障碍，常受天气变化、情绪等的影响。

2. 颈胸综合征

颈胸综合征的确切病因尚不十分清楚，一般认为其发生的原因，是颈椎骨质增生、颈椎错位失稳、颈椎间盘突出等退行性改变所致的无菌性炎症，压迫刺激神经根或交感神经干而引发症状。颈椎病变使位于横突前方的颈交感神经受到刺激而兴奋，使冠状动脉急剧收缩，导致供血不足，从而出现心前区疼痛、胸闷、心悸、气短、心率失常等类似冠心病的症状，称为颈性冠心病。若中上段颈椎病变，则使颈上、颈中交感神经节受到刺激而兴奋，通过颈上心支和颈中心支，可引起心动过速或心动过缓。如下段颈椎病变，可出现胸闷、心前区痉挛、心房颤动等类似心绞痛的临床症状，称为颈性心绞痛。如果上部颈椎发生偏移，其横突压迫或牵拉颈上交感神经节，使血管的收缩功能失调，造成脑及心冠状动脉供血不足、缺氧，则可出现心律不齐的临床症状，称为颈性心律不齐。颈性冠心病、颈性心绞痛、颈性心律不齐合称为颈胸综合征。

3. 冠心病

劳累或紧张时突然出现胸骨后或左胸部疼痛，伴有出汗或放射到肩、手臂或颈部；体力活动时有心慌、气短、疲劳和呼吸困难感；饱餐、寒冷、看惊险影片时感心悸、胸痛。

4. 肋椎关节紊乱

该病的疼痛为背部两侧走向，而胸肋关节紊乱症为背部一侧走向，肋椎 2~4 节段向颈、上臂、胸骨柄部放射；5~7 节段向肩胛骨内缘、肩胛骨背面、腋下、乳房部、胸骨体放射；8~10 节段向肩胛骨下角、肋骨下缘剑突部放射；11~12 节段向腰臀、大腿、腹股沟前至腹壁放射痛。

八、治　　疗

该病的治疗是以手法为主，辅以手术、药物及其他疗法。

（一）手法治疗

1. 脊柱旋转复位法

患者端坐于方凳上，两足分开与肩等宽（有助于固定患者下肢），以维持其正坐姿势。术者坐其背后，一手从患者胸前握其健侧肩部上方，肘部卡住伤侧肩部，另手拇指顶住偏歪棘突。此时，按需要嘱患者配合前屈、侧弯及旋转动作，待脊柱旋转力传到拇指时（即指感），拇指协同用力把棘突向对侧上方顶推，指下有错动感或伴响声，示复位成功。而后用拇指推理、按压棘上韧带和两侧骶棘肌数遍。

2. 顶背扳肩复位法

患者坐于低凳上，术者立其背后，一下肢呈半屈曲状，足尖踩于凳子上，膝部顶于伤处（患椎棘突或相当于肋骨后端），双手握拿患者两肩前部向上拔伸，嘱患者抬头挺胸，深呼吸，于吸气末手、膝协同用力顶背扳肩，此时多闻及复位响声，而后，用拇指按揉、推理该部 1~2 分钟（痛点部位）即可。

3. 半握拳复位手法

术者左手"半握拳"，掌心向上，置于患椎下方，大小鱼际垫于患者右侧棘突旁，其余 4 指垫于患者左侧棘突旁，使患椎棘突置于大小鱼际与屈曲 4 指所形成空隙中。嘱患者深呼吸，在其吸气末时，术者右手于患者前臂处做一快速的、有控制的向下按压，闻及"咔嚓"声时，表明复位成功。

4. 扩胸牵引法

患者坐位，双上肢上举180°，两手掌前后相叠。医者站立于患者侧后方，右手拇指按住患椎棘突，左手臂按抵住患者的两臂肘关节处。然后医者双手瞬间发力，右手前推，左手后扳，使之复位。适用于上段胸椎的调整。

5. 端坐膝顶法

患者坐在方凳上，令患者十指相扣置于颈项部。医者在其身后，两手抓住患者双肘，膝关节顶在患者偏歪或后凸的棘突上，两手徐徐用力向后牵引，至牵引到最大限度时，膝顶与双手的后扳瞬间发力，此时可听见咔嗒响声。适用于中上段胸椎。

6. 俯卧位牵引法

患者俯卧于治疗床上，双手抓住床头，助手于床尾端用双手握住患者两踝关节，缓慢用力做水平牵引。术者立于棘突偏歪侧，先在背部行点揉及滚法以放松背部肌肉，然后用双手拇指重叠顶住偏歪棘突，在助手持续牵引的情况下令患者做深呼吸，在呼气之末，术者双手拇指迅速用力向对侧推按偏歪棘突，此动作可连续做 2～3 次，若听到"咔嗒"声或有错动感，表示复位成功。

（二）中药疗法

1. 急性患者

新伤者，气滞血瘀，经脉不通，治宜活血逐瘀、通络止痛，方用血府逐瘀汤加减。

桃仁 12g，红花 10g，当归 10g，生地 10g，枳壳 6g，赤芍 6g，柴胡 3g，川芎 6g，牛膝 10g，桔梗 6g，延胡索 10g，续断 30g。水煎服。

2. 慢性患者

慢性损伤，肝肾亏虚，气虚血瘀，治宜补肝肾、强筋骨、补气活血。方用补肾活血汤加减。

熟地 30g，杜仲 10g，菟丝子 10g，当归 10g，没药 6g，红花 10g，独活 10g，黄芪 30g，狗脊 15g，续断 30g，延胡索 10g，党参 15g。水煎服。

（三）手术疗法

病情严重且经非手术治疗无效患者可给予手术治疗，如小切口软组织松解术、关节松动术等。

（四）其他疗法

1. 局部注射

局部注射是一种对症治疗措施，是指将特殊的药物进行穴位注射或疼痛点注射，对消除疼痛、麻木症状有较好的效果，常与其他治疗方法配合使用。

2. 止痛药物

口服解热镇痛剂或外敷止痛剂。

九、预　　防

纠正不良姿势：教育患者保持直立位，避免驼背；坐位 2 小时左右适当活动。
增加胸背肌功能练习。

十、病 案 举 例

病例 1

刘某，女，31 岁。因背部疼痛，伴胸壁窜痛 3 日于 2012 年 3 月 5 日就诊。
【病史】无明显诱因，背部疼痛，不敢深呼吸，伴胸壁窜痛。未予以任何治疗。

【体格检查】胸 5 棘突压痛 （+），叩击痛和椎旁压痛 （+），棘突偏离中轴线，脉沉细无力，舌苔薄白。

【理化检查】胸正位片示：胸 7 棘突侧偏余无明显异常征象。

【诊断】胸椎小关节错缝。

【治疗】活血逐瘀、通络止痛。

【处方】血府逐瘀汤加减，配合理筋手法。

桃仁 12g，红花 10g，当归 10g，生地 10g，枳壳 6g，赤芍 6g，柴胡 3g，川芎 6g，牛膝 10g，桔梗 6g，延胡索 10g，续断 30g。5 剂水煎服。

二诊 背部疼痛缓解，深呼吸自如，胸壁无窜痛。再次给予手法，前后历 10 日治疗，临床症状基本消失。

病例 2

张某，女，37 岁。肩背部疼痛，胸闷 7 日。于 2012 年 6 月 11 日就诊。

【病史】7 日前因长期伏案工作出现肩背部痛，胸闷、胸部压迫堵塞感，转侧不利，入夜翻身困难，未予治疗，故来就诊。

【体格检查】胸 4 棘突压痛 （+），叩击痛和椎旁压痛 （+），深吸气疼痛更甚，棘突偏离脊柱中轴线，脉沉细无力，舌苔薄白。

【理化检查】胸部正位片示：胸 7 棘突侧偏余无明显异常征象。

【诊断】胸椎小关节错缝。

【治疗】活血逐瘀、通络止痛。

【处方】血府逐瘀汤加减，配合推拿手法。

桃仁 12g，红花 10g，当归 10g，生地 10g，枳壳 6g，赤芍 6g，柴胡 3g，川芎 6g，牛膝 10g，桔梗 6g，延胡索 10g，续断 30g。5 剂水煎服。

二诊 背部疼痛缓解，深呼吸自如，胸壁无窜痛。再次给予手法，前后历 9 日治疗，临床症状基本消失。

病例 3

代某，女，46 岁。背部疼痛，伴胸闷、胸痛 7 个月于 2012 年 6 月 28 日就诊。

【病史】7 个月前因不协调姿势下工作出现背部疼痛，胸闷、胸痛、憋气，自行口服药物症状缓解，时有反复。

【体格检查】胸 6 棘突压痛 （+），叩击痛和椎旁压痛 （+），并可触及痛性结节，棘突偏离脊柱中轴线，脉沉细无力，舌苔薄白。

【理化检查】胸正位片示：胸 6 棘突侧偏余无明显异常征象。

【诊断】胸椎小关节错缝。

【治疗】补肝肾，强筋骨，补气活血。

【处方】补肾活血汤加减，配合推拿手法。

熟地 30g，杜仲 10g，菟丝子 10g，当归 10g，没药 6g，红花 10g，独活 10g，黄芪 30g，狗脊 15g，续断 30g，延胡索 10g，党参 15g。5 剂水煎服。

二诊 背部疼痛缓解，时有胸闷、胸痛。治以前方加丹参 15g。5 剂水煎服。

三诊 背部疼痛明显缓解，脉沉弦细，舌苔薄白。二诊上方加补骨脂 10g。5 剂水煎服。

【治疗效果】2 周后随诊患者背部疼痛症状消失，无胸闷、胸痛。

病例4

边某，女，38岁。头晕、头痛，背部疼痛1年于2012年10月18日就诊。

【病史】1年前不慎摔伤，背部撞到地面石头，外用止痛膏疼痛减轻。后感头头晕、头痛，背部疼痛不适，心悸，气短乏力，稍劳则加剧，于外院内科做过心电图等检查皆为正常。

【体格检查】胸7棘突压痛（+），触诊皮下有条索状物。

【理化检查】胸正位片示：无明显异常征象。

【诊断】胸椎小关节错缝。

【治疗】补肝肾，强筋骨，补气活血。

【处方】补肾活血汤加减，配合推拿手法。

熟地30g，杜仲10g，菟丝子10g，当归10g，没药6g，红花10g，独活10g，黄芪30g，狗脊15g，续断30g，延胡索10g，党参15g。5剂水煎服。

二诊　背部疼痛缓解，时有胸闷、胸痛。治以前方加丹参15g。5剂水煎服。

三诊　背部疼痛明显缓解，脉沉弦细，舌苔薄白。二诊上方加补骨脂10g。5剂水煎服。

【治疗效果】2周后随诊患者背部疼痛症状消失，无胸闷、胸痛。

【按语】胸椎小关节错缝是引起胸背痛的常见原因，是一种严重危害人民身体健康和影响生活质量的独立疾病，要提高对该病的认识和重视程度，减少对该病的漏诊、误诊，使胸椎小关节紊乱综合征患者能得到及时、准确的诊治。对于有外伤史或长期不良姿势病史，了解有无胸椎小关节紊乱综合征，掌握其临床症状及体征。胸椎X线平片检查是拟为该病最简单而有效的线索，胸椎正侧位片还可排除胸椎结核、肿瘤、压缩性骨折、强直性脊柱炎等。刘老认为治疗胸椎小关节错缝需内外兼顾，急性损伤患者气滞血瘀，经脉不通，口服血府逐瘀汤加减以活血逐瘀、通络止痛。慢性损伤，肝肾亏虚，气虚血瘀，口服补肾活血汤加减以补肝肾、强筋骨、补气活血。手法整复可以通过纠正关节错位，纠正胸椎体位移，恢复胸脊柱内外平衡，解除肌肉痉挛，改善神经压迫和局部血液循环，使胸椎关节周围软组织炎性渗出和水肿吸收，从而消除病变部位对血管和神经的压迫和刺激，从而达到治疗目的。

第二节　胸椎间盘突出症

一、疾病概述

胸椎椎间盘突出症是指由于体内外各种因素的作用，导致胸椎椎间盘组织不同程度地向后突出，并刺激压迫相应的脊髓及神经根而产生肩背腰痛、季肋部痛及胸腹束带感等一系列症状者。胸椎间盘突出发病多隐袭，慢性加重。

胸椎间盘突出可通过对脊髓的直接压迫，影响脊髓的血运而产生一系列症状，纤维环和后纵韧带受刺激可引起局部疼痛。这种疼痛常非局限性难以确定痛点。侧方突出直接压迫神经根，中心型突出通过硬膜囊压迫神经根引起放射性痛。胸椎的后突使硬膜外间隙变小，较小的间盘即可产生压迫，胸11、胸12水平腰膨大存在硬膜外间隙变小也易出现症状。肋骨、胸骨、胸椎构成球形结构使胸椎较颈腰椎稳定，纵向的力量不能在间盘上产生剪力，下胸段位于球形物的末端，活动度大、发病率高。

二、解 剖 学

胸椎有 12 块椎骨，胸 1 ~ 12 自上而下，第 1 胸椎有时也称为第 8 颈椎，胸椎与颈椎和腰椎有明显区别，它有肋骨协助维持稳定。实际上在脊柱的胸段是一个由胸椎、肋骨和胸骨组成的桶状结构，与颈椎和腰椎相比，因其稳定性好，错位的机会较少。

一个典型的胸椎椎骨都有椎体、椎弓和突起，椎骨自上而下（即胸 1 ~ 12）逐渐增大。在椎体的后面有棘突，侧面有横突，左右各有一个关节突。在椎体侧面后部近体上缘和下缘处，各有半球形肋凹，与肋骨形成肋横突关节。上关节突和下关节突的关节面几乎呈冠状位；棘突较长，伸向后方，并依次相掩，呈叠瓦状。这些都是与颈椎、腰椎不同的解剖特点。

三、流 行 病 学

首例胸椎间盘突出症是由 Middiefon 于 1911 年在尸体上发现的，胸椎间盘突出症在临床上虽不是多见，但其发病率在不同学者的报道中差异甚大，占脊柱椎间盘突出症总例数的 0.12% ~ 1.5% 不等。患者多为 40 岁左右的中年人，男女比例相近。据文献报道，胸椎间盘突出的病例有 75% 发生在胸 8 以下。胸 4 水平以上的胸椎间盘突出症被视为个案曾在医学文献上有过报告。Arseni 施行的 2544 例治疗椎间盘突出症的手术中，胸椎间盘突出者有 12 例，占 0.47%。

四、病 因 病 机

1. 慢性劳损或损伤

《素问·脉要精微论篇》提到："肾为精血之海，五脏之本……五脏之伤，势必及肾。"该病大多是由于慢性劳损或脊柱损伤所致，如姿势不正、被迫体位持续过久及弯腰过度等。《素问·生气通天论篇》："因而强力，肾气乃伤，高骨乃坏。"《灵枢，贼风》："若有所堕坠，恶血留内，而不去……则气血凝结。"各种外伤，如从高处坠下、摔倒、多次反复的脊柱扭伤均可引发该病。病程短者突出物多为弹性柔软的髓核组织；而病程长者，则突出的髓核大多随着成纤维细胞的包绕、收缩而变得坚硬，亦可呈钙化或骨化的硬结，并与后纵韧带粘连，固定于椎节后缘，这常常是此病引起广泛脊髓节段性损害的原因之一。

2. 胸椎退行性变

尽管胸椎退行性变与年龄有关，且多见于中年以后，但该病的发病率并不与年龄成正比，因此椎节的退变是构成该病发病的病因之一。椎间盘退行性变时，髓核向后突，甚至破裂脱出，并在后期形成钙化。胸椎间盘突出症除自身的特点外，亦有与颈椎病或腰椎病相似的发病机制。脊柱椎间盘是人体器官中最早开始退行性变的一个，其退行性变从早期即表现为椎间盘变性、椎间隙变窄、节段不稳、韧带松弛、髓核突出或脱出、骨质增生及周围软组织钙化等一系列的病理过程。在此种情况，如果再遇外伤，甚至轻微的外伤即可诱发该病。因此，该病有时也可发生在年纪较轻、椎间盘退行性变并不十分明显的患者。至于明显外伤情况下所致发生的胸椎间盘破裂、髓核突出，亦与其本身退变有关。根据统计资料，胸椎间盘突出症在下胸椎的发生率最高，亦表明椎节退变的作用。

3. 脊柱姿势的改变

统计资料表明，在先天性或后天的驼背病例，其后凸畸形顶点部位的髓核易突出。当然，姿势不正确是引起椎节退变的原因之一。

五、临 床 分 型

1. 侧型

因胸椎椎管狭小，因此髓核易向压力较低的侧后方突（脱）出，因此在临床上以侧型为多见。此型主要表现为单侧神经根受压，患者出现根性症状而无明显的脊髓症状。胸段的脊神经根在椎管内经过的距离甚短，仅2~5mm，一旦受压，可因感觉神经支和交感神经支的受累而引起剧烈的疼痛。

2. 中央型

此型是椎间盘向正后方突出，以脊髓受压为主，并出现或轻或重的运动功能障碍及疼痛和感觉异常，其产生机制主要是由于以下内容。

（1）脊髓直接遭受压迫：此是临床上最为多见的原因。

（2）脊髓血供障碍：主要是突出物直接压迫脊髓前中央动脉所致。因脊髓的血供属终末式，侧支循环甚少，所以一旦血供障碍，即可招致急性截瘫。此时脊髓多呈横贯性损害。

（3）当胸11~12椎间盘突出压迫脊髓圆锥和马尾时，患者除有胸椎疼痛及放射至下肢的疼痛外，括约肌功能亦同时紊乱，以致在表现感觉、运动功能障碍的同时，大便、小便功能及性功能均受累；抑或是仅仅表现为马尾受压的症状。此型在临床上较为多见。

六、临 床 表 现

（1）躯干症状：肩背腰痛，季肋部痛，腰腹束带感。

（2）下肢症状：多为麻木、无力、行走困难。有的踩棉花感，甚至剪刀步态。

（3）括约肌症状：小便失禁或潴留，约占病例的一半。

（4）神经检查表现：多为上神经损伤症状即下肢肌张力增高，腱反射亢进，病理反射阳性，感觉丧失范围不定，多自压迫平面以下，胸腰椎间盘突出常有下神经单位症状，即下肢肌力减弱，腱反射减弱或消失及肢体麻木，病理反射阴性，神经根受压症状为肋间神经痛和大腿前外侧痛。

七、辅 助 检 查

（一）影像学检查

1. X线检查

以胸椎常规的正位和侧位X线平片为首选，X线平片可见该椎间隙狭窄。据报道，20%~50%的胸椎间盘突出症患者在椎管内有钙化的椎间盘。在中年以上亦可有椎体后缘骨唇增生。

2. 脊髓造影

用大剂量的水溶性造影剂行脊髓造影术的同时用 CT 扫描，是一种更准确的优良诊断方法。如不先行脊髓造影，而直接用 CT 检查，将会弄错受损脊髓的准确节段。但目前大多数学者均认为此种损伤性检查应被 MRI 检查取代，因为后者也是一种纵向观察估测整个胸椎椎管的方法。

3. CT 及 MRI 检查

CT 可显示椎间盘突出极其部位。凡疑及该病者，均应及早行 MRI 检查。MRI 检查是该病早期诊断及获取及时治疗最为有效的措施，其除显示椎间盘突出压迫外，还可以显示脊髓信号有无改变，有助于鉴别诊断。此外，脊髓造影及 CT 检查等虽对该病的诊断亦有一定帮助，但由于其确诊率不如 MRI 检查，因此，切勿作为首选检查项目，目前已较少选用或仅作为参考。

（二）其他检查

其他检查包括肌电图和体感诱发电位等，对诊断胸椎间盘突出症多无帮助。

八、诊断及鉴别诊断

（一）诊断

由于胸椎间盘突出症的检出率相对较低、症状不典型等原因，易出现误诊和漏诊。临床症状以胸、背部、下肢甚或下腹疼痛为主，当脊髓压迫症状不典型时，常误诊为胸腹其他脏器疾患、慢性腰背肌劳损等；而在出现胸背部束带感，双下肢麻木无力或强直，感觉异常，大、小便功能障碍等症状时又易误诊为颈或腰椎间盘突出症；出现明显的脊髓压迫时，首诊也往往为椎管内肿瘤。因此。对存在下列情况时应警惕患有胸椎间盘突出症的可能：① 进行性双下肢麻木无力者；②胸腹束带感者；③大小便及性功能障碍者；④肋间神经痛者；⑤反复发作胸腰背疼痛不适者；⑥存在下肢锥体束征而颈椎无不适者。一旦拟诊胸椎间盘突出症，应立即进行 MRI 检查，以明确诊断，同时了解是否合并有胸椎管狭窄、黄韧带肥厚骨化等情况。

（二）鉴别诊断

胸椎间盘突出症主要与胸椎管狭窄症鉴别。

1. 年龄

胸椎间盘突出症除中年人多外，青少年均可发生，而胸椎管狭窄症主要发生于中老年人。

2. 症状

胸椎间盘突出症的侧方型主要引起单侧肢体或神经根症状，胸椎管狭窄症多为双侧症状。

3. 影像学检查

提供鉴别诊断的主要依据，胸椎间盘突出多系单一椎间盘突出，极少 2 个间隙突出，无椎管狭窄的多种病理改变，胸椎管狭窄则有多种病理改变：黄韧带肥厚、骨化、关节突增大，椎板增厚等。

九、治　疗

（一）胸椎间盘突出症

其保守治疗主要用于轻型病例，尤其是年迈体弱、髓核已经钙化或骨化无再移位发展可能者，其主要措施包括以下内容。

1. 休息

视病情而选择绝对卧床休息、一般休息或限制活动量等。前者主要用于急性期患者，或是病情突然加剧者。

2. 胸部制动

因胸廓的作用，胸椎本身活动度甚微，但为安全起见，对活动型病例可辅加胸背支架予以固定，此对病情逆转或防止恶化将具有积极意义。

3. 中药疗法

刘老在应用中药治疗胸椎间盘突出症方面有丰富的临床经验，并取得了一系列成果。

（1）汤剂：刘老认为本病属本虚标实之证，治疗上应标本兼顾，但应分清标本主次，或以祛邪为主，或以补肾为主。总的治疗原则：补肾活血，祛邪通络。临床上常分为三型。

1）气血瘀滞型：腰部剧痛，活动受限，脊柱多向患侧凸起，腰部压痛明显．并向下肢放射，咳嗽则症状加重。久之可见下肢麻木、疼痛，甚至肌肉萎缩无力。舌质紫暗，脉涩或弦数。

治法：活血行气，祛瘀止痛，兼补肝肾。

处方：逐痹止痛汤。

丹参20g，当归20g，牛膝15g，枳壳10g，三七3g（冲），红花15g，没药15g，五灵脂10g，酒大黄15g，骨碎补30g，续断20g，延胡索15g，香附10g，土鳖虫15g。

2）风寒湿型：胸背腰腿部重着疼痛，转侧不利逐渐加重，遇阴雨天症状尤甚。舌质淡，苔白腻，脉沉涩。

治法：祛风散寒化湿，补肾活血。

处方：独活寄生汤化裁。

桑寄生30g，独活25g，秦艽20g，防风15g，肉桂10g，细辛3g，茯苓15g，泽兰15g，狗脊20g，杜仲15g，麻黄10g，牛膝15g，木瓜15g，五加皮15g。

3）肾虚型：胸背腰腿疼痛，酸重无力，时轻时重，病程缠绵，面色苍白，气短乏力。偏于肾阳虚者，伴畏寒肢冷，尿后余沥，甚则失禁，气喘，舌淡，脉沉迟；偏于肾阴虚者，多伴头晕目眩，耳鸣耳聋，面部潮红，口干咽燥，五心烦热，舌淡红，脉沉细数。

治法：滋补肝肾，舒筋通络，强壮筋骨。

处方：杜仲散加减。

熟地黄20g，桑寄生30g，枸杞子20g，女贞子20g，补骨脂15g，杜仲10g，骨碎补30g，红花15g，当归15g，鸡血藤30g，黄芪15g，丹参30g。

偏于肾阳虚者，加肉桂、鹿角霜；偏于肾阴虚者，加龟板、知母、黄柏。

（2）中成药：以上各型均可同时服用壮腰伸筋丹，每次1丸，日3次。

4. 针灸疗法

刘老认为针刺能促进血液循环，解除局部肌肉痉挛，止痛，消除神经根部血肿和水肿，从而减轻椎间隙的压力，并能促进变性组织的修复。配合手法可松解粘连，改变神经根的受压状态。在损伤初期，针刺时提插手法出现生理性不自主的一系列反射，使椎体旁的肌群在瞬间内形成一股强大的爆发力，从而推动椎间盘即刻还纳。

取穴：主穴为大肠俞、白环俞、关元俞、上髎穴。配穴为承山、昆仑、阳陵泉、足三里、悬钟、三阴交、环跳。每次选用4～6个穴。深刺，重刺激手法，每隔2～3分钟做提插捻转，留针15分钟，或针后加拔火罐。每日针刺1次。

5. 物理治疗

蜡疗、激光、红外线照射、电磁疗法等，可根据患者情况每日予以单项或者多项选择性治疗。

6. 其他治疗

在急性期根据疼痛程度，选择性使用脱水、止痛、消除神经根炎症药物等对症治疗（如甘露醇、西乐葆、双氯芬酸钠、地塞米松、甲泼尼龙等）。

（二）胸椎间盘突出症的手术疗法

由于该病后果严重，因此，一经确诊，尤其是对中年前后的活动型病例，应考虑选择积极的手术疗法，以防具有"定时炸弹"危险的髓核进一步后突而引起胸髓横断性损害。一旦如此，则悔之晚矣。当然，对无手术适应证者，亦不可任意施术，以防引起误伤而反使病情加剧。

1. 手术适应证

（1）诊断明确伴有神经症状者：为首选病例，凡身体状态无手术禁忌者均应考虑手术，即使是脊髓严重被压，只要仍保留少许感觉，甚至仅仅肛门周围有感觉即可施术。

（2）病情进行性加重者：应按急诊手术。由于胸椎椎管矢状径明显小于腰椎和颈椎，因此，当髓核后突时，实质性的胸髓几乎无任何退缩的余地。此种质地柔软的脊髓实质一旦被硬度大于其本身的髓核挤压致损，可以立即形成横切性损害，以致失去手术时机。

（3）轻型病例：可酌情选择是否施术。对一般轻型病例可采取非手术疗法，但对年轻、活动量大、外勤较多或属于文体工作性质者，亦应向患者说明情况，让其能够理解病情有发生意外的可能。如果患者自己无法避免加大活动量而要求手术，亦应予以手术，包括简单的椎节融合术或难度较大的髓核摘除+内固定术等。

2. 术式选择

用于胸椎椎间盘切除及融合术的术式主要有以下几种。

（1）后路全椎板切除减压术或同时行前路或侧前方入路椎间盘髓核摘除术：单纯全椎板切除，由于胸椎为后凸且椎管内脊髓代偿空间小，胸髓后退不明显会导致减压效果不满意。

（2）经胸腔侧前方入路椎间盘切除术：能较好显露突出的椎间盘节段，避免对脊髓的牵拉损伤，便于操作。但手术创伤较大，只有在突出明显的中央型椎间盘突出、伴有钙化或估计与周围组织粘连的胸椎间盘突出，我们选择此方法，胸4以上平面胸椎间盘突出由于心脏、血管的干扰，不适宜采用此方法。

（3）侧后方手术：有两条途径可供选择：①胸、腰椎椎管次全环状减压术途径：此种手术入路较易切除椎管前方的致压物，且损伤小，基本上不影响椎节稳定性。但本术式难度较大，要求一定的手术技巧。②胸椎结核的手术途径：即通过切除1或2根肋骨、沿肋骨头抵达胸椎椎体侧方的入路。此种途径不仅显露与操作上难度较大，且损伤亦大。但对具有丰富的胸椎结核手术经验者，这也许是最佳选择。

（4）后路全椎板切除减压加侧后方胸椎间盘切除术：适合于胸椎间盘突出合并胸椎管狭窄者或黄韧带肥厚者，减压彻底。

（5）前路胸椎间盘切除术：可采用经胸骨或经锁骨内侧开胸入路手术，适合于胸4以上的胸椎间盘突出。

（6）胸腔镜下胸椎间盘切除术：具有微创、恢复快、可直视突出的椎间盘等优点，是胸椎间盘切除术的发展方向。

3. 预后

该病预后差别较大，其后果主要取决于以下因素。

（1）病情严重程度：病情属轻、中度者，预后多较好；但在病情严重的患者，尤其是已引起完全性瘫痪的病例，则预后差。

（2）发病速度：缓慢发病者，大多因单纯性退变所致，预后较好；反之，如患者发病急骤，则表明椎节不稳定，易因外伤等因素而加剧病情，因此预后较差。

（3）椎管矢状径：凡胸椎椎管矢状径狭小者，因其无缓冲余地，易因外伤或其他因素而发生意外；而椎管宽大者则因其代偿间隙宽敞，预后一般较佳。

（4）治疗恰当及时否：治疗是否及时有效与该病的预后直接相关，应加以重视。千万不可因经治医师对该病认识不足，延误治疗时机而加重患者病情。

十、病 案 举 例

病例1

于某，男，42岁。胸背腰痛1个月，于2012年5月7日就诊。

【病史】1个月前不明原因出现胸背腰部疼痛，未予以重视。逐渐出现季肋部痛，双下肢麻木、无力、行走困难。曾在某医院治疗，服腰痛宁等药不见效。

【体格检查】双下肢肌张力增高，双腱反射亢进。脉沉弦，舌苔薄白。

【理化检查】CT扫描提示：胸4、5；胸5、6椎间盘突出间盘突出（偏中央型）。

【诊断】胸椎间盘突出症（偏中央型）。

【治疗】补肾活血通络。

【处方】偏中央型胸椎间盘突出，不宜施行较重手法治疗，且该患者素体不健，故拟服中药"腰痛杜仲汤"治之。

方药：腰痛杜仲汤（自拟）。

杜仲（炒）25g，金毛狗脊20g，熟地黄20g，淫羊藿20g，骨碎补20g，鸡血藤20g，鹿角霜20g，丹参15g，川牛膝15g，伸筋草15g，桂枝15g，独活15g，延胡索15g，广陈皮15g。

水煎服，日1剂。嘱服1周。

二诊　胸背腰疼痛减轻，双下肢麻木及季肋部痛仍然。治以前方加黄芪30g用以增强补气之力。盖气足则血旺，而运行有力。以之与桂枝、独活同用"治血痹、肌肤麻木"有良效。嘱服2周。后继服壮骨伸筋胶囊调理2周痊愈。方中杜仲味甘、性温，归肝、肾经，是补肝益肾治胸背腰痛之要药。肝充则筋健，肾充则骨强，合金毛狗脊、淫羊藿、鹿角霜以增强补肾强筋之力。熟地黄、骨碎补、鸡血藤不仅能补骨续筋，而且有和血养血之功。配丹参、牛膝、伸筋草以活血通经，桂枝、独活之温经散寒宣痹，加入延胡索以镇痛，陈皮之调中和胃。共奏补肝肾、化瘀滞、通经络、健脾胃、止疼痛之功效。

病例 2

苗某，男，48 岁。背腰、季肋部痛伴小便不利 1 年，于 2012 年 8 月 16 日就诊。

【病史】患者因 1 年前劳累后出背腰、季肋部痛。自行理疗、休息症状无明显好转。病情逐步加重出现小便不利、双麻木、无力、行走困难。曾行胸椎 MRI 检查诊断为"胸椎间盘突出症"，建议手术治疗。为求保守治疗故来我院就诊。

【体格检查】脊柱胸椎生理弯曲减小，无左右侧弯畸形，双下肢肌张力增高，腱反射亢进，大腿前侧麻木疼痛。脉沉缓无力，舌苔白腻。

【理化检查】自带 MRI：胸椎间盘突出。

【诊断】胸椎间盘突出症。

【治疗】通督壮骨。

【处方】腰痛 1 号加桑寄生 30g、羌活 15g、独活 15g、鸡矢藤 15g、淫羊藿 20g、巴戟天 15g、炙附子 6g、肉桂 6g、土鳖虫 6g。7 剂水煎服。

中成药：舒筋片 6 片，日 3 次饭后口服。

二诊　背腰、季肋部疼痛减轻，双麻木、无力、行走困难缓解，唯小便不利无明显缓解，睡眠欠佳。调整方药腰痛 1 号加桑寄生 30g、羌活 15g、独活 15g、土鳖虫 10g、鸡矢藤 15g、海风藤 15g、淫羊藿 20g、刘寄奴 15g、蜈蚣 2 条。7 剂水煎服。

中成药：骨金丹胶囊 6 粒，日 3 次口服。

三诊　背腰、季肋部无疼痛，双下肢麻木、无力、行走困难明显缓解，小便不利好转。原方加茯苓、木通、泽泻。7 剂水煎服。经 2 个月治疗，病情明显好转。

病例 3

包某，男，26 岁。胸背、季肋部痛 3 个月，于 2012 年 9 月 30 日就诊。

【病史】3 个月前不明原因出现胸背、季肋部疼痛，未予以重视。逐渐出现双下肢麻木、无力。曾在某医院行胸椎 MRI 检查，诊断为"胸椎间盘突出症"，为求进一步治疗来诊。

【理化检查】胸椎 MRI：胸 5~6、胸 6~7 椎间盘突出。

【诊断】胸椎间盘突出症。

【治疗】：通督活血，舒筋祛痛。

【处方】腰痛 1 号加桑寄生 30g、羌活 15g、独活 15g、鸡矢藤 15g、淫羊藿 20g、巴戟天 20g、炙附子 10g、肉桂 10g、木瓜 20g、苏木 15g。7 剂水煎服。

中成药：骨金丹胶囊 6 粒，日 3 次口服。

二诊　疼痛症状减轻，右下肢麻木缓解。

处方：腰痛 1 号加桑寄生 30g、羌活 15g、独活 15g、鸡矢藤 15g、淫羊藿 30g、巴戟天 20g、炙附子 15g、肉桂 10g、苏木 15g、蜈蚣 2 条。7 剂水煎服。

中成药：壮骨伸筋胶囊 6 粒，日 3 次口服。

【治疗效果】症状基本消失。

第三节 胸椎管狭窄症

一、疾病概述

胸椎管狭窄症是指胸椎椎管内韧带肥厚与骨化、椎间盘硬性突出、椎体后缘骨赘、椎管发育性狭窄等病理改变中的一种或多种因素导致胸椎管容积减小、胸脊髓和神经根收到压迫而产生的一组临床症候群。

胸椎管狭窄症主要由黄韧带骨化、胸椎后纵韧带骨化、氟中毒、特发性骨质增生、肿瘤等引起。黄韧带骨化多发生于胸腰椎交界处，可能和机械应力有关，最常见于胸 10～11 水平。在这个区域的高张力作用特别容易使黄韧带发生变性。因为在机械应力的作用下可以导致黄韧带胶原蛋白含量的增加、焦磷酸盐及钙的沉积，并且骨化的韧带有助于维持脊柱的旋转不稳定并防止胸椎后凸畸形的发生。病变在显微镜下可以观察到正常的弹力纤维失去原来的结构，有功能的弹力纤维细胞逐渐消失，组织病理学显示黄韧带软骨骨化沿表层的韧带逐渐生长，其胶原纤维的数量和大小逐渐增加、弹性纤维减少和转化成成骨细胞。

二、解剖学

胸椎共 12 节，12 个椎体从上到下逐渐增大，其横断面呈心形，每两节之间有椎间盘、黄韧带、前纵韧带、后纵韧带等结构连接。正常胸椎的曲度凸向后，椎间盘较薄。在椎体的后面有棘突，侧面有横突，左右各有一个关节突。在椎体侧面后部近体上缘和下缘处，各有半球形肋凹，与肋骨形成肋横突关节。上关节突和下关节突的关节面几乎呈冠状位，棘突呈叠瓦状，使得胸椎的运动幅度大大受限。

(一) 胸椎小关节

胸椎小关节包括：胸椎后关节、肋骨小头关节、肋横突关节、胸椎小关节。

1. 胸椎后关节

胸椎的关节面呈冠状位，其中上关节突的关节面朝后而偏向上外方，下关节突的关节面朝前而偏向下内方。

2. 肋骨小头关节

由肋骨小头关节面与胸椎侧面的肋凹构成，从 2～10 肋，每一肋骨小头同时接触两个胸椎的肋凹。

3. 肋横突关节

从 1～10 肋，由每一肋结节关节面与横突肋凹构成。

4. 胸椎小关节

胸椎后关节、肋骨小头关节和肋横突关节统称为胸椎小关节。

（二）胸椎间盘及韧带

1. 前纵韧带

它是椎体前面延伸一束坚固的纤维束，它的下部较宽，胸部比腰部和颈部厚而窄，椎体部位较椎间联合部位相对厚而窄。它附着于枕骨基底部，向下延伸到骶骨上部前面。其纵行纤维牢固地附着于椎间盘、透明软骨板和相邻椎体的边缘，而椎体中间部附着较松，由于韧带填充使椎体凹陷的前面变平。

2. 后纵韧带

它位于椎管内椎体的后面，附着于枢椎椎体，下至骶骨，上部与筋膜连续。其纤维附着于椎间盘、透明软骨板和相邻椎体的边缘。在上胸部，韧带较宽而且宽度一致，但在下胸部则呈锯齿状，即椎体处窄而椎间盘处宽。

3. 黄韧带

位于椎管内，连结相邻两椎弓板间的韧带，由黄色弹性纤维构成。黄韧带协助围成椎管，并且有限制脊柱过度前屈的作用。

4. 棘间韧带

棘间韧带连结相邻棘突间的薄层纤维，附于棘突根部到棘突尖。向前与黄韧带，向后与棘上韧带相移行。

5. 棘上韧带和项韧带棘上韧带

它们是连结胸、腰、骶椎各棘突尖之间的纵行韧带，前方与棘间韧带相融合，向上至颈部延伸为项韧带，均有限制脊柱前屈的作用。

6. 椎间盘

椎间盘是连结相邻两个椎体的纤维软骨盘，是椎体间的主要连结。每个椎间盘均由外周板层状的纤维环和中央髓核所组成。其中周围部的纤维环是由多层纤维软骨环按同心圆排列组成。富有坚韧性，牢固地连结各椎体上下面，保护髓核并限制髓核向周围膨出；中央部的髓核是柔软而富有弹性的胶状物质，为胚胎时脊索的残留物。椎间盘的外形与相邻椎体相一致，不同区域和同一椎间盘的不同部位厚度不同，胸部的前后几乎一致，胸部前四主要是由椎体的形态形成的。上胸部的椎间盘是最薄的，腰部最厚。椎间盘连同透明软骨板一起形成椎间联合，除周缘部位有邻近血管供应外，椎间盘无血管。胸部的椎间盘连接前纵韧带和后纵韧带、外侧有关节内韧带连接的肋骨头和相邻椎骨。椎间盘既坚韧又富有弹性，当承受压力时被压缩，除去压力后又复原，具有"弹性垫"样作用，可以缓冲外力对脊柱的震动，也可以增加脊柱的运动幅度。当纤维环破裂时，髓核便容易向外侧脱出，突入椎管或椎间孔，压迫到相邻的脊髓或神经根引起牵涉痛。

三、流 行 病 学

胸椎椎管狭窄是一种好发于中老年人群的椎管狭窄病，男性多于女性，好发部位为下胸椎，主要位于胸7~11节段，但在上胸段，甚至胸1~2段亦可遇到。

其表现很多，如会导致人的下肢无力、麻木等，严重者会导致瘫痪，会影响人的正常生活和工作。

四、病因病机

（一）现代医学

现代医学认为该病的原因主要有以下几种因素。

1. 先天性因素

先天性因素指椎管本身由于先天性或发育因素，如先天性椎弓根短小、椎板肥厚、椎弓根内移等使管腔变窄，容积减少。若再遇各种外来因素则极易产生马尾或神经根的压迫症状。

2. 脊柱退行性变

椎间盘退变后椎间盘及小关节的退变致椎间盘向后膨隆，椎间盘突出，椎间隙变窄，椎体后缘及上下小关节增生肥大，关节囊松弛，黄韧带肥厚、骨化，椎体失稳、滑脱，加之椎体后缘增生，黄韧带肥厚。

3. 积累性劳损

一些学者认为，由于下胸段活动度较大，黄韧带在附着点处受到较大的反复应力而致慢性积累性损伤，反复的损伤、修复，最终导致黄韧带骨化，由于胸腰段椎间关节突关节面的特殊方向使其旋转和微动增加导致该处黄韧带受损。

4. 脊椎滑脱

脊椎滑脱包括退变引起的假性滑脱和脊柱崩裂或腰椎峡部不连引起的真性滑脱，因上下椎管前后移位，使椎管进一步变窄，同时脊椎滑脱，可促进退行性变，更加重椎管狭窄。主要压迫马尾或侧隐窝内的神经根。

5. 外伤性因素

外伤性因素指造成椎管形态改变的各种损伤。如脊椎的骨折与脱位，外伤后硬膜外血肿机化、粘连或硬膜外脂肪变性和纤维化等。

6. 医源性因素

除因为手术操作失误外，多由于脊柱融合术后引起棘间韧带和黄韧带肥厚或植骨部椎板增厚，尤其是后路椎板减压后再于局部行植骨融合术，其结果使椎管变窄压迫马尾或神经根，引起腰椎管狭窄症。

7. 其他因素

如畸形性骨炎、氟骨症、骨质疏松症、老年性驼背、脊柱侧弯、强直性脊柱炎、椎管内静脉曲张、硬膜外软组织变性等，以及胸椎特异性或非特异性炎症，椎管内或管壁上的新生物等均可引起椎管狭窄。

（二）中医学

该病的发病原因包括两个方面：①内因：肾气亏虚。②外因：慢性劳损和急性损伤、外感风寒湿邪。

（1）肾气不足包括先天肾气不足与后天肾精失养。肾藏精、主骨生髓，主人体的生长发育。肾主生髓长骨的作用主要是通过对精的调节而实现的。肾所藏之精，包括先天之精与后天之精。《灵枢·经水》："人始生，先成精，精成而脑髓生，骨为干，脉为营，筋为刚，肉为墙，皮肤坚而毛发长，谷入于胃，脉道以通，血气乃行。"以上说明骨的生长、发育等均依赖于肾脏之精气的充养。若禀赋不足及后天失养导致肾精亏虚，则肾脏不能发挥主骨生髓及主生长发育的功能，导致骨骼生长、发育紊乱，出现形态及功能上的改变。

《素问·上古天真论》："三八肾气平均，筋骨劲强"，"四八筋骨隆盛，肌肉满壮；五八肾气衰，发堕齿槁；六八阳气衰竭于上"，"七八肝气衰，筋不能动"，"八八天癸竭、精少，肾脏衰，形体皆极，则齿发去"。随着年龄的增长，肾脏精气渐衰竭，因而不能发挥主骨生髓的生理功能。"腰为肾之府，转摇不能，肾将惫矣……骨者，髓之府，不能久立，行将振掉，骨将惫矣"。以上都说明年龄及慢性劳损是导致肾气不足、肾府失养，从而出现胸椎脊髓受压等症的重要原因之一。

病情迁延日久，久病入络，督脉失调，出现肾虚血瘀之病理变化，可影响二便功能。

（2）损伤胸部的各种急慢性损伤，可伤及胸部经脉，局部出现气血瘀滞的病理状态。尤其是急性损伤，椎管内外软组织的损伤出血，或发生机化粘连，均可在原有狭窄的解剖基础上，进一步使椎管容积减少，从而出现椎管狭窄的症状。因此，胸部的各种急慢性损伤既是该病的原发因素，也是该病重要的诱发因素。

（3）风寒湿邪外侵《素问·痹论》曰："风寒湿三气杂至，合而为痹也。"《素问·至真要大论篇》曰："痛者，寒气多也，有寒故痛也。"《素问·调经论篇》曰："寒湿之中人也，皮肤不收，肌肉坚紧，荣血泣，卫气去，故曰虚。"《素问·痹论篇》曰："痹在于骨则重，在于脉则血凝而不流，在于筋则屈不伸，在于肉则不仁，在于皮则寒。"以上说明风寒湿邪乘虚侵犯胸背经络，导致气血瘀滞，营卫不得宣通，故有不通则痛的诸种症状，并扼要地概括了该病的症状特点。可见，风寒湿之邪外侵是引起该病的又一重要外因。

五、临 床 分 型

根据胸椎椎管狭窄累及的平面范围分为以下几型。

（1）单椎关节型椎管狭窄病理改变：限于1个椎间及关节突关节肥大等表现，X线、脊髓造影和CT检查等改变均在此同一平面。该型约占胸椎椎管狭窄症病例的1/3。

（2）多椎关节型胸椎椎管狭窄病理改变：累及连续的多个椎体平面，其中以5~7个椎节居多。

（3）跳跃型胸椎椎管狭窄病理改变：累及不连续的多个椎体平面。

据脊髓受压的位置分为以下几型。

（1）后方型：主要是黄韧带骨化，小关节退变增生。

（2）前方型：主要是椎间盘突出、骨化，后纵韧带骨化。

（3）联合型：脊髓前后方同时受压。

六、临 床 表 现

大多数胸椎管狭窄症患者年龄在40岁以上，隐匿起病，逐渐加重。早期仅感觉行走一段距离后，下肢无力、发僵、发沉、不灵活，休息片刻又可继续行走，我们称之为脊髓源性间歇性跛行，这与腰椎管狭窄症中常见的以疼痛、麻木为主要特征的神经源性间歇性跛行有显著不同。随病情进展，出现踩棉花感、行走困难、躯干及下肢麻木与束带感，大小便困难、尿潴留或失禁，性功能障碍等。临床查体可见以脊髓上运动神经元性损害为主的表现，即躯干、下肢感觉障碍；下肢肌力减弱，肌张力升高，膝反射、跟腱反射亢进，病理征阳性等。但当病变位于胸腰段时，则可能表现为以下运动神经元性损害为主的征相，即广泛下肢肌肉萎缩，肌张力下降，膝反射、跟腱反射减弱或消失，病理征不能引出，或者同时存在有脊髓上下运动神经元性损害的特征，如又有肌张力下降，又有病理征阳性等。

七、辅 助 检 查

（1）胸椎正侧位 X 线：由于复杂的胸椎结构，仅能发现不到 50% 的黄韧带骨化或后纵韧带骨化病变。但是作为一项基本检查仍能提供许多重要信息。如发现有椎体楔形改变或 Scheuermann 病，则有可能有椎间盘突出。发现有强直性脊柱炎、氟骨症，则可能有黄韧带骨化。如发现有下颈椎连续性后纵韧带骨化，则可能有胸椎黄韧带骨化等。

（2）CT 检查：CT 扫描部位要准确，范围要适当，否则易漏诊，CT 扫描可清晰显示胸椎管狭窄的程度和椎管各壁的改变，椎体后壁增生、后纵韧带骨化、椎弓根变短、椎板增厚、黄韧带增厚骨化等可是使椎管矢状径变小；椎弓根增厚内聚使横径变短；后关节增生、肥大、关节囊增厚骨化使椎管呈三角形或三叶草型。

（3）脊髓造影：可确定狭窄部位及范围；为手术治疗提供比较可靠的资料。常选用腰穿逆行造影，头低足高位观察造影剂流动情况。完全梗阻时只能显示椎管狭窄的下界，正位片常呈毛刷状，或造影从一侧或两侧上升短距离后完全梗阻，侧位片呈鸟嘴状，常能显示主要压迫来自后方或前方。不完全梗阻时可显示狭窄的全程，受压部位呈阶段状充盈。症状较轻或一侧下肢症状重者，正侧位观察或拍片难以发现病变时，从左侧前斜位、左右后斜位水平观察或投照可显示后外侧或前外侧充盈缺损，即病变部位。

（4）MRI 检查：是一种无损害性检查，有取代脊髓造影的趋势，其显示脊髓内部病变或肿瘤信号清晰，可显示脊髓受压及有无内部改变，以便与脊髓内部病变或肿瘤相鉴别。胸椎椎管狭窄在磁共振的成像改变，纵切面成像可见后纵韧带骨化，黄韧带骨化，脊髓前后间隙变小甚或消失。伴有椎间盘突出者，可显示突出部位压迫脊髓，横切面则可见关节突起肥大增生与黄韧带增厚等，但不如 CT 清晰。MRI 除提供椎管狭窄长度之外，还提供脊髓信号，T_1 加权像脊髓内有低信号，表示脊髓受压外，本身已有病变。

（5）皮质诱发电位检查：刺激双下肢胫后神经或腓总神经，头皮接收。不完全截瘫或完全截瘫病历，其皮质诱发电位检查均有改变，波幅峰值下降以至消失，潜伏期长。

（6）奎氏试验及化验检查：腰穿时可先做奎氏试验，多数呈不全梗阻或完全梗阻，部分患者无梗阻。脑脊液检查：蛋白多数升高，细胞计数偶有升高，糖和氯化物正常，细胞学检查无异常。

八、诊断及鉴别诊断

（一）诊断

正确的诊断首先依靠详细的病史及全面的神经系统检查，该病少见，容易延误诊治，应强调早期诊断的重要性。

（1）患者为中年或老年人，无明显原因，逐渐出现下肢麻木、无力、僵硬不灵活等症状，呈慢性进行性，或因外伤加重。

（2）持续的或进行性加重的背痛和放射性疼痛，后者只沿肋间神经走行方向放射，而不像坐骨神经痛那样放射至下肢。躯干或下肢有束带感。

（3）清晰的 X 线显示胸椎退变、增生，特别注意侧位片上有关节突起肥大、增生、突入椎管，侧位断层上有无黄韧带骨化或后纵韧带骨化。并排除脊椎的外伤及破坏性改变。

（4）脊髓造影呈不完全梗阻或完全梗阻。

（5）CT 可见关节突关节肥大向椎管内突出，椎弓根短，黄韧带骨化或后纵韧带骨化致椎管狭窄。

（6）MRI 可显示椎管狭窄，有无间盘突出，及脊髓的改变。

根据以上各点诊断无困难。

（二）鉴别诊断

（1）与脊髓型颈椎病的鉴别：颈椎病可引起四肢麻木、无力，下肢症状经常重于上肢。然而当仅有下肢较明显症状，或下肢症状显著重于上肢时，应该考虑有胸椎管狭窄症的可能。约有40%的胸椎管狭窄症合并有颈椎病，因而，在确诊胸椎管狭窄症时也不要忘了除外颈椎疾患。

（2）与腰椎管狭窄症的鉴别：腰椎管狭窄症引发的马尾神经损害的本质即为下运动神经元性损害，但绝大部分在 $L_{3\sim4}$ 水平以下，腰腿痛症状突出，有明显神经源性间歇跛行。而胸椎管狭窄位于胸腰段时，下运动神经元性损害更为广泛，常混合存在有部分上运动神经损害的表现，早期表现为脊髓源性间歇跛行，如合并存在明确根性症状和体征，则两病同时存在。

（3）胸椎结核近几年发病率有上升趋势，应引起重视。一般有结核病史及原发病灶，X 线片有椎体破坏，超声检查可显示椎旁脓肿。患者多有消瘦、低热、盗汗和血沉增快。

（4）椎管内肿瘤开始多表现为腰背痛及肋间神经痛，可有束带感，以后出现下肢麻木，从远端开始出现感觉减退，并逐渐上升，由于胸椎管比较狭窄，肿瘤压迫脊髓，出现蛛网膜下隙梗阻，很快出现截瘫。

（5）肌萎缩性侧索硬化症主要侵犯运动神经元，出现由远端向近端发展的手内在肌萎缩及下肢痉挛症状。但此病无感觉障碍及大小便异常，肌电图检查有特殊意义。

（6）胸椎间盘突出症往往缺少典型的临床表现，需脊髓造影、CT 扫描、MRI 等特殊检查才能区分，在椎间盘平面有向后占位的软组织影，多有明显的外伤史。

（7）脊髓空洞症多见于青年人，好发于颈段，发展缓慢病程长，有明显而持久的感觉分离，痛温觉消失，触觉和神感觉存在，蛛网膜下隙无梗阻，脑脊液蛋白含量一般正常，磁共振显示脊髓内有长条空洞影。

九、治　　疗

（一）保守治疗

1. 推拿疗法

推拿能缓解胸部肌肉痉挛，松解软组织粘连，恢复脊柱正常姿态。推拿还能调整血液循环，改善局部的瘀血、水肿等病理状态，加速局部炎性介质及致痛因子的运转，并相对扩大椎管，减轻压迫，消除疼痛。该病手法操作宜轻柔，切忌粗暴。

刘柏龄教授运用"三步六法"治疗胸椎管狭窄症。

具体步骤如下：首先患者排空大小便，脱去外衣，俯卧于按摩床上，两手平放身旁，使肌肉充分放松，在舒适的体位下接受治疗，术者立于患者俯卧位的左侧，便于施术。

第一步：患者俯卧位。

（1）按法：术者用双手拇指指腹按于患者脊柱两侧足太阳膀胱经线上，自上而下，反复数次。

（2）揉法：术者右手虎口张开，于患者胸部两侧肾俞穴施行揉按，且应逐渐用力。

（3）滚法：术者用右手背或掌指关节突出部，于患者胸部施行滚法。

（4）弹拨法：术者用弹拨法弹拨胸背部腧穴。弹拨力以轻逐渐加重为宜。

第二步：患者仰卧位，屈髋屈膝。

术者双手扶患者双膝，稍用力下按，渐次用力，再左右旋转摇晃双膝以带动胸腰部活动。

第三步：患者俯卧位，腹部加薄软枕。

术者双手弹压患者胸腰部，并平推腰腿，以患者灼热感为佳。最后点按腧穴，拿捏叩击腰腿，结束手法。

施术时间：共约20分钟。每日1次，14次为1个疗程，共2个。

2. 针灸疗法

针灸治疗该病时，以补肾壮腰、通经活络、散瘀止痛为原则。

取穴：主穴取双侧夹脊穴（病变椎体上、下棘突间旁开1.5cm），配穴取腰阳关、肾俞、患侧环跳及患肢受累神经干上的穴位。操作：患者取俯卧位或侧卧位，穴位常规消毒后，进针深浅度视患者体质胖瘦而定，配穴常规操作，主穴、肾俞、腰阳关加艾灸治疗，毫针刺法，捻转补泻法，留针20分钟，每日1次，10次为1个疗程。治疗过程中可以给予电针治疗。

3. 中药疗法

该病属本虚标实之证，以肾虚为本，外感风寒湿邪及外伤为标。根据临床表现，该病可分为急性发作期和缓解期。急性期以标实为主，治以祛邪为主，兼以补肾。缓解期以本虚为主，治以补肾为主，兼以活血通络。临床上常将该病分为以下四型：①风寒湿型，②外伤血瘀型，③肾阳虚型，④肾阴虚型。

（1）汤剂

1）风寒湿型：平素有慢性下胸腰痛，不能远行，阴雨天症状加剧，胸腰部冷痛，转侧不利，虽卧床亦不能减轻，酸胀重着，拘急不舒，得温则症状减轻，舌质淡，苔薄白，脉沉细。

治法：祛邪通络，佐以养血益肾。

处方：独活寄生汤加减。

独活30g，麻黄10g，桂枝12g，秦艽20g，当归20g，没药15g，牛膝15g，三七3g（冲），骨碎补30g，桑寄生20g，熟地黄20g，杜仲10g，蜈蚣2条，甘草6g，五加皮15g。水煎服，日1剂。

2）瘀血型：平素慢性胸腰痛、腿痛及间歇性跛行，胸腰部剧痛，痛连下肢，转侧不利，屈伸受限，尤以后伸受限为甚，步履艰难。舌质紫暗，脉沉涩。

治法：行气活血，化瘀止痛。

处方：身痛逐瘀汤加减。

秦艽15g，川芎15g，没药15g，桃仁15g，红花15g，独活15g，香附15g，延胡索20g，牛膝15g，当归20g，鸡矢藤30g，地龙10g，赤芍15g，麻黄6g，桂枝6g。水煎服，日1剂。

3）肾阳虚型：间歇性跛行，腰腿酸软，绵绵作痛，喜按揉，身体疲倦，腰膝无力，遇劳更甚，卧则渐轻，面色㿠白，精神委靡，气短，手足不温，小便清利。舌质淡，脉沉细无力。

治法：温补肾阳，活血通络。

处方：右归丸化裁。

熟地黄30g，骨碎补30g，山茱萸15g，菟丝子20g，杜仲20g，鹿角霜20g，当归15g，熟附子10g，狗脊15g，五加皮15g，没药10g，泽兰10g。水煎服，日1剂。

4）肾阴虚型：腰腿酸痛，间歇性跛行，心烦失眠，口燥咽干，面色潮红，五心烦热，耳鸣耳聋。舌质红，脉象细数。

治法：滋补肾阴，活血通络。

处方：左归丸。

熟地黄30g，山药30g，骨碎补20g，枸杞子20g，山茱萸15g，鹿角胶15g，牛膝20g，当归20g，麦冬20g，知母10g，黄柏10g，牡丹皮10g，豨莶草20g，鸡矢藤20g。水煎服，日1剂。

（2）中成药：以上各型均可配合服用通督活络丸1丸，日3次。

（二）手术治疗

（1）后路全椎板切除减压术是首选方法，可直接解除椎管后壁的压迫，减压后脊髓轻度后移，间接缓解前壁的压迫，减压范围可按需要向上下延长，在直视下手术操作较方便和安全；合并有旁侧型椎间盘突出者可同时摘除髓核。

（2）以后纵韧带骨化为主要因素的椎管狭窄，尤以巨大孤立型后纵韧带骨化，后路手术效果不佳，会引起症伏加重，应从侧前方减压切除骨化块，可解除脊髓压迫。

（3）胸椎管狭窄合并中央型椎间盘突出时，从后路手术摘除髓核很困难且易损伤脊髓及神经根，也以采用侧前方减压为宜。侧前方入路可切除后纵韧带骨化块、严重椎体后缘增生骨赘和摘除突出的髓核，还可以切除一侧椎弓根、后关节、椎板及黄韧带以充分减压。中下段胸椎侧前方减正术因脊髓大根动脉10%来自左侧肋间动脉，故选择右侧入路为好。如从左侧入路，应注意保护肋间动脉及根动脉，勿轻易结扎。

十、预　防

1. 生活方面

生活要有规律；坚持从事胸背肌锻炼，增强体质；保持良好精神状态；居住应避免潮湿，防冷暗，通风透光；要有良好的饮食习惯，注意营养之调摄；女士尽量穿平底鞋，不穿高跟鞋。睡床要软硬适中，避免床过硬或过软。

2. 体育锻炼

坚持做胸背部保健运动，经常进行胸背部各方向的活动，使胸椎始终保持生理应力状态，加强胸背肌练习。

十一、病　案　举　例

病例1

张某，女，67岁。背部痛1年，伴双下肢疼痛麻木3个月，于2012年4月21日就诊。

【病史】 缘于1年前无明显诱因出现胸背痛，自行休息按摩后，症状减轻，每遇阴雨天气，背部痛症状加重，3个月前无明显诱因出现双下肢疼痛、麻木，并且行走约500m后出现双下肢疼痛麻木酸胀，蹲下休息后上述症状缓解，仍可继续行走。现症：背痛伴双下肢疼痛麻木，面色苍白，精神不振，四肢发凉。

【体格检查】 胸7~8、腰8~9棘突和棘突旁开2.0cm压痛阳性，叩击痛阳性，无明显放射痛，双下肢肌张力升高，膝、跟腱反射亢进，病理反射未引出，脉沉细无力，舌淡微白苔。

【理化检查】：胸椎磁共振示胸7~8、腰8~9椎间盘突出，黄韧带肥厚，相应水平椎管狭窄。

【诊断】 胸椎管狭窄症。

【治则治法】 温补肾阳，散痛通络。

【处方】 熟地黄30g，鹿角霜20g，肉苁蓉15g，淫羊藿15g，熟附片7.5g，山茱萸15g，鸡矢藤15g，川杜仲15g，紫丹参15g，醋延胡索15g，枸杞果15g，肉桂粉5g（分3次冲），煨干姜7.5g。水煎服，日1剂，嘱服1周。

二诊 口服中药汤剂1周后患者自述症状减轻，四肢发凉好转。治按前方减肉桂、干姜，加人参15g、白术20g、黄芪20g，嘱服2周。

三诊 口服中药汤剂2周后患者自述胸背已不痛，下肢无力明显减轻，力疲亦轻。嘱按前方继服月余，诸症悉退。

【治疗效果】 诸症均除，连服3~6个月以资巩固，随访未见复发。

病例2

张某，男，65岁。胸腰腿痛1年余于2012年3月8日来诊。

【现病史】 缘于1年前无明显诱因出现胸腰腰部疼痛，继之两腿痛，走路时两小腿症状加重，挺胸直腰时，小腿疼痛尤甚，间歇性跛行，尿急、畏寒、自汗。经过某医院推拿、理疗，服用骨刺消痛液等效果不显。舌质淡，脉沉细无力。

【体格检查】 轻度驼背，腰部活动受限，且牵涉小腿疼痛，下腰广泛压痛，腰骶部为著，直腿抬高试验阳性，两小腿腓肠肌压痛阳性，踇趾背伸无力。

【理化检查】 胸腰段CT回报：胸11~12、胸12~腰1、腰1~2椎间盘突出，黄韧带肥厚，椎管狭窄。

【诊断】 胸椎管狭窄症。

【治则治法】 补肾壮督。

【处方】 熟地黄30g，鹿角霜20g，鸡矢藤20g，肉苁蓉15g，淫羊藿15g，熟附片10g，山茱萸20g，枸杞子15g，骨碎补15g，川杜仲20g，紫丹参15g，淮山药15g，广陈皮15g。7剂，日一剂，水煎服。

中成药：骨金丹胶囊，8粒，日3次口服。

二诊 用药后症状减轻，唯有自汗和全身乏力，治按前方减山药、陈皮，加人参15g、白术20g，嘱服药10日。

三诊 胸腰部已不痛，腿痛明显减轻，汗少，力疲亦轻。嘱按前方继续服用月余。

【治疗效果】 诸症悉退，随访未见复发。

病例3

徐某，男，37岁。胸腰腿疼2年余，于2012年9月5日就诊。

【病史】 缘于2年余前无明显诱因出现胸腰腿痛，曾到当地医院就诊，具体诊断不详，经过保守治疗，胸腰腿痛有所缓解，1年前到我院刘老处就诊，胸腰腿疼减轻后停药，现上述症状复发，故来诊。

【体格检查】脊柱侧弯，活动受限，胸 12～腰 1、腰 1～2、棘突和棘突间压痛阳性，右下肢肌张力下降，右跟腱反射减弱，病理反射未引出。脉象沉弦细，舌苔薄白。

【理化检查】胸腰段 CT：胸 12～腰 1，腰 1～2 水平椎管狭窄。

【诊断】胸、腰椎管狭窄症。

【治则治法】补益肝肾、活血化瘀、通络止痛。

【处方】鸡血藤 25g，骨碎补 20g，狗脊 20g，杜仲 20g，鹿角霜 20g，肉苁蓉 15g，枸杞 15g，延胡索 15g，豨莶草 15g，牛膝 15g，泽泻 15g，丹参 15g，明天麻 15g，砂仁 5g，桑寄生 30g，羌活 15g，独活 15g，土鳖虫 10g，淫羊藿 20g，巴戟天 20g，刘寄奴 10g，鸡矢藤 15g，5 剂，日一剂，水煎服。

中成药：骨金丹胶囊，8 粒，日 3 次口服。

二诊 用药后胸腰痛症状减轻，脉象沉弦细，舌苔薄白，治按前方加黄芪 20g，继续口服骨金丹胶囊，嘱服药 5 日。

三诊 右下肢无力减轻。嘱按前方继续黄芪改为 30g，加蜈蚣 2 条，服用 5 剂。

【治疗效果】诸症悉退，仅在天气变化时偶有腰痛等不适症状。

病例 4

刘某，男，50 岁。胸腰痛伴双下肢麻木，行走不利 6 个月，于 2012 年 9 月 11 日就诊。

【现病史】患者缘于 6 个月前不明显诱因出现胸腰痛症状，继之出现双下肢麻木，间歇性跛行，逐渐自觉发凉，曾到住所附近诊所外用膏药和神灯治疗，未见明显缓解，二便正常，舌苔薄厚腻，脉沉弦紧。

【体格检查】双跟腱反射减弱。双大腿前侧皮肤感觉减弱，鞍区无麻木感，病理反射未引出。

【理化检查】胸椎磁共振示：胸椎各椎体及小关节增生退变。胸 11～12，胸 12～腰 1 水平椎管狭窄。

【诊断】胸椎管狭窄症。

【治则治法】益补益肝肾，活血祛瘀，通经止痛。

【处方】鸡血藤 25g，骨碎补 20g，狗脊 20g，杜仲 20g，鹿角霜 20g，肉苁蓉 15g，枸杞 15g，延胡索 15g，豨莶草 15g，牛膝 15g，泽泻 15g，丹参 15g，明天麻 15g，砂仁 5g，桑寄生 30g，羌活 15g，独活 15g，土鳖虫 10g，淫羊藿 20g，巴戟天 20g，刘寄奴 10g，鸡矢藤 15g，炙附子 10g（先煎 30 分钟）。5 剂，日一剂，水煎服。

中成药骨金丹胶囊，6 粒，日 3 次口服。

配合运用刘老"三步六法"行推拿治疗日一次，每次 20 分钟。

二诊 用药后疼痛略减轻，舌苔白腻，脉沉弦紧。仍以上方加淫羊藿 30g，炙川乌 5g（先煎 30 分钟），肉桂 10g，海风藤 15g。5 剂。日 1 剂，水煎服。继续服用骨金丹胶囊。

三诊 服药腿疼痛基本消失。舌苔微黄腻，脉沉弦紧。拟服下方，处方如下。

鸡血藤 25g，骨碎补 20g，狗脊 20g，杜仲 20g，鹿角霜 20g，肉苁蓉 15g，枸杞 15g，延胡索 15g，豨莶草 15g，牛膝 15g，泽泻 15g，丹参 15g，明天麻 15g，砂仁 5g，桑寄生 30g，羌活 15g，独活 15g，土鳖虫 10g，淫羊藿 30g，鸡矢藤 15g，炙川乌 5g（先煎 30 分钟）。5 剂，日一剂，水煎服。

【治疗效果】诸症均除，黄腻苔已退，继续服用骨金丹胶囊连服 1 个月以资巩固，随访未见复发。

第四节　胸椎骨折

一、疾病概述

胸椎骨折是指由于外力造成胸椎骨质连续性的破坏，这是最常见的脊柱损伤。在青壮年患者中，高能量损伤是其主要致伤因素，如车祸、高处坠落伤等。老年患者由于本身存在骨质疏松，致伤因素多为低暴力损伤，如滑倒、跌倒等。胸椎骨折患者常合并神经功能损伤，且由于致伤因素基本为高能损伤，常合并其他脏器损伤，这为治疗带来了极大的困难和挑战。

二、解　剖　学

胸椎有 12 块椎骨，胸椎与颈椎、腰椎有明显区别，它有肋骨协助维持稳定。脊柱的胸段主要是由胸椎、肋骨和胸骨围成桶状结构的胸廓，其稳定性好。

胸椎由椎体、椎弓和棘突等组成，椎骨自上而下逐渐增大。在椎体的后面有棘突，侧面有横突，左右各有一个关节突。在椎体侧面后部近体上缘和下缘处，各有半球形肋凹，与肋骨形成肋横突关节。上关节突和下关节突的关节面几乎呈冠状位；棘突较长，伸向后方，并依次相掩，呈叠瓦状。

脊髓胸段的胸神经共 12 对，都有前支和后支。前支除第 1 胸神经参与臂丛外，均不成丛，称为肋间神经，走行于肋沟内。后支向后进入背部，又分为内侧支和处侧支，支配背部。

胸段的交感神经与脊神经同行，可以称为内脏神经，调节指挥内脏的活动，其中胸心神经、内脏大神经、内脏小神经、内脏最下神经等，分别分管心脏、胃、肝、胆、胰、小肠和肾的功能。因此，胸椎的错位，与整个内脏功能及全身健康状况有极密切的关系。

三、病　因　病　机

胸椎由整个胸廓参与其稳定作用，前方有胸肋关节，侧方有肋椎关节，后方有呈叠瓦状排列的椎板，以限制胸椎过度后伸，而 $T_{1\sim10}$ 后方关节突的关节面呈冠状位，可限制椎体过度前屈，加之椎间盘及韧带组织的稳定作用，使其稳定性明显强于脊柱的胸腰段及下腰椎，骨折发生率也相对较低。

胸椎因胸廓肋骨架作用较其他脊柱段稳固，这就决定了它的损伤特点：外力强大，一般损伤部位多在 $T_{4\sim7}$ 阶段，损伤类型以压缩骨折和前脱位多见，脊髓损伤严重。由于胸椎管相对狭窄，$T_{4\sim10}$ 脊髓血供相对薄弱，骨折合并血管损伤，易导致脊髓缺血，进一步加重脊髓损伤。因此中上胸椎骨折具有损伤累及节段多、脊髓损伤严重、功能恢复愈后差的特点。合并伤发生率高、伤势严重，以胸头部多见。因其合并伤发生率高，临床上应优先处理危及生命的损伤，在生命没有危险的情况下，及时对骨折脱位进行减压复位稳定脊柱。

脊柱受到外力时，可能有多种外力共同作用，但多数情况下，只是其中一种或两种外力产生脊柱损害。作用于胸椎的外力包括压缩，屈曲，侧方压缩，屈曲–旋转，剪切，屈曲–分离，伸展。

1. 轴向压缩

因胸椎生理曲度的存在，外力的轴向压缩应力沿脊柱传导，主要在椎体产生前侧屈曲负荷，由于胸椎的解剖特点，外力主要产生相对垂直的压缩负荷。这可能破坏终板，进而导致椎体压缩。在足够大外力的情况下，可使椎体发生爆裂性骨折。这样的力量将会导致椎体后侧骨皮质的中间部分骨折，这种中心脱位的应力将会导致椎弓根椎体结合部位的骨折，从而导致椎弓根间距增宽，如果有屈曲力量较大，将会导致椎板骨折，甚至出现后侧结构的破坏。

2. 屈曲

屈曲暴力将会导致椎体发生楔形病变，椎体前缘压缩，同时椎体后缘会产生张应力。如果椎体后方的韧带没有撕裂，可能会产生撕脱骨折。在椎体前侧，随着椎体骨折及成角的增加，作用力在逐渐吸收。中间结构通常保持完整。但是，当后侧韧带和关节囊破坏后，将会产生局部不稳定。如果椎体前柱压缩超过40%～50%，将可能会导致后侧韧带、关节囊的损坏，后期将会出现不稳定及进行性后凸畸形。屈曲压缩损伤伴有中柱结构的破坏将会导致脊柱的机械不稳定、进行加重的畸形，以及神经损害。

3. 侧方压缩

侧方压缩的作用机制类似于椎体前侧的压缩损伤，只不过作用力于椎体的侧方。

4. 屈曲–旋转

屈曲–旋转暴力包括屈曲和旋转两种作用力。单纯屈曲外力的作用，主要损伤可能是胸椎前柱的骨结构破裂。随着旋转暴力的增加，韧带和关节囊结构将会受到破坏，这将会导致前柱和后柱结构的损坏。如果伴随后侧关节囊结构和前椎间盘、椎体的破坏，高度不稳定的损伤类型将会产生。在胸椎单纯脱位是很少见的，这决定于关节突的结构。当关节突受到屈曲–旋转暴力作用的时候，关节突发生骨折，继而才可能出现脊柱的脱位。

5. 屈曲–分离

在这种损伤里屈曲轴向前移位（通常靠近前腹壁），脊柱受到较大的张力。椎体、椎间盘和韧带将会被撕裂或损坏，这可能会导致单纯骨损害。骨与韧带结构同时受损，或者单纯软组织损伤。这种单纯的骨损伤通常发生于 $L_{1～3}$ 椎体，虽然在早期是急性损伤造成的不稳定，但是其后期的骨愈合能力强，稳定重建好。骨韧带损伤或单纯的软组织损伤通常发生于 $T_{12}～L_2$ 水平，这种损伤应被认为是不稳定的，自行愈合机会很少。屈曲分离损伤在胸椎和胸腰段可以产生双侧关节突脱位，韧带、关节囊、椎间盘被撕裂，但前纵韧带通常保留完整；如果轴向屈曲外力足够大，前纵韧带将会被撕裂从而导致严重的不稳定。

6. 剪切

其作用机理类似于屈曲–旋转作用。这可以产生脊柱的前椎体、侧椎体、后椎体破坏和滑脱。创伤性前滑脱是最常见的损伤类型，常伴有严重的脊髓损伤。

7. 过伸损伤

过伸损伤产生于躯体上部向后过伸外力作用。其受伤机理与屈曲损伤正好相反。外力作用于前纵韧带和纤维环的前部，同时后部结构受到压缩应力。这将会导致关节突、椎板和棘突的骨折。

椎体的前下部将会发生撕脱骨折，多数情况下这种损伤是稳定的，除非上位椎体相对于下位椎体发生后滑移。

四、临 床 分 期

根据传统医学的骨折分期，将胸椎骨折分为以下三期：早期（发病 2 周以内）、中期（伤后 2~4 周）和后期（受伤 4 周以后）。

根据椎体骨折的压缩程度以椎体前缘高度占后缘高度的比值计算，分为Ⅲ度：Ⅰ度轻度压缩 1/3，Ⅱ度中度压缩 1/2，Ⅲ度重度压缩 2/3 压缩骨折。Ⅱ度及Ⅲ度压缩骨折常伴有其后方棘韧带断裂。

Denis 分型：提出脊柱三柱概念的 Denis 将胸腰椎骨折分为 4 大类，分别为 A 类：压缩性骨折；B 类：爆裂性骨折；C 类：安全带骨折；D 类：骨折脱位。

AO 分型：AO 学派的 Magerl 等将胸腰椎骨折分为 3 类 9 组 27 型，多达 55 种。主要包括：A 类：椎体压缩类：①A1：挤压性骨折；②A2：劈裂骨折；③A3：爆裂骨折。B 类：牵张性双柱骨折。①B1：韧带为主的后柱损伤；②B2：骨性为主的后柱损伤；③B3：由前经椎间盘的损伤。C 类：旋转性双柱损伤：①C1：A 类骨折伴旋转；②C2：B 类骨折伴旋转；③C3：旋转-剪切损伤。

五、临 床 表 现

患者一般有明显的外伤史或有其他疾病史，如骨质疏松症或肿瘤等，损伤的局部表现：局部剧烈的疼痛，伴有损伤部位的压痛。活动受限，甚至无法活动；伤后损伤平面以下皮肤感觉麻木，无力，或者刀割样疼痛，大小便功能障碍（无法自行排便或者二便失禁），严重者双下肢感觉运动可以完全消失，患者可合并腹痛、呼吸困难、休克、意识丧失等临床表现。

六、辅 助 检 查

（一）X 线片检查

常规的正位和侧位平片是最基本的检查方法，任何脊柱损伤均应拍摄正侧位 X 线片，或加照斜位片，以便确定脊柱损伤的部位、类型和性质，在指导治疗方面具有极为重要的价值，阅片时我们应该注意是否存在以下问题：骨折或脱位的部位和类型；椎体压缩、前后左右移位、成角和旋转畸形及其程度；椎管管径改变；棘突间距增大及椎板、关节突、横突、棘突骨折及其程度；判断陈旧性损伤有无不稳定，应拍摄损伤节段的前屈、后伸侧位片。其中正位平片可以了解脊柱的顺列，侧凸的存在与否，棘突的位置。如果同一椎体椎弓根间距离增宽，则提示椎体受到压缩外力，产生椎体压缩或爆裂骨折。如果正位片上出现椎体侧方移位，椎间隙变窄或消失，则提示经过椎间盘的损伤，侧方移位明显提示关节突脱位或骨折存在的可能，预示着损伤节段的不稳定。侧位平片可了解椎体的顺列，生理曲度的存在，椎体高度的丢失与否，有无脱位，局部的后凸角度。

（二）CT 检查

胸椎 CT 能清楚地显示椎体、椎弓、椎板、关节突和棘突骨折，能观察到骨折片与椎管的关系，骨折移位情况，其优点是不受自身阴影重叠及周围软组织掩盖影响，且对软组织具有很高的分辨率。对于观察头枕部、颈胸段损伤，更具优越性。

如怀疑患者有神经损害或怀疑有不稳定均应行 CT 检查。在区分胸椎椎体压缩骨折与爆裂骨折方面 CT 比平片更具有明显的优势，CT 可以显示出椎板骨折，关节突骨折，椎弓根的损伤，这些在普通平片上是难以确诊的。轴位平面上，CT 可以用来评估椎体骨折块对椎管的侵占情况，三维重建 CT 用来观察脊柱的序列情况，从各个平面了解脊柱的结构及损伤情况。

（三）MRI 检查

胸椎 MRI 具有多平面成像及很高的软组织分辨力，能非常明确地显示脊髓和椎旁软组织是否损伤及损伤的具体细节，是脊髓损伤最有效的影像学检查手段。可通过观察脊髓内部信号改变和椎管内其他结构的创伤情况，来判断脊髓损伤程度，对制订治疗方案，推测预后有较大的指导意义。MRI 检查可以帮助我们辨别椎间盘损伤、硬膜外血肿、脊髓水肿、软组织损伤情况，这在其他影像学检查时不能替代的。通常 T_1 像了解基本的解剖结构，T_2 像反映病理过程和韧带结构；矢状位了解血肿的存在状况及区分骨块与脊髓的关系和椎间盘与韧带有无损伤；轴位 T_1 像评估硬膜外空间、脊髓和椎间孔等结构。

（四）电生理检查

电生理检查包括肌电图和体感诱发电位（SEP）检查等。能确定脊髓损伤的严重程度，帮助预测脊髓或神经功能恢复情况，并对脊柱脊髓手术中起到监测脊髓功能的作用。

（五）脊柱损伤程度及稳定性的判断

根据损伤后脊柱的稳定程度分为稳定性损伤与不稳定性损伤。单纯性横突骨折、棘突骨折、关节突骨折，对于压缩性骨折，其压缩程度大于 50%，椎体后壁完整，成角畸形小于 20°，属一柱损伤的稳定性骨折。椎体压缩程度大于 50%，椎体后壁破裂，属二柱损伤的不稳定性骨折。椎体压缩伴有后部附件骨折、脱位或旋转，属三柱不稳定性骨折。

七、诊断及鉴别诊断

（一）胸椎间盘突出症

胸椎间盘突出症以局部疼痛、躯干及双下肢神经感觉异常为主要表现，有或无外伤史，CT、MR 显示病变部椎间盘突出压迫脊髓或神经根，椎体骨质无异常。

（二）胸椎病理性骨折

胸椎病理性骨折患者一般外伤史较轻甚至无明显外伤史，X 线可显示椎体破坏，可通过 CT 和同位素骨扫描明确诊断。

八、治 疗

（一）急救处理

胸椎骨折的患者，在受伤现场应给予正确急救处理，对患者的预后有重要意义。在受伤现场就地检查，首先确定脊柱损伤的部位。如患者清醒，可询问并触摸其脊柱疼痛部位。昏迷患者可触摸脊柱后突部位。其次观察是高位四肢瘫还是单纯下肢瘫，从而确定系颈椎损伤还是胸腰椎损伤，作为搬运时的依据。搬运过程中，应使脊柱保持平直，避免屈曲和扭转。对采用两人或数人在患者一侧，动作一致地平托头、胸、腰、臀、腿的平卧式搬运，或同时扶住患者的肩、腰、臀部的滚动方式，将患者滚到担架上。用帆布担架抬运屈曲型骨折者应采用俯卧式。搬运用的担架应为木板担架，切忌用被单提拉两端或一人抬肩，另一人抬腿的搬运法，因其不但会增加患者的痛苦，还可使脊椎移位加重，损伤脊髓。由于导致脊髓损伤的暴力巨大，在急救时应特别注意颅脑和重要脏器损伤、休克等的诊断并优先处理，并维持呼吸道通畅及生命体征的稳定。

（二）保守治疗

1. 固定

无神经病损者；脊柱三柱中至少两柱未受损；后凸角度小于20°；椎管侵占小于30%；椎体压缩不超过50%。保守治疗是胸椎骨折的一种基本治疗方法，主要方法是支具外固定或者卧床休息治疗，包括一段时间的卧床休息直到全身症状的缓解，接着应用支具固定10～12周，并逐步进行功能锻炼。

2. 整复方法

根据脊柱损伤的不同类型和程度，选择恰当的复位方法。总的原则是逆损伤的病因病理并充分利用脊柱的稳定结构复位。屈曲型损伤应伸展位复位，过伸型损伤应屈曲位复位。在复位时应注意牵引力的作用方向和大小，防止骨折脱位加重或损伤脊髓。

对于屈曲型的胸椎骨折手法复位是利用患者背伸肌力加上牵引外力使脊柱尽量过伸，加大前纵韧带张力，借助于前纵韧带和纤维环的张力，迅速恢复被压缩的椎体，尽快清除后凸畸形，促进骨折愈合，利于保持脊柱功能。患者俯卧床上，一人持患者腋下，向上牵引，另一人持患者踝上，向下牵引，先做水平牵引，待肌肉放松后，慢慢抬高下肢使胸腰背过伸，术者用手按住骨折部位轻轻向前按压，持续20分钟慢慢放下，使脊柱骨折处后凸畸形消失，然后术者双手沿患者脊柱经大椎穴向下到骶尾部行揉、轻手法按摩，松解痉挛的腰背肌肉群，最后使患者平卧。

3. 垫枕复位法

主要适应于伤后1周之内的胸12、腰1和腰2骨折，患者仰卧于硬板床上，以骨折处为中心垫一5cm软枕，软垫逐日增高，致腰椎呈过伸位，使椎体前缘压缩而皱折的前纵韧带重新恢复原有张力，并牵拉椎体前缘张开，以恢复椎体的高度达到复位，同时后侧关节突关节关系也得到恢复和改善。

4. 功能锻炼

五点式：患者仰卧位，用头部、双肘及足跟5点支撑，使臀部离床，腹部上弓如拱桥，稍停再放下，重复进行。

三点式：患者取仰卧位，双手抱头，用头和双足跟支撑抬起臀部，每日50次，渐增至200次。

飞燕式：患者取俯卧位，上肢后伸，小腿与踝部垫一软枕，头部与肩部尽量后仰，在上肢后伸，头与背部尽量后伸的同时，下肢伸直后伸，全身反弓，仅腹部着床，呈一弧形。

5. 药物治疗

（1）西药：主要以止痛、营养神经和改善循环为主。

（2）中药：胸椎骨折的中药辨证治疗包括内服药和外用药，按骨折三期辨证用药。

1）骨折初期：由于筋骨脉络损伤，血离经脉，气血凝滞，经络受阻，痛处固定，行走不利，舌质暗、苔薄白、脉弦。治宜活血祛瘀、消肿止痛。内服方用复元活血汤、桃红四物汤、和营止痛汤、新伤续断汤、活血止痛汤等加减；中成药可活血丸等活血止痛药；外用消瘀止痛药膏、清营退肿膏、双柏散、紫荆皮散等。

2）骨折中期：患者疼痛明显减轻，肿胀逐渐消退，但瘀肿虽消而未尽，骨尚未连接，舌质暗、苔薄白、脉弦。治宜和营生新、接骨续筋。内服方用新伤续断汤、续骨活血汤、桃红四物汤、接骨丹等加减；中成药可用接骨胶囊等续筋接骨药；外用接骨续筋药膏、外敷接骨散、碎骨丹等。

3）骨折后期：肿胀和疼痛消退，已有骨痂生长，但骨不坚强，功能尚未恢复，舌质淡暗、苔薄白、脉弦细。内治宜补肝肾、强筋骨、养气血，适当补益脾肾；外治宜舒筋活络。内服方用壮筋养血汤、六味地黄汤、八珍汤、健步虎潜丸、续断紫金丹、归脾丸等加减；中成药可用壮骨伸筋胶囊等补益肝肾；外用坚骨壮筋膏、金不换膏、伸筋散等，关节强直、筋脉拘挛者，可用海桐皮汤、熏洗方等熏洗。

（三）手术治疗

1. 手术指征

有神经损伤；成角超过30°、椎体压缩超过50%、椎管侵占超过30%；MRI证实有椎间盘损伤。与支具外固定或者卧床治疗相比，手术治疗有几方面的优点。首先，对于那些不能耐受支具或者卧床的患者可以提供即刻的稳定。在一个多发创伤的患者，长期的卧床将可能会产生严重的危及生命的并发症。及时的外科手术稳定可以允许患者早期坐起和康复治疗；其次，外科手术可以很好的恢复脊柱的序列，纠正畸形；最后解除对神经系统的压迫。

2. 手术目的

为脊髓恢复创造最佳条件；恢复和维持脊柱的高度和曲线；减少脊柱高度的丢失；保持脊柱的稳定性；坚强固定以利早期护理和康复；防止创伤后后凸畸形及神经病损。

3. 手术时机

急性外伤导致脊柱畸形、脊髓损伤的患者应当急诊接受手术，以恢复脊柱序列，给脊髓恢复创造最大的可能性。因后路手术是通过韧带整复缓解椎管压迫的一项间接减压方法，故在创伤早期能更顺利地进行。在伴有四肢长骨骨折的脊柱骨折患者早期手术可以避免患者卧床产生的并发症，如肺炎、压疮等。

4. 手术方式

（1）开放式手术：根据胸椎损伤的位置，手术方式有所不同，上胸椎是颈胸交界部位和胸段脊柱后凸的起始，前路手术治疗与颈椎前路手术有所相似，可以采用颈前路显露颈椎的方法显露上胸椎。因此对 T_1、T_2 骨折伴有椎间脱位患者采用先行后路复位手术，根据椎体骨折情况，再行前路手术切除伤椎、植骨和内固定。对于 T_3 以下骨折及合并脱位患者行后路手术复位、椎管减压及内固定，内固定的方法采用椎弓根螺钉系统。

（2）微创手术开放手术治疗胸椎骨折临床疗效显著，但是也仍存在一定的缺陷，如术中较为广泛的剥离椎旁肌肉等软组织，损伤脊神经后支，术中电刀锐性剥离，牵开器造成肌肉损伤、肌肉功能障碍等医源性损伤。微创手术被越来越多的医生所关注。其中，以经椎旁肌间隙入路经椎弓根钉棒内固定治疗胸椎骨折应用最为普遍。有学者临床随访研究发现，椎旁肌间隙入路的显露过程是在肌间隙中完成，不需剥离椎旁肌，基本不影响腰背肌功能，患者可早期进行功能锻炼，与传统后路手术方式相比具有手术出血少、术后疼痛轻、患者恢复快等优势，符合微创理念，值得在临床工作中进行推广。

随着微创手术的发展，经皮穿刺椎体成形术（percutaneous vertebroplast，PVP）和经皮穿刺球囊扩张椎体后凸成形术（percutaneous kyphoplasty，PKP）被广泛应用于临床，主要用来治疗骨质疏松性胸椎骨折。椎体成形术适应证为具有疼痛症状的原发或继发性的胸腰椎椎体骨质疏松性压缩骨折，以及姑息性治疗胸腰椎创伤性骨折。该手术疗效显著的同时应注意术中仔细操作，防止骨水泥渗漏引发并发症。

九、预　　防

（一）预防

1. 胸椎骨折的预防

（1）胸腰椎交界区是骨受力集中之处，因此，骨折常发生在胸11、胸12、腰1、腰2椎体，临床称为胸腰段骨折。中老年人椎体骨质疏松，在轻度外力作用下即可造成椎体压缩性骨折。一旦得了胸腰椎骨折，可以想象出来日常生活有多不方便。在青壮年患者中，高能量损伤是其主要致伤因素，如车祸、高处坠落伤等，出门在外就应该多注意安全，安全操作是避免发生胸椎骨折的关键因素。

（2）老年患者本身存在骨质疏松，低暴力损伤如滑倒、跌倒等亦可以导致胸椎骨折。补钙，多锻炼，老人家尽量避免下雨天出行。

2. 胸椎骨折的并发症及预防

（1）截瘫：截瘫是胸椎骨折后伤及脊髓的常见并发症，各种原因造成的胸椎骨折导致椎管形状、容积改变，压迫脊髓或直接损伤脊髓引起脊髓相应平面支配区域感觉、运动功能障碍。

（2）褥疮：截瘫患者长期卧床易发生局部褥疮，治疗以预防为主。未发生者，将患者放在有褥垫的硬板床上，或气垫床上，皮肤和床单、被褥要保持干燥清洁，防止粪便污染，若已污染需及时更换床单，并用温水洗净皮肤。定期整体翻身，2~3小时翻身一次，按摩，注意卫生，骨突处棉圈保护。已发生者，局部TDP照射，骨突部位应用气圈、软枕或棉圈保护。如褥疮已发生，应勤换体位，不使疮面受压，防止褥疮扩大，并避免继发感染。局部红肿、炎症浸润时，可选用双柏膏、四黄膏外敷；疮口化脓坏死时，可选用拔毒生肌散、九—丹、生肌玉红膏；疮口脓少，肉芽生长时，可选用生肌膏或橡皮膏。内治宜清热解毒、托里排脓生肌，褥疮较大时应输液和少量多次输血治疗，以加强营养，待全身情况改善后，施行植皮术。

（3）尿路感染：嘱患者多饮水，保持尿路通畅，留置尿管者，夹闭尿管，每4小时开放一次，每周换尿管一次，定期进行膀胱冲洗。已发生尿路感染者，中药给以利尿通淋。

（4）便秘：嘱患者多吃粗纤维食物或者香蕉等润肠作用的水果。养成每日排便的习惯。已便秘者给予番泻叶20g开水泡服以通为度，必要时给予开塞露40ml塞肛或者肥皂水灌肠。

（5）肺部感染：嘱患者有痰必排，护理人员必要时给予帮助，中药给予止咳嗽化痰或者复方甘草口服治疗。西医给予加强抗感染治疗，咳痰无力者，给以吸痰，必要时行气管切开。

（6）深静脉血栓：嘱患者适当活动下肢，护理人员必要时帮助活动，给予下肢按摩。

（二）调护

（1）治疗期间应嘱咐患者做到严格卧床制动，并加强全身的功能锻炼。

（2）术后卧床期间要鼓励患者多饮水，做深呼吸及有效咳嗽活动；协助患者定时翻身、拍背，局部受压皮肤可每日用温水擦洗或按摩，对于体弱消瘦的患者，在臀部垫气圈，以防止坠积性肺炎、褥疮等长期卧床并发症的发生；保持会阴部清洁，防止发生泌尿系感染。

（3）针对老年人骨折后紧张、焦虑、悲观、痛苦等多种情绪反应，有的放矢地进行心理疏导。耐心向患者解释此病不是不治之症，精心治疗与患者积极配合是可以治愈的。介绍同种疾病经治疗痊愈出院的病例，使患者树立治愈的信心，处于接受治疗护理的最佳心理状态。

十、病案举例

张某，男，60 岁。2013 年 5 月 31 日就诊。

【主诉】胸背部疼痛、活动不利 2 日。

【病史】2 日前因外伤致使胸背部疼痛、活动不利，伤后自行休息，未见明显缓解，故来院就诊。

【体格检查】患者步入诊室，脊柱生理曲度存在，胸 11、胸 12 棘突旁压痛（+），胸椎前屈活动受限，四肢肌力Ⅴ级，腱反射存在，四肢皮肤感觉正常，双侧霍夫曼征（-）。舌质暗、苔薄白、脉弦。

【理化检查】胸椎 CT 示（2013 年 5 月 31 日）：胸 11 椎体楔形变，椎体后缘完整。

【诊断】胸 11 椎体骨折。

【治则治法】舒筋壮骨、活血化瘀。

【处方】柴胡 15g，瓜蒌根 10g，当归 10g，红花 15g，甘草 10g，穿山甲（炮）15g，大黄（酒浸）30g，桃仁 15g，川芎 15g，杜仲 20g，厚朴 15g，陈皮 15g，车前子 20g（包）。水煎 300 毫升，分 2 次，早晚温服。7 剂，水煎服。

配合腰背部垫枕法。

二诊 2013 年 6 月 7 日。

患者自述：胸背部疼痛明显减轻，偶有失眠，舌质暗、苔薄白、脉弦。

【处方】调整处方：去大黄，加续断 50g、夜交藤 50g，日 1 剂，7 剂，水煎服。

口服接骨丹，每次 5g，每日 3 次。

三诊 2013 年 6 月 14 日。

患者自述胸背部疼痛基本消失，舌质暗淡、苔薄白、脉弦。

【处方】前方加肉桂 6g，加姜、枣。日 1 剂，7 剂，水煎服。

中成药：口服接骨丹，每次 5g，每日 3 次。

四诊 2013 年 7 月 5 日。

患者自述胸背部疼痛已完全消失。舌质暗淡、苔薄白、脉弦。

【处方】继续口服接骨丹，每次 5g，每日 3 次。

【治疗效果】3 个月复诊，患者自述胸背部疼痛已基本消失，可下地自由行走。

第八章 腰部疾患

第一节 急性腰扭伤

一、疾病概述

急性腰肌筋膜损伤是一种较常见的腰部外伤，属于祖国医学闪腰、岔气范畴。多由于弯腰提取重物用力过猛、或弯腰转身突然闪扭，致使腰部肌肉强烈的收缩，而引起腰部肌肉和筋膜受到过度牵拉、扭挟，甚至撕裂。腰部肌肉筋膜的损伤和腰部韧带的损伤相互之间有密切的联系，如韧带（主要是棘上韧带、棘间韧带）损伤后，在屈腰过程中的支持力量势必减弱，需要由肌肉筋膜来代偿，此时肌肉筋膜亦易受到损伤；反之，肌肉筋膜损伤后，韧带有时也随之受伤。

二、解　剖　学

腰段脊柱介于固定的胸段和骶段之间，既承受着身体二分之一的体重，又从事着各种复杂的运动，而周围只有一些肌肉、筋膜、韧带等组织，无骨性结构保护。在腰部承重和运动时，过度的负重、不良的弯腰姿势所产生的强大的拉力和压力，容易引起腰部的肌肉、筋膜、韧带损伤。

三、流　行　病　学

急性腰扭伤是常见病，多发于青壮年和体力劳动者，多见于搬运、建筑、机械工人等，平素缺少参加体力劳动锻炼的人，偶然参加劳动时，不慎亦易发生损伤。男性较女性为多，约有半数的为 21~30 岁的青年体力劳动者。

四、病　因　病　机

多因突然遭受外来间接暴力所致，致伤的原因很多，最常见的损伤原因有以下几种。

（1）猛然搬动过重的物体时，由于搬重物的姿势不正确，所搬物体的重心离躯干中轴线过远，使肌肉负荷太重或收缩不协调等所致。如在弯腰屈髋、伸膝的姿势下提起重物时，骶棘肌力量不足或用力时思想准备不够，肌肉抵抗力过小，常可使腰骶部的肌肉、筋膜受到过度的牵拉或撕裂。

（2）劳动时配合不当，多见于两人搬抬重物时，一人上肩快或下肩早，或放下时动作先后不一致，或一人不慎滑手，则另一人思想无准备，瞬时处于不利的姿势下，致使腰肌无准备地强力收缩，引起腰肌筋膜扭伤。

（3）在平滑的地面上行走失足滑倒或下楼时不慎跌倒，腰部屈曲，下肢伸展，亦易造成腰骶部肌肉筋膜的损伤。

（4）在日常生活中，如倒洗脸水、弯腰、起立，甚至咳嗽、喷嚏、打哈欠、伸腰等动作，在思想无准备的情况下，会使腰部肌肉骤然收缩而造成腰肌筋膜的扭伤，即人们所俗称的"闪腰"。

该病中医伤科系归于跌扑闪挫所致。损伤时因受力大小不同，组织损伤程度亦不一样。常见者为骶棘肌由骶骨起点部骨膜撕裂，或筋膜等组织附着点撕裂。筋膜损伤，血脉破损，必然会造成腰部瘀血凝滞，气机不通，则产生瘀血肿胀、疼痛、活动受限等临床表现。

中医认为此病多由急性损伤造成局部气血阻滞，经络不通所致，许多经脉都循行于腰部，《素问·刺腰痛论》就有足太阳、足少阳、足阳明、足少阴、足厥阴等经脉病变导致腰痛的记载。不同经脉损伤，疼痛部位不一。刘老认为，腰为肾所居之处，故《素问·脉要精微论》云："腰者肾之府，转摇不能肾将惫矣。"《骨空论》云："督脉为病脊强反折，腰不可以转摇，急引阴卵。"《灵枢·经脉》云："膀胱足太阳也，是动则病冲头痛，目似脱，项如拔，脊痛，腰似折。"肾脉贯脊抵腰中，督脉亦贯脊入腰，膀胱之脉挟脊抵腰中。可见，腰痛与肾、督、足太阳等经脉有密切关系。

五、临 床 分 期

急性腰扭伤若因处理不当，或治疗不及时，亦可使症状长期延续，变成慢性。

六、临 床 表 现

受伤时患者常感到腰部有一响声或有组织"撕裂"感，随即感到腰部一侧或两侧剧烈疼痛，不能伸直、屈伸俯仰、转身起坐则疼痛加剧，整个腰部多不能活动，呈强直状，严重者不能起床，深呼吸、咳嗽、喷嚏时疼痛加剧。轻者伤时疼痛轻微，尚能坚持继续劳动，数小时后或次日症状加重。患者为了减轻腰部疼痛，常用两手扶住并固定腰部。疼痛多位于腰骶部，有时感到一侧或两侧臀部及大腿后部疼痛，部位和性质较模糊，多为反射性疼痛。

临床检查主要的体征如下所述。

（1）压痛点：扭伤早期，绝大多数患者都有明显的局限性的压痛点，多在腰骶关节、第三腰椎横突尖和骶髂后部。压痛点代表组织受伤处之所在。

肌痉挛：主要发生于骶棘肌和臀大肌，因疼痛刺激所引起，也是对疼痛的一种保护性反应，可为单侧或双侧。这些肌肉的紧张度增加而有压痛，经俯卧一时可以松缓，但用手指压痛时，痉挛又复出现。

（2）脊柱生理性曲线的改变：肌肉、筋膜和韧带的撕裂可引起疼痛，疼痛可引起肌肉的保护性痉挛，不对称的肌痉挛可引起脊柱生理性曲线的改变。曲线的改变，亦是机体为了照顾受伤组织，照顾神经根免受刺激，所发生的一种自动性调节。根据临床所见，约半数以上的急性腰扭伤患者，有不同程度的腰椎曲线改变，有的是前凸减小，有的是向左右侧弯。至疼痛和痉挛解除后，此种畸形亦自行消失。

（3）直腿抬高试验可引起腰部疼痛，乃因骨盆向后旋转，使腰生理前凸变平，腰部受伤组织受牵拉所致。

七、辅 助 检 查

X线检查：对于严重的腰扭伤患者，应拍腰骶部正侧位X线照片，必要时拍斜位片。一般软组织扭伤，X线片不显示任何病理性腰椎峡部骨折、骨质增生、肿瘤或结核等。

八、诊断及鉴别诊断

（一）诊断

有明显的外伤史，多为男性青壮年体力劳动者，有明确的损伤部位，腰髋部有压痛和肌痉挛。患者腰部各方面的运动均受限。X线片无异常表现，或可发现伴有腰椎平直、侧弯或后突变形，或见其他骨质病变。

（二）鉴别诊断

（1）急性腰部韧带损伤与急性腰扭伤发病原因有时相同，两者常合并存在。腰扭伤时，腰部各方向活动均受限制，并引起疼痛加剧，在棘突旁骶棘肌处或骶髂后部有压痛。腰部韧带损伤时脊柱弯曲受牵拉时疼痛才加剧，且压痛点多在棘突上或棘突间。

（2）急性腰椎后关节滑膜嵌顿急性腰扭伤时，腰部各方向的活动均受限制，并引起疼痛加剧，在棘突旁骶棘肌处、腰椎横突或骶髂后部有压痛，压痛点较表浅。急性腰椎后关节滑膜嵌顿，腰前屈尚可，但不能过度前屈，腰部被动旋转活动和后伸受限，并使疼痛加剧，其疼痛程度远远超过腰扭伤，腰肌痉挛或僵硬，棘突两侧有深在的压痛。

九、治　疗

（一）手法治疗

急性腰扭伤采用手法治疗疗效显著。它具有行气活血、消肿止痛、舒筋活络之作用。通过手法可以缓解肌肉、血管痉挛，增进局部血液循环，消除瘀滞，加速瘀血早日吸收，以促进损伤组织的修复之目的。

1. 一针一牵三搬法

（1）一针法：先用三棱针将唇系带之粟粒大小的硬结刺破，然后将上唇捏起，用毫针刺人中穴。针尖斜向上；重刺激，留针15分钟，每5分钟捻转1次；针刺后嘱患者深呼吸，活动腰部。往往针后立见功效。

（2）一牵法：患者俯卧位。术者立于患者足侧，以双手握住患者双踝上，把双腿提起，使腰部后伸，缓缓用力牵伸（与助手行对抗牵伸），重复3次。

（3）三搬法。

一搬：俯卧位。①搬肩压腰法：术者一手以掌根按压患者第4~5腰椎，一手将肩搬起，与压腰的手交错用力，对侧再做一次。②搬腿压腰法：术者一手以掌根按压患者第3~4腰椎，一手将一侧大腿外展抬起，与压腰的手上下交错用力，对侧再做一次。③双髋引伸压腰法：术者一手以掌根按压患者第3~4腰椎，一手与前臂同时将双腿抬高，先左右摇摆数圈，然后上抬双腿，下压腰部，双手交错用力。

二搬：侧卧位。①腰部推搬法：患肢在上屈曲，健肢在下伸直，术者立其背后，助手立其胸前，双手扶持胸背部，二人协同向相反方向推和搬，使患者腰部获得充分的旋转活动。此法重复3次。②单髋引伸压腰法：术者一手用力按压腰部，一手握持患者大腿下端，并外展40°；后方拉，使腰髋过伸30°；后再做屈膝、屈髋动作，如此交替进行，重复3次。

三扳：患者仰卧位，屈髋屈膝。术者双手握其双膝，过屈贴近胸前，先做左右旋转摇动，然后推动双膝，使腰及髋、膝过度屈曲，反复数次。

术后让患者卧床休息30分钟再活动。

2. 其他手法治疗

（1）揉按法：患者俯卧治疗床上，肢体放松，术者先用两手大拇指或手掌，自大抒穴开始由上而下，经下肢环跳、委中、承山、昆仑等穴，施行揉按。次用手掌或大鱼际部揉按脊椎两旁肌肉，使气血流畅，筋络舒展。

（2）推理腰肌：术者立于患者腰部健侧，以双手拇指在压痛点上方自棘突旁把骶棘肌向外下方推开，由上而下，直到髂骨后上棘，如此反复操作3～4次。

（3）捏拿腰肌：术者用两手拇指和其余四指指腹对合用力，捏拿腰部肌肉，捏拿方向与肌腹垂直，从腰1起至腰骶部臀大肌，由上而下，先轻后重，先患侧后健侧，重点捏拿腰椎棘突两侧骶棘肌和压痛点最明显处，反复捏拿2～5分钟。

（4）扳腿按腰：术者一手按其腰部，另一手肘关节屈曲，用前臂抱住患者一侧大腿下1/3处，用力将下肢向后上抱起，两手配合，一手向下按压腰骶部，另一手托其大腿向上提拔扳腿，有节奏地使下肢一起一落，随后摇晃拔伸，有时可听到响声，每侧做3～5次。

（5）揉摸舒筋：术者以掌根或小鱼际肌着力，在患者腰骶部进行揉摸手法。从上至下，先健侧后患侧，边揉摸边移动，反复进行3～5次，使腰骶部感到微热为宜。

（二）固定与练功

伤后宜卧硬板床休息，以减轻疼痛，缓解腰肌痉挛，防止继续损伤。疼痛缓解后，宜做腰部背伸锻炼，后期宜加强腰部的各种功能锻炼。

（三）药物治疗

1. 内服药

（1）刘老认为急性腰扭伤可分为：气滞腰痛和血瘀腰痛。气滞腰痛多表现为：腰痛突然，不敢俯仰转侧，甚则深呼吸，咳嗽时亦牵掣作痛。此因闪腰岔气所致，气机闭塞不通，经络受阻，故腰痛突然不敢转侧。血瘀腰痛多表现为：腰痛如刺，日轻夜重，痛有定处，大便多秘结，此因外伤闪挫，经脉血瘀不通而痛。

刘老经验方：腰痛一号，以通督壮腰、舒筋止痛。方药如下。

鸡血藤25g、骨碎补20g、狗脊20g、杜仲20g、鹿角霜20g、肉苁蓉15g、枸杞15g、延胡索15g、豨莶草15g、牛膝15g、泽泻15g、丹参15g、天麻15g、砂仁5g。

方中杜仲补肝益肾治，腰痛之要药；狗脊、肉苁蓉、鹿角霜增强补肾强筋之力；骨碎补、鸡血藤、不但补骨续筋，而且和血养血；配丹参、牛膝以活血通络；豨莶草强健筋骨、祛除风湿；泽泻、天麻渗湿息风止痛；加入延胡索以镇痛；砂仁以调中和胃。

（2）气滞络阻证：腰痛时轻时重，痛无定处，重者腰部运动受限，行走困难，咳嗽震痛，舌苔薄，脉弦数。治宜理气通络、和营止痛，方用泽兰汤加羌活、乳香、没药。

（3）血瘀气阻证：腰痛局限一侧，局部瘀肿，压痛明显，腰部活动受限。或有腹胀，大便秘结，舌质略有瘀点，脉弦紧。治宜行气消癖，方用地龙散、复元活血汤、大成汤等。

（4）中成药：可选用跌打丸、云南白药、三七片、七厘散等。

2. 外用药

局部瘀肿热痛者，可用双柏散、消炎散外敷，如无瘀肿仅有疼痛者，则用狗皮膏、伤科膏药、伤湿止痛膏外贴。

（四）其他疗法

（1）针灸治疗：可采用局部取穴、循经取穴。常用的针刺穴位有阿是穴、肾俞、命门、志室、大肠俞、腰阳关、委中、承山等穴，多采用强刺激，留针 3～5 分钟。或点刺眼交穴，每日 1 次。

（2）封闭疗法：用醋酸泼尼松龙或醋酸氢化可的松 25mg 加 2% 普鲁卡因 2 毫升，作局部痛点封闭，每周 1 次，一般 1～3 次即有明显疗效。

（3）急性症状稍缓解后，可用理疗、磁疗、中药离子导入等治疗。

十、预　防

刘老认为，急性腰扭伤是可以预防的。他强调，每个人都应加强劳动保护，安全作业及用机械化、半机械化代替重体力劳动。对腰痛已愈的患者要避免复发，平时要坚持腰背肌功能锻炼，从动的观点出发治疗慢性腰痛能取得很好的效果。长期卧床休息或长期用腰围或脊柱支架的方法（脊柱稳定性不良者除外），是不适宜腰痛治疗的。

十一、病案举例

赵某，男，27 岁。于 2014 年 11 月 3 日来就诊。

【主诉】 腰部疼痛 1 日。

【病史】 1 日前不慎扭伤腰部，致腰部疼痛，活动受限。

【体格检查】 专科检查：腰部生理曲度变直，双侧骶棘肌痉挛，腰骶部棘突压痛（+），痛有定处，无明显放射痛，腰部活动受限，双下肢皮肤感觉正常，双下肢股四头肌、胫前肌、腓肠肌肌力 V 级，双侧直腿抬高试验（-），加强试验（-），双侧膝腱、跟腱反射正常，双侧巴宾斯基征（-）。舌质暗红，苔薄，脉弦。

【理化检查】 腰椎正侧位 X 线片提示：腰椎生理曲度变直，腰椎骨质及间隙未见明显异常。

【诊断】 急性腰扭伤。

【治则治法】 活血化瘀，通督壮腰。

【处方】 腰痛 I 号加桑寄生 30g、羌活 15g、独活 15g、鸡矢藤 15g、地龙 15g、刘寄奴 15g、土鳖虫 15g。

上药水煎，取汁 300 毫升，150 毫升，日 2 次口服。

一针一牵三扳法，术后让患者卧床休息 30 分钟再活动。2 日后再次治疗。

【治疗效果】 治疗 2 次后随访，患者症状、体征消失，腰部活动自如。

第二节　第三腰椎横突综合征

一、疾病概述

　　第三腰椎横突综合征是以第三腰椎横突部明显压痛为特征的慢性腰痛。亦有称第三腰椎横突周围炎，或第三腰椎横突滑囊炎。它是腰肌筋膜劳损的一种类型，由于第三腰椎居全腰椎之中心，活动度大，其横突较长，抗应力大，劳损机会多，故易产生腰痛和臀部痛。

二、解　剖　学

　　第三腰椎横突比其他腰椎的后伸曲度大，向侧方延伸最长，位于腰椎中部，两侧腰椎横突联线形成以第三腰椎横突尖为顶点的纵长菱形，第一二腰椎横突外侧有下部肋骨覆盖，第四五腰椎横突深居于髂骨内侧，只有第三腰椎横突缺乏肋骨及髂骨保护，因而易受损害。

三、流　行　病　学

　　该病多见于青壮年，尤以体力劳动者最为多见。

四、病　因　病　机

　　腰椎横突位于腰椎两侧，无骨性组织保护，其中以第三腰椎横突最长，上有腰大肌、腰方肌起点，并附有腹横肌、背阔肌的深部筋膜。当腰、腹部肌肉强力收缩时，该处所承受的拉应力最大，因此，第三腰椎横突上附着的肌肉容易发生牵拉损伤，引起局部组织的炎性肿胀、充血、液体渗出等病理变化，继而发生滑膜、纤维组织、纤维软骨等的增生，邻近腰脊神经后支的外侧支受到刺激，日久神经纤维可发生变性，产生腰痛和臀部痛，引起腰骶肌痉挛。

　　第三腰椎位于腰前凸曲线之顶点，背阔肌的髂腰部分纤维止于第三腰椎横突，腰大肌的部分肌纤维也止于此处，骶棘肌的一部分肌纤维也止于此，因此，第三腰椎成了腰椎的活动中心，起到了类似接力站的作用，为腰椎屈、伸、侧弯及旋体的枢纽，所受的杠杆作用最大，而第三腰椎横突更是受力点，由于第三腰椎横突较长，以致附着于此处的肌肉、筋膜、韧带能有效地保持脊柱的稳定性及正常的活动，较长的横突又能增强肌肉的杠杆作用，肌肉收缩牵拉机会多，拉力最大，当这些组织异常收缩时，横突末端首当其冲，这种解剖特点构成末端易受损伤的基础，往往因劳损而引起横突末端周围的纤维织炎，横突越长，发病率越高，以单侧多见。

　　第三腰椎横突端后方紧贴着第二腰神经根的后支，当前屈及向对侧弯腰时，该后支被横突挑起或受磨损而引起该神经支支配区痛、麻，也能牵涉到第二腰神经前支而引起反射痛，达臀部及大腿前侧，第三腰椎横突前方深面有腰丛神经的股外侧皮神经干通过，并分布到大腿外侧及膝部，如横突过长、过大或伴有纤维织炎时，能使该神经受累并出现股外侧皮神经痛，此病变波及附近的闭孔神经甚至于肌神经时，疼痛也可出现于髋部或大腿。

　　第三腰椎横突综合征或因急性腰部扭挫伤，或因慢性腰部劳损，或外感风寒湿邪，合而成痹，致使腰部经络不通，瘀血阻络所致。患病日久或素体肝肾不足，以致筋脉失养，督脉空虚，气血亏耗，而见腰痛绵绵。

五、临 床 分 期

临床一般按照病程长短分为早期（炎症水肿期）：病史短，一般 3 个月以内，一侧或双侧腰部或腰臀部疼痛，第三腰椎横突肩部局限性压痛，或引出臀部及大腿后侧放射痛。中后期（机化结节期）：病史 3 个月以上，腰部或腰臀部病重，第三腰椎横突尖部可触及纤维性软组织硬结，大多数患者合并臀上皮神经崁压症状。

六、临 床 表 现

主要表现为腰痛，或腰臀部的弥漫性疼痛，亦可向大腿后侧至腘窝平面以上扩散，晨起或弯腰疼痛加重，有时翻身及步行困难。

检查时在骶棘肌外缘第三腰椎横突尖端处有局限性压痛，有时可触及一纤维性软组织硬结，常可引起同侧下肢反射痛，直腿抬高试验可为阳性，但加强试验为阴性。

七、辅 助 检 查

X 线检查：X 线摄片除可见第三腰椎横突明显过长外，有时左右横突不对称，或向后倾斜。

八、诊断及鉴别诊断

（一）诊断

根据压痛点并结合病史、症状、其他体征和 X 线照片可以确定诊断。

（二）鉴别诊断

（1）坐骨神经痛与腰椎间盘突出症的鉴别在于压痛点的部位不同，此症的压痛部位在骶棘肌外缘第三腰椎横突尖端处，坐骨神经痛的表现也不及腰椎间盘突出症那样有明显的神经根性分布，直腿抬高试验可能阳性，但直腿抬高踝背伸试验阴性。

（2）腰椎肿瘤：中年以上腰痛呈进行性加重，有夜痛症，经过对症处理又不能缓解其疼痛者，应高度警惕，若属脊髓，马尾部肿瘤的话，可伴有大小便失禁，马鞍区（即会阴部）麻木刺痛，双下肢瘫痪等。

（3）腰椎结核：腰痛伴低热、贫血、消瘦等症，同时血沉增快，拾物试验阳性，X 线检查可见有骨质破坏，腰大肌脓肿。

（4）肾周围炎：腰痛伴发热，血白细胞数增高，尿常规检查有白细胞，肾区叩击痛者。

（5）妇科疾病：女性腰痛伴周期性改变者。

九、治　　疗

（一）手法治疗

（1）推揉压按骶棘肌法：患者俯卧，两下肢伸直，术者立其左，两手手掌或大鱼际从第10

胸椎平面起，自上而下轻快反复地推、揉、压按脊柱两侧的骶棘肌，直至骶骨背面或臀部的股骨大转子附近，并以两手拇指分别反复揉压两侧委中穴、承山穴。施术应以患侧为主。

（2）弹拨第三腰椎横突处，用一手拇指在第三腰椎横突处作与条索状硬块垂直方向弹拨，弹拨要由浅到深，由轻到重，然后用拇指或肘尖在该处反复揉压。

（3）捏拿滚擦腰肌沿患侧骶棘肌自上而下的捏拿，再用深沉缓和的滚法，上下往返治疗，然后沿骶棘肌纤维方向自上而下的搓擦，同时配合腰部后伸被动活动。

（二）固定与休息

初起可卧床休息，起床活动时可用皮腰围固定。治疗期间，要避免或减少腰部过度屈伸和旋转活动。

（三）练功疗法

急性症状缓解后，即可加强功能锻炼。患者身体直立，两足分开与肩同宽，两手叉腰，两手拇指向后顶按第三腰椎横突，揉按局部，然后做腰部旋转和后伸、前屈运动。以放松腰肌、解除粘连、消除炎症。

（四）药物治疗

1. 内服药

血瘀气滞证：腰痛如刺，痛处固定，拒按，腰肌板硬，转摇不能，动则痛甚。舌暗红，脉弦紧。治宜行气止痛、活血化瘀，方可选用和营止痛汤、定痛活血汤。

风寒湿阻证：腰部冷痛，转侧俯仰不利，腰肌硬实，遇寒痛增，得温痛缓。舌质淡苔白滑，脉沉紧。治宜祛风散寒、宣痹除湿、温经通络，方可选用羌活胜湿汤、独活寄生汤。

肝肾亏虚证：腰痛日久，酸软无力，遇劳更甚，卧则减轻，腰肌酸软，喜按喜揉。偏阳虚者面色无华，手足不温，舌质淡，脉沉细。偏阴虚者面色潮红，手足心热，舌质红，脉弦细数。偏阳虚者，治宜温补肾阳，方用金匮肾气丸合青娥丸。偏阴虚者，治宜滋养肝肾，方可选用六味地黄丸加女贞子、菟丝子、枸杞子、杜仲、续断之类。

2. 外治法

可外擦万花油或外贴伤科膏药、伤湿止痛膏、狗皮膏等。

（五）其他治疗

（1）针刺治疗：作阿是穴针刺治疗，深度 4~8cm，留针 10~15 分钟，每日 1 次。10 次为 1 个疗程，1~2 个疗程后常有明显疗效。

（2）局部封闭：用醋酸泼尼松龙 25mg 加 2% 普鲁卡因 2 毫升，在压痛点明显的第三腰椎横突处做骨膜及其周围组织浸润注射。每周 1 次，共 2~3 次即可。

（3）局部热敷、理疗、中药离子导入等。

（4）针刀治疗患者俯卧位，常规消毒，用 1% 普鲁卡因局部浸润麻醉，在第三腰椎横突部（即压痛点处），以刀口线同能棘肌平行刺入，当针刀达横突骨面后行横行剥离松解，若感觉肌肉和骨尖之间有松动感，即拔出针刀，以棉球压迫针孔片刻。注意切勿将小针刀刺入腹腔内。嘱患者 2~5 日后作弯腰背屈活动，防止再度粘连。一般一次治疗即愈，如尚存有余痛，5~7 日后再重复一次。

（5）手术治疗：经非手术治疗无效者，同时有长期疼痛不适而影响工作者，可采用硬膜外或局麻下，行腰背筋膜松解加横突部软组织剥离术，或横突切除术进行治疗。

十、预　防

对于腰部急性损伤要及时医治，平时注意纠正不良姿势，重体力劳动时腰部可束腰带以资护腰，宜睡硬板床。注意保暖，避免疲劳。

十一、病 案 举 例

张某，男，37 岁。于 2013 年 5 月 13 日来就诊。

【主诉】腰痛 3 个月。

【病史】3 个月前因集中弯腰干农活后出现腰痛，腰部活动受限，并逐渐发展为腰臀部弥漫性疼痛，腰部活动受限局限为前屈和左侧弯时疼痛明显，翻身活动受限，偶有右侧大腿后侧放散痛，开始时未重视，后期疼痛加重后经卧床静养不见明显好转。

【体格检查】专科检查：腰部肌肉僵硬，压痛点重点在右侧竖脊肌外侧缘、第三腰椎右侧横突周围，局部可触及条索状硬结，右下肢有反射痛，右下肢直腿抬高试验（+），加强试验（-），腰部活动受限，以前屈和左侧屈受限明显，双下肢皮肤感觉正常，双下肢肌力正常，双侧膝腱反射、跟腱反射正常，双侧巴宾斯基征（-）。舌质紫暗，苔薄，脉弦。

【理化检查】腰椎正侧位 X 线片提示：第三腰椎横突左右不对称，右侧略长。

【诊断】第三腰椎横突综合征。

【治则治法】活血通经，舒筋健骨，补肾壮腰。

【处方】刘老临床经验方：壮骨伸筋丹口服，每次 1 丸，日 3 次，白开水送下。方药如下：熟地黄 75g，狗脊 50g，杜仲 50g，骨碎补 50g，鹿衔草 50g，地龙 50g，桑寄生 50g，独活 25g，羌活 25g，制乳香 25g，制没药 25g，无名异 25g，麻黄 20g，桂枝 20g，红花 20g，土鳖虫 20g，炙马钱子 20g，煅自然铜 20g，牛膝 20g，香附 20g。共为细末，炼蜜为丸，每丸 10g。

小针刀治疗一次，5 日后复查，如疼痛症状残留，重复一次。

【治疗效果】治疗 2 次后随访，患者症状、体征消失，腰部活动自如。

第三节　腰背部筋膜炎

一、疾 病 概 述

腰背部肌筋膜炎是一种常见的腰背部慢性疼痛性病症。它主要是由于受风寒湿邪或损伤而引起的腰背部肌肉、筋膜、肌腱、韧带等软组织的无菌性炎性病变，并伴有一定的临床表现者。该病又称为腰背部肌肉风湿病、腰背部纤维织炎、腰背部肌筋膜综合征等。

二、解 剖 学

腰背筋膜可分为浅、深两层，对腰背部的肌肉起保护、支持和协调作用。浅筋膜位于皮下，亦可分为两层，两层之间有丰富的蜂窝状脂肪组织。腰背深筋膜分为后、中、前三层，腰背筋膜的后层是三层中最厚的一层，位于背阔肌的深面、骶棘肌的表面，向上与项部深筋膜连续，向下附着在髂嵴和髂外侧嵴；腰背筋膜的中层位于骶棘肌与腰方肌之间，在骶棘肌的外缘与后层会合，构成腹肌起始的腱膜，此层筋膜的上部特别增厚附于腰肋韧带，下部附于髂腰韧带。腰背筋膜的前层是三层中比较薄弱的一层，位于腰方肌的前面，是腹内筋膜的一部分，也称为腰方筋膜。

三、流 行 病 学

此病多见于中老年人，可有吹风、受凉、受湿、劳损或损伤病史。另外长期保持坐姿者，是腰背肌筋膜炎的高发人群，即"三坐"人群：上下班路上坐车；上班时坐办公室；下班后久坐看电视、上网。

四、病 因 病 机

该病的发生与多种因素有关，最常见的是与感受风寒湿邪、损伤和病灶感染等有关。久卧湿地、贪凉、受寒或劳累后身汗出衣着湿冷，致风寒湿邪侵袭，留滞肌肉筋膜，引起肌筋拘挛，经络阻闭，气血运行不畅而致该病，故腰背部肌筋膜炎患者对气候变化特别敏感。

腰背部的急性损伤后，因治疗不彻底，使肌肉筋膜组织逐渐纤维化，形成较多的粘连；或因长期积累性劳损，使肌肉筋膜长期处于一种痉挛状态，易造成肌肉筋膜变性，从而导致腰部疼痛。

此外，毒邪感染，如细菌感染、风湿热或寄生虫感染等与该病的发生亦有关。

西医认为潮湿、寒冷的气候环境，是最多见的原因之一，湿冷可使腰背部肌肉血管收缩、缺血、水肿引起局部纤维浆液渗出，最终形成纤维织炎，慢性劳损为另一重要发病因素，腰背部肌肉、筋膜受损后发生纤维化改变，使软组织处于高张力状态。从而出现微小的撕裂性损伤，最后又使纤维样组织增多、收缩，挤压局部的毛细血管和末梢神经出现疼痛。其他如经常一个姿势坐着、缺少相应的活动、久坐电脑前及病毒感染、风湿症的肌肉变态反应等都是诱因。

中医认为筋膜炎从病理而言，属于慢性伤筋范围，以局部经络阻滞、气血运行不畅为主，《灵枢·本脏》曰："血和则经脉流行，营复阴阳，筋骨劲强，关节清利矣。"《素问·五藏生成篇》云："足受血而能步，掌受血而能所握，指受血而能摄。"

五、临 床 分 期

腰背肌筋膜炎可分为急慢性两类：急性劳损指搬抬重物、弯腰或扭腰取东西时，突发腰部剧痛、活动受限、站立困难。慢性劳损更为常见，腰痛多为隐痛，时轻时重、反复发作，久坐或天气变化后加重。

六、临 床 表 现

该病主要症状为腰部疼痛，常为隐痛、酸痛或胀痛。急性发病迅速，有时伴有肌痉挛，活动受限。腰部有特定的痛点，称为激痛点，按压时，有一触即发的特点，并产生剧烈的疼痛，并可激惹起臀部及大腿后部传导性疼痛，但不过膝，疼痛的范围与激痛点的敏感度有关，敏感度高者，痛剧且范围广。慢性者起病隐渐，疼痛时轻时重，或晨起痛重，活动后痛轻，但劳累后加重。

体征：急性期或疼痛严重者，患者可处于被动体位，腰部僵硬，肌肉拘谨，活动受限，可找到局限性的激痛点和触到痉挛的肌肉。慢性期能触摸到较硬的筋结或条索状的筋束。

检查激痛点时应仔细寻找，可先让患者自己指出疼痛的范围及最痛的部位，医生可在此范围内按压寻找。指压时用力要适度，逐步对比，以便对每个激痛点作出精确的定位。对深病变测试有困难时，可采取改变体位来测试，重复某种特殊的姿势来激发疼痛和不适，可提示该组姿态肌有病损。必要时可用0.5%普鲁卡因作激痛点封闭，疼痛可立即消失或缓解。

七、辅助检查

X线检查可无明显异常，化验多在正常范围内，血沉或抗链球菌溶血素"O"，有时稍增高。

八、诊断及鉴别诊断

（一）诊断

（1）主要表现为腰背部弥漫性钝痛，尤以两侧腰肌及髂嵴上方更为明显。腰部疼痛、发凉、皮肤麻木、肌肉痉挛和运动障碍。

（2）晨起痛，日间轻，傍晚复重，长时间不活动或过度活动均可诱发疼痛，病程长，且因劳累及气候性变化而发作。

（3）查体时患部有明显的局限性压痛点，触摸此点可引起疼痛和放射。

（4）用利多卡因痛点注射后疼痛消失。

（5）X线检查无异常。实验室检查抗链球菌溶血素"O"或血沉正常或稍高。

（二）鉴别诊断

该病应与棘上韧带损伤、臀上皮神经崁压征、第三腰椎横突综合征进行鉴别。棘上韧带损伤有外伤史或腰痛反复发作史，尤其在负重或突然挺腰时容易发生下腰段疼痛，疼痛有时十分剧烈。患者弯腰时常感下腰部疼痛无力，有的患者叙述，弯腰时腰部有断裂样的感觉，而腰背肌筋膜炎则在后伸时酸沉、疼痛加重。臀上皮神经嵌压征主要临床表现是腰臀部疼痛，尤其是臀部疼痛，多数患者可检及固定的压痛点。第三腰椎横突综合征则于第三腰椎横突尖端处可触及有明显的压痛，定位固定是其特点。

九、治　疗

（一）手法治疗

手法治疗的目的是舒筋活血、疏通经络、减轻疼痛、缓解肌肉痉挛、防止肌筋粘连。常用揉按松解手法为主。

（1）患者俯卧位，术者立于患侧，先用两手拇指或手掌，自大抒穴开始由上而下，经下肢环跳、委中、承山、昆仑等穴，施行揉按。然后重点揉按腰脊两旁肌肉，使其气血流畅，筋络舒展。

（2）仔细寻找触及激痛点，以双手拇指在激痛点上反复揉按，并在激痛点的内上方自棘突旁将髓棘肌向外下方推开，直至髂骨后上棘，如此反复操作3~5次。

（3）如果触及到筋结或筋束，可用捏拿、分筋、弹拨、掐揉等手法松解，使变性的肌束松解、粘连分离，恢复其原舒缩功能。

（4）术者以掌根或小鱼际肌着力，在患者腰骶部施行揉摸手法，从上至下，边揉摸边移动，反复进行 3～5 次，使腰骶部感到微热为宜。

（二）固定与练功

急性期应注意卧床休息，起床时可带腰围固定。慢性期应注意加强腰背肌功能锻炼，积极参加体育运动，实行工间操，注意劳逸结合。

（三）药物治疗

1. 内服药

风寒湿阻证：腰部疼痛板滞、转侧不利，疼痛牵及臀部、大腿后侧，阴雨天气疼痛加重，伴恶寒怕冷。舌淡，苔白，脉弦紧。治宜祛风散寒除湿，方用独活寄生汤加减。寒湿重者，以祛寒行湿、温经通络为主，方用甘姜苓术汤加入牛膝、杜仲、桑寄生之类。

气血凝滞证：晨起腰背部板硬刺痛，痛有定处，轻则俯仰不便，重则因痛剧而不能转侧，痛处拒按。若因跌仆闪挫所致者，则有外伤史。舌紫暗，苔少，脉涩。治宜活血化瘀、行气止痛为主，方可用身痛逐瘀汤为主，并可酌加杜仲、细辛等药。

肝肾亏虚证：腰部隐痛，绵绵不绝，腿膝酸软无力，遇劳更甚，休息后缓解。舌淡苔少，脉细弱。治宜补益肝肾、强壮筋骨，可选用补肾活血汤、补肾壮筋汤加减。

2. 外用药

可用寒痛乐外敷，或外贴伤湿止痛膏、狗皮膏、伤科膏药等。

（四）其他疗法

（1）封闭疗法：在激痛点处注入 0.5% 利多卡因 2～5 毫升，加入醋酸强的松龙 25mg 每周 1 次，3 次为 1 个疗程。

（2）理疗：可选用蜡疗、红外线照射，或用中药离子导入，可促进局部循环代谢。

（3）针灸治疗：可取阿是穴、委中、承山、后溪穴等，强刺激手法，留针 10 分钟。

（4）手术治疗：仅适用于病情严重，痛苦甚剧，严重影响工作者。属单纯腰肌筋膜炎者，只需作腰部软组织松解术，有痛性筋结或痛性筋束者，应将其切除。

十、预　防

重体力劳动及剧烈运动前，应先活动腰部，使肌肉、筋膜放松，可预防扭伤；重体力劳动时，可取前窄后宽的腰带围束腰部，保护腰部，防止扭伤。

扭伤早期不宜强行锻炼，应卧硬板床休息，以减轻疼痛，防止进一步损伤，并有利于组织修复。疼痛缓解后可逐步进行腰背伸肌锻炼。损伤后期应加强腰部的各种功能锻炼，以防止粘连，并增强肌力和腰部抵抗能力。日常要注意保暖，局部热敷，防止受凉。急性期注意休息。

十一、病 案 举 例

陈某，男，57 岁。于 2014 年 7 月 2 日来就诊。

【主诉】腰背部疼痛 2 个月。

【病史】2 个月前因劳累加之居住潮湿之地，致腰部酸痛，活动受限。此后腰部持续酸痛，晨起时痛重，活动后减轻，但劳累后再次加重。

【体格检查】专科检查：腰部僵硬，双侧竖脊肌痉挛，腰背部广泛性压痛（+），无明显放射痛，腰部活动受限，双下肢皮肤感觉正常，双下肢肌力正常，双侧直腿抬高试验（–），加强试验（–），双侧膝腱、跟腱反射正常，双侧巴宾斯基征（–）。舌质紫暗，苔薄，脉弦。

【理化检查】腰椎正侧位 X 线片提示：腰椎骨质及间隙未见异常。

【诊断】腰背部肌筋膜炎。

【治则治法】通督活络，壮腰健肾。

【处方】刘老临床经验方：通督活络丸口服，每次 1 丸，日 3 次，白开水送下。处方如下：鹿角霜 50g，鹿衔草 50g，狗脊 50g，杜仲 50g，当归 50g，黄芪 50g，牛膝 50g，丹参 50g，地龙 50g，五加皮 30g，骨碎补 30g，三七 30g，乌药 30g，天麻 25g，乌蛇 25g，泽泻 25g，延胡索 25g，没药 25g，红花 25g。共为细末，炼蜜为丸，每丸 10g。

手法治疗，以滚、揉、推、扳、按、叩等手法为主，每日治疗 1 次，疗程 7 日。

【治疗效果】治疗 2 个疗程后患者腰背部酸痛、腰部活动受限等症状基本消失，可以适当进行轻体力劳动。

第四节　臀上皮神经卡压综合征

一、疾病概述

臀上皮神经卡压综合征是臀上皮神经在走行过程中，由于某些原因受到慢性卡压而引起神经功能障碍，并出现一系列神经分布区不同程度感觉障碍、营养障碍甚至运动功能障碍为特征的临床综合征。该病是一个早已存在但未引起重视的临床常见病，归属于中医学"痹证"、"痛证"、"麻木"、"不仁"等范畴。

二、解剖学

臀上皮神经起源于腰 1~3 脊神经根后支的外侧支，按其起源和分布，臀上皮神经可分为外侧支、中间支、内侧支、最内侧支。脊神经后支的行径可归纳为 6 点、4 段、1 管：6 点即出孔点、横突点、入肌点、出肌点、筋膜点及入臀点，4 段为骨表段、肌内段、筋膜下段和皮下段，1 管为骨性纤维管。神经自椎间孔发出后穿骨性纤维孔处称为"出孔点"，沿肋骨或横突的背面和上面行走段为"骨表段"，在横突上被纤维束固定处是"横突点"，行走在竖脊肌内的称"肌内段"，相当于进入竖脊肌处称"入肌点"，走行在胸背筋膜浅层深面的为"筋膜下段"，出竖脊肌处称"出肌点"，出深筋膜后行于皮下浅筋膜内的"皮下段"，此段向下处与筋膜下段成一钝角的转折角，该角为穿出胸背筋膜浅层的"出筋膜点"，皮下段越过髂嵴进入臀部之点称"入臀点"。脊神经后支的外侧支在行程中的 6 个固定点均可能是臀上皮神经易受压迫，遭受损伤的部位。臀上皮神经入臀以后继续在筋膜中下行，可达股后下部，加上与其他皮神经有联系，成为股后部疼痛的原因。

三、流行病学

该病好发于中老年肥胖患者，女性多余男性，多数有腰部扭伤病史或受风寒史。

四、病因病机

现代医学认为，该病的发生与解剖性因素、全身性因素、姿势和职业性因素、应力集中、筋膜间室内高压等有关。因臀上皮神经走行途经相应解剖部位，如骨性隆起、纤维骨性管道等，易遭遇反复摩擦刺激或受压。当腰臀部慢性劳损、剧烈扭转、腰臀部肌筋膜炎、臀部受凉痉挛或局部注射后吸收不良等，使神经走行部位，特别是上述六个固定点发生炎性水肿、纤维增生变性、粘连、挛缩、或神经移位，神经本身或周围组织发生水肿，致使神经受到刺激卡压发生该病。臀上皮神经卡压的病理过程分早中晚3个阶段。卡压早期，由于局限性缺血使神经血管通透性增加，表现为间断性感觉异常，即臀部疼痛、不适，时好时坏，只有当肢体处于能引起神经功能障碍的特定体位时才引起症状，即动力性神经卡压；卡压中期，神经纤维出现结缔组织改变及部分脱髓鞘，患者可表现持续性感觉异常，患肢无力，医生体检时可发现触觉和震动觉异常；卡压后期，神经出现瓦勒变性，神经纤维缺失，神经分布密度减低，患者表现为完全麻木，肌无力，肌肉萎缩及两点辨别觉异常。

急、慢性骶髂劳损常常由于骶髂韧带退变、损伤而引发，常呈急性发作且疼痛剧烈是骶臀疼痛的主要原因之一。由于臀中皮神经的走行特点及毗邻关系，当骶髂部韧带、肌肉及筋膜的劳损，尤其是骶髂后长、短韧带的劳损、退变时，可能会引起臀中皮神经受压而出现骶臀部疼痛。站立行走、骨盆挤压及分离试验均可使韧带、筋膜的紧张度增加而加重对臀中皮神经的刺激，使骶臀部疼痛加重。另外，陆氏骶髂劳损封闭的范围包括臀中皮神经的走行及分布区，而且疗效迅速。这些都说明，臀中皮神经卡压可能是急、慢性骶髂劳损产生骶臀部疼痛的关键所在。

中医学认为，其病因是风、寒、湿、热及病理产物痰、瘀为患，其病机为正气内虚、气血阻滞、痰湿积聚、脉络不畅。

五、临床表现

患者常主诉一侧或两侧腰臀部或大腿外上方持续性弥漫性疼痛或酸胀痛，并向大腿放射，多不过膝，偶呈间歇性，休息后疼痛不减轻，或者休息后疼痛加剧。查体可在固定点出现压痛，深压痛明显，腰臀部肌肉紧张，可触及硬结，神经系统检查无深浅感觉障碍，腱反射正常。

六、辅助检查

（1）X线：骨盆X线片常无异常表现，同时需拍腰椎X线片以除外腰椎疾病。

（2）CT或MRI：如怀疑为腰椎间盘突出症，需要做CT或MRI检查以资鉴别。

七、诊断及鉴别诊断

（一）诊断

临床诊断，仔细收集病史，认真做体格检查，注意与相关疾病相鉴别。没有特殊的辅助检查阳性结果。解剖中点、压痛点的封闭可作为治疗性诊断。

（1）大多数患者有腰部扭伤史或受风寒史。

（2）该病主要表现为患侧腰臀部尤其是臀部的疼痛，呈刺痛、酸痛或撕裂样疼痛。患者诉腰部疼痛常常是持续发生的，很少有间断发生。急性期疼痛较剧烈，且有大腿的窜痛，但不超过膝关节。患侧臀部可有麻木感，无下肢麻木。一般疼痛的部位较深，区域性模糊，没有明确的界限。

（3）患者常诉起坐困难，由坐位改为直立位时或直立位下坐时，感到腰部使不上劲，疼痛加剧。患者多不能直接起坐，需双手扶物或由人帮助才能坐起。

（4）弯腰活动受限，对侧下肢直腿抬高受限，但无神经根刺激症。多数患者可以检查到固定的压痛点，一般在髂嵴中点及其下方压痛。一般放射痛不超过膝以下。常可在髂嵴处摸到条索状物或皮下痛性结节。

（二）鉴别诊断

（1）腰椎间盘突出症多发于中青年，常有腰痛伴下肢放射痛，直腿抬高试验阳性，卧床休息症状可以减轻，腹压增加可使症状加重。CT 或 MRI 检查可发现髓核向椎管内突出。当臀上皮神经卡压症合并有腰椎间盘突出症时，不要单纯地误诊为腰椎间盘突出症。

（2）梨状肌综合征：臀部疼痛可放射到整个下肢，臀部的压痛向股后、小腿后外侧及足底放射。沿坐骨神经可有压痛。肌电图提示潜伏期延长，纤颤电位等神经受损表现。俯卧位时可在臀中部摸到较硬或隆起的梨状肌。梨状肌张力试验阳性。

（3）第 3 腰椎横突综合征：腰部疼痛可沿大腿向下放射，极少数可累及小腿的外侧。不因腹压增高而症状加重。第 3 腰椎横突有明显的压痛，定位固定。是该病的特点。晚期可见臀肌萎缩，此点有诊断意义。X 线摄片发现第 3 腰椎横突过长。做第 3 腰椎横突封闭，疼痛立即消失，是有用的鉴别方法。

（4）腰部肌筋膜炎肌筋膜炎的疼痛范围较广，压痛点的分布也有所区别，需要详细鉴别。

八、治　疗

（一）中医治疗

该病属于中医"腰痛"、"痹病"等范畴。多由感受外邪，阻遏经脉；或素体禀赋不足，加之劳累太过，或久病年老体衰，致精气亏虚，经脉是失养，治疗以扶正祛邪为主。

1. 辨证论治

（1）风寒侵袭：腰臀腿部突发性疼痛，下肢伸缩困难，受天气影响较大。苔薄白，脉浮缓。
治则：祛风散寒，温经止痛。
处方：蠲痹汤加减。
独活 15g，制乳香 10g，桑寄生 25g，牛膝 20g，防风 15g，细辛 3g，当归 15g，川芎 10g，秦艽 15g，羌活 12g，桂枝 10g。

（2）湿热下注：腰腿部疼痛，局部有热感，遇热加重，小便色黄，大便燥结。苔黄腻，脉濡数。
治则：清热利湿，舒筋止痛。
处方：四妙丸。
苍术 15g，黄柏 l2g，薏苡仁 30g，牛膝 20g，木通 10g，木瓜 20g，忍冬藤 30g，地龙 10g。

（3）气滞血瘀：腰腿疼痛拒按，活动不利，夜间加重。舌质暗红，或有瘀斑，脉涩。可有外伤史。
治则：活血化瘀，理气止痛。

处方：身痛逐瘀汤加减。

当归15g，川芎10g，红花10g，桃仁10g，制木香10g，制没药10g，地龙10g，香附20g，苏木10g，赤芍15g。

（4）肾气不足：腰腿疼痛，酸软无力，遇劳加重，反复发作舌质淡红，脉沉细。

治则：补肾填精，和络止痛。

处方：青娥丸加减。

补骨脂30g，杜仲30g，胡桃肉15g，熟地20g，当归10g，川芎12g，黄芪40g，桑寄生25g。

2. 推拿手法治疗

常采用滚法、点按、拿法、弹拨等用于改善肌肉痉挛、粘连等。

3. 小针刀治疗

小针刀疗法是治疗该病的常用有效方法之一。

（1）体位：患者俯卧位。

（2）定点：在臀上皮神经走行过程中，找到易于受伤的解剖点及局部压痛点，做好标记。

（3）方法：常规消毒铺巾。左手按压固定进刀点，右手持针刀，垂直进针刀，沿骨纤管行切开，有痛性条索状（非神经）应切断，然后纵向疏通，出针刀。稍压迫后，局部包扎。

（4）注意事项：勿损伤血管神经。

（二）西医治疗

1. 药物疗法

常用药物如止痛剂、神经营养剂、脱水剂等。

2. 阻滞疗法

（1）局部浸润阻滞：根据腰神经后外侧支走行特点，选择疼痛较甚的2～3点，行痛点局部浸润阻滞治疗。

（2）腰神经根阻滞：局部浸润阻滞效果差者，可配合神经根出椎间孔处，进行神经根阻滞。

3. 手术疗法

对于病程长、症状重、经非手术治疗无效或反复发作者，可采用手术治疗。

九、预　　防

去除可能导致该病复发的因素，改善生活、工作条件，纠正不良的工作姿势。注重局部保暖，避免风寒湿邪侵袭而加重病情；加强各部位功能锻炼，动作要适当；调畅情志。由炎症引起者，应积极抗感染治疗。

十、病案举例

陈某，女，34岁，服务员。2008年9月7日来诊。

【主诉】左臀部疼痛1个月，劳累后疼痛加重，经休息后无明显好转，现来诊，现症：左臀部疼痛，饮食及二便正常。

【查体】腰骶部外形正常，腰部活动尚可，腰骶部压痛明显，臀部臀上神经入臀部压痛明显，并有放射性疼痛放射到大腿，下肢检查未见异常，骨盆 X 线示：骨盆诸骨未见异常。腰椎 X 线示：腰椎未见异常。

【诊断】臀上皮神经卡压综合征。

【治疗】小针刀治疗。

患者俯卧位，在左臀部，臀上皮神经臀上神经入臀部解剖点及局部压痛点，做好标记，常规消毒铺巾。左手按压固定进刀点，右手持针刀，垂直进针刀，有痛性条索状处切断，然后纵向疏通，出针刀。稍压迫后，局部包扎。嘱患者勿占水，避免感染。

随访 6 个月，未见复发。

第五节　腰椎小关节紊乱症

一、疾病概述

腰椎小关节紊乱是指因外伤、退行性改变及先天发育等因素造成腰椎小关节的解剖位置改变，从而导致腰椎机能失常所引起的一系列临床症候群；该病多由于腰椎小关节滑膜嵌顿和部分韧带、关节囊紧张引起反射性肌肉痉挛，使关节在不正常或扭转的位置上所致。该病属中医"错缝"范畴。

二、解剖学

构成脊柱的各椎骨除寰椎、枢椎外均有大小不等、倾斜度各异的上下关节突，并由此构成关节突关节，属滑膜关节，外有关节囊包绕，内衬以滑膜。腰椎的关节突关节的关节面呈矢状位，关节囊较松弛，在腰部做屈伸活动时，关节突关节也随着其活动，关节腔内的压力也随着运动改变，所以，该病多发生于腰椎的各关节突关节。当突然转身或伸腰直立时，关节间隙增宽，产生负压，将关节滑膜吸入，在快速伸直腰部时被夹于其中，使滑膜受到刺激而出现急性的腰部剧烈疼痛。滑膜受嵌顿后，常致滑膜充血、水肿、关节积液、滑膜增厚、关节囊肿胀，刺激腰神经后内侧支的关节支而产生疼痛，从而出现慢性期表现。

三、流行病学

该病多发于腰椎间关节和腰骶关节，该病多发于青壮年，男性多于女性。

四、病因病机

腰椎急性扭伤或慢性劳损是该证的主要原因，老年性脊柱的退行性改变则是老年人的常见原因。

由于腰部棘上韧带、多裂肌、腰方肌、腰大肌或骶棘肌等软组织的慢性劳损，使腰椎关节承受不住正常的外力作用、长时间作用，继发性损害腰椎小关节、关节囊、关节韧带，最终导致腰椎失稳。当弯腰过久，或有急性腰部扭伤时，则引起腰椎小关节紊乱，出现腰部疼痛、活动受限等症状。

腰椎小关节紊乱如错位较大者，则易导致周围软组织损伤，产生吴金星炎症，或是周围软组织水肿，椎间孔变窄，压迫或刺激周围神经，引起神经炎症反应，导致一系列复杂的综合征，除要不肌肉痉挛外引起的疼痛，沿神经分布区域会出现相应的神经反应，如不及时治疗则会造成脊柱力学的改变，成为腰椎间盘突出症的主要原因。

五、临 床 表 现

常在腰部活动时发病，腰部剧烈疼痛，难以忍受，以致不能直立弯腰，甚至影响呼吸、咳嗽时可使腰痛加重，常致腰部活动受限。

体格检查时可见脊柱后凸或侧凸畸形，腰部肌肉痉挛，特别是骶棘肌，棘突及棘突间压痛明显，腰部可有叩击痛，腰部深压痛明显，X线可见腰部脊柱生理曲度改变，未见其他改变。临床诊断，仔细收集病史，认真做体格检查，注意与相关疾病相鉴别。没有特殊的辅助检查阳性结果。解剖中点压痛点的封闭可作为治疗性诊断。

六、辅 助 检 查

（1）X线：腰椎X线片以除外腰椎其他疾病，腰椎小关节紊乱可见腰椎后关节排列方向不对称，腰椎侧弯或后突畸形，腰椎间隙左右不对称。

（2）CT或MRI：如怀疑为腰椎间盘突出症，需要做CT或MRI检查以资鉴别。

七、诊断及鉴别诊断

（一）诊断

（1）患者多有急性腰部扭伤的病史，腰扭伤常反复发作，同一姿势下可诱发腰习惯性扭伤。

（2）该病主要表现为一侧或双侧腰部疼痛，腰部肌肉僵硬，弯腰背伸等活动受限，疼痛有时沿腰椎旁向臀部放射。

（3）腰部叩击痛明显，病变部位深压痛明显。

（4）错位的节段棘突压痛明显，有叩击痛，触诊可发现棘突偏向一侧，棘突旁软组织不同程度的肿胀，触诊有条索样感觉。

（5）X线片可见腰部生理曲度不自然，其他无明显改变。

（二）鉴别诊断

该病以腰痛为主，应于以下疾病相鉴别。

（1）腰肌劳损腰肌劳损时压痛点常在腰大肌肌腹处，压痛有酸胀感，热敷或休息后症状好转。

（2）脊柱肿瘤症状多成进行性加重，夜间尤甚。X线CT或MRI检查可发现腰椎骨质改变可鉴别诊断。

（3）腰椎间盘突出症多发于中青年，常有腰痛伴下肢放射痛，直腿抬高试验阳性，卧床休息症状可以减轻，腹压增加可使症状加重。CT或MRI检查可发现髓核向椎管内突出。

（4）梨状肌综合征臀部疼痛可放射到整个下肢，臀部的压痛向股后、小腿后外侧及足底放射，沿坐骨神经可有压痛。肌电图提示潜伏期延长，纤颤电位等神经受损表现。俯卧位时可在臀中部摸到较硬或隆起的梨状肌。梨状肌张力试验阳性。

（5）棘上及棘间韧带损伤腰部疼痛在脊柱的正中央，棘突间有压痛，无腰部两侧肌肉痉挛。

八、治　疗

（一）中医治疗

该病属于中医"腰痛"、"痹病"等范畴。多由感受外邪，或受外力后脊柱失稳，经脉不通，不通则痛，治疗以活血化瘀为主。

1. 药物治疗

早期多采用活血化瘀、行气止痛，方用和营止痛汤加减，后期采取补益肝肾、活血强筋之法，方用补肾壮筋汤加减。

（1）气滞络阻：腰痛时轻时重，痛无定处，重者腰部活动受限，行走困难，舌苔薄，脉弦数。

治则：理气通络，和营止痛。

处方：活血汤加减。

泽兰15g，制没药10g，制乳香10g，当归15g，丹皮9g，赤芍15g，桃仁10g，红花10g，羌活9g，香附25g，乌药12g。

（2）血瘀络阻：腰部局限一侧，局部瘀肿，压痛明显，腰部活动受限，或有腹胀，大便秘结。舌质有点瘀点，脉弦紧。

治则：行气消瘀，通经止痛。

处方：身痛逐瘀汤加减。

麝香1.5g，制没药10g，制乳香10g，桂枝10g，苏木10g，麻黄3g，香附15g，当归15g，桃仁10g，杜仲15g，三七6g，甘草15g。

（3）风寒湿痹：多数有腰痛陈旧病史，患者逐渐感觉腰部重着疼痛，转侧不利，遇天气变化明显，遇冷加重，舌淡，苔白腻，脉沉缓。

治则：祛风散寒，化湿通经。

方药：独活寄生汤加减。

独活15g，秦艽15g，防风15g，肉桂3g，白芍15g，细辛3g，当归15g，杜仲20g，牛膝20g，川芎12g，熟地15g，党参15g，白术12g，茯苓15g，甘草3g。

2. 推拿治疗

通过推拿手法治疗，纠正小关节紊乱，是治疗该疾病的关键，通过推拿治疗，往往能得到较好的效果。

（1）舒筋通络患者俯卧位。先以滚法、按法、揉法局部治疗5分钟。

（2）行气活血于肌腹垂直方向，使用弹拨法弹拨腰背部肌肉，重点弹拨腰部两侧骶棘肌，按揉压痛点，以改善局部肌肉痉挛。

（3）理筋复位患者坐位，医生站其后面，一手拇指按在偏歪的棘突旁，另一手通过腋下夹住对侧肩部，做腰部前屈、旋转、侧屈、伸直等动作，这时常可听到一声弹响，同事拇指有松动的复位感。

3. 针灸治疗

针灸可以解除肌肉痉挛，促进炎症、水肿的消散，缓解疼痛。常选用华佗夹脊穴、阿是穴及两侧的足太阳膀胱经的穴位，采用平补平泻法治疗。

4. 牵引治疗

患者仰卧，常采用快牵后间歇牵引法，刚开始牵引力为 15~20kg，适应后逐渐加大牵引力度。

5. 理疗

可给予患者腰部微波。红外线治疗。

（二）西医治疗

该病西医采取口服止痛药物、肌肉松弛药治疗，局部神经阻滞治疗，经以上保守治疗无效者，应考虑手术治疗。

九、预　防

该病应注意预防，保持良好坐姿及生活习惯，出现该病时应适当休息，避免劳累，注意局部保暖，防止风寒侵袭，适当加强功能锻炼，增强腰背肌力量，增加脊柱稳定性，恢复脊柱力学平衡。

十、病案举例

王某，男，33 岁，工人。2006 年 6 月 7 日来诊。

【主诉】腰部疼痛，活动受限 2 日。2 日前因弯腰太重物时腰部剧烈疼痛，当时不能活动，经休息后无明显好转，现来诊，现症：腰部疼痛，活动受限，起床翻身尚可，饮食及二便正常。

【查体】腰部外形正常，各方向活动受限，腰部局部肌肉痉挛，腰 4 椎体旁叩击痛明显，深压痛明显，余未见异常。腰部 X 线示：腰部生理曲度尚可，腰 4 椎体小关节排列不对称，腰椎侧弯畸形，腰椎间隙尚可，余未见异常。

【诊断】腰椎小关节紊乱症。

【治疗】推拿治疗配合外用药物治疗。

先以滚法、按法、揉法局部治疗 5 分钟后，患者坐位，医生站其后面，一手拇指按在偏歪的棘突旁，另一手通过腋下夹住对侧肩部，做腰部前屈、旋转、侧屈、伸直等动作，这时常可听到一声弹响，同时拇指有松动的复位感。给予患者口服中药；处方：泽兰 15g，制没药 10g，制乳香 10g，当归 15g，丹皮 9g，赤芍 15g，桃仁 10g，红花 10g，羌活 9g，香附 25g，乌药 12g。3 剂，常规水煎服，早晚各一次。

随访 6 个月，未见复发。

第六节　腰椎间盘突出症

一、疾病概述

腰椎间盘突出症系因腰椎间盘发生退行性变，并在外力的作用下，使纤维环破裂、髓核突出，刺激或压迫神经根而引起腰痛及下肢坐骨神经放射痛等症状为特征的腰腿痛疾患。亦是临床最常见的腰腿痛原因之一。

二、解剖学

两个椎体之间是由椎间盘相连接，构成脊椎骨的负重关节，为脊柱活动的枢纽。每个椎间盘由纤维环、髓核、软骨板三个部分组成。纤维环位于椎间盘的外周，为纤维软骨组织构成，其前部紧密地附着于坚强的前纵韧带，后部最薄弱，较疏松地附着于薄弱的后纵韧带，髓核位于纤维环之内，为富有弹性的乳白色透明胶状体。髓核组织在幼年时呈半液体状态胶冻样，随着年龄增长，其水分逐渐减少，纤维细胞、软骨细胞和无定型物质逐渐增加，以后髓核变成颗粒状和脆弱易碎的退行性组织。软骨板位于上下面，为透明软骨构成。腰椎间盘具有很大的弹性，起着稳定脊柱、缓冲震荡等作用。腰前屈时椎间盘前方承重，髓核后移；腰后伸时椎间盘后方负重，髓核前移。

三、流行病学

该病好发于20~40岁青壮年，男性多于女性。多数患者因腰扭伤或劳累而发病，少数可无明显外伤史。

四、病因病机

随着年龄的增长，以及在日常生活工作中，椎间盘不断遭受脊柱纵轴的挤压力、牵拉力和扭转力等外力作用，使椎间盘不断发生退行性变，髓核含水量逐渐减少，而失去弹性，继之使椎间隙变窄，周围韧带松弛，或产生裂隙，形成腰椎间盘突出的内因；急性或慢性损伤是发生腰椎间盘突出的外因，当腰椎间盘突然或连续受到不平衡外力作用时，如弯腰提取重物时，姿势不当或准备欠充分的情况下搬动或抬举重物，或长时间弯腰后猛然伸腰，使椎间盘后部压力增加，甚至由于腰部的轻微扭动，如弯腰洗脸时、打喷嚏或咳嗽后，发生纤维颈破裂、髓核向后侧或后外侧突出。

由于椎间盘退变是发病的重要内在因素，少数患者可无明显外伤史，只有受凉时诱发，多为纤维环过于薄弱，肝肾功能失调，风寒湿邪乘虚而入，腰部着凉后，引起腰肌痉挛，促使已有退行性变的椎间盘突出。

下腰部是全身应力的中点，负重及活动度大，损伤概率高，是腰椎间盘突出的好发部位，其中以腰4~5椎间盘发病率最高，腰5~骶1次之。

纤维环破裂时，突出的髓核压迫或挤压硬脊膜及神经根，是造成腰腿痛的根本原因。若未压迫神经根时，只有后纵韧带受刺激，而以腰痛为主。若突破后纵韧带而压迫神经根时，以腿痛为主。坐骨神经由腰4~5和骶1~3五条神经根的前支组成，故腰4~5和腰5~骶1的椎间盘突出，引起下肢坐骨神经痛。初起神经根受到激惹，出现该神经支配区的放射痛、感觉过敏、腱反射亢进等征象。日久突出的椎间盘与神经根、硬脊膜发生粘连，长期压迫经根，导致部分神经功能障碍，故除了反射痛外，尚有支配区放射痛、感觉减退、腱反射弱甚至消失等现象。

多数髓核向后侧方突出，为侧突型，单侧突出者，出现同侧下肢症状；若髓核自后纵韧带两侧突出，则出现双下肢症状，多为一先一后，一轻一重，似有交替现象；髓核向后中部突出，为中央型，有的偏左或偏右，压迫马尾甚至同时压迫两侧神经根，出现马鞍区麻痹及双下肢症状。

五、临床表现

腰痛和下肢坐骨神经放射痛。腰腿疼痛可因咳嗽、打喷嚏、用力排便等内压升高时加剧，步行、弯腰、伸膝起坐等牵拉神经根的动作也使疼痛加剧，腰前屈活动受限，屈髋屈膝、卧床休息可使疼痛减轻。重者卧床不起，翻身极感困难。病程较长者，下肢放射痛部位感觉麻木、冷感、无力。中央型突出造成马尾神经压迫症状为会阴部麻木、疼痛、二便功能障碍，阳痿或双下肢不全瘫痪。少数病例的起始症状是腿痛，而腰痛不甚明显。

六、辅助检查

(1) X线摄片检查：正位片可显示腰椎侧凸，椎间隙变窄或左右不等，患侧间隙较宽，侧位片显示腰椎前凸消失，甚至反张后凸，椎间隙前后等宽或前窄后宽，椎体可见休默结节等改变，或有椎体缘唇样增生等退行性改变。X线平片的显示必须与临床的体征定位相符才有意义，主要排除骨病引起的腰骶神经痛，如结核、肿瘤等。

(2) CT检查：可显示腰椎间盘突出的部位、大小、方向，以及神经根、硬膜囊受压的症状，同时还可以显示椎板及黄韧带肥厚。小关节增生退变等情况。

(3) MRI检查：可清晰地显示出椎管形态、髓核突出的解剖位置和硬膜囊神经根受压的情况，必要时可加以造影，临床诊断意义重大。

(4) 脊髓造影检查：髓核造影能显示椎间盘突出的具体情况；蛛网膜下隙造影可观察，网膜下腔充盈情况，能较准确地反映硬脊膜受压程度和受压部位，以及椎间盘突出部位和程度。硬膜外造影可描绘硬脊膜外腔轮廓和神经根的走向，反映神经根受压状况。

(5) 肌电图检查：根据异常肌电图的分布范围可判定受损的神经根及其对肌肉的影响程度。

七、诊　　断

(1) 腰部畸形：腰肌紧张、痉挛，腰椎生理前凸减少或消失，甚至出现后凸畸形。有不同程度的脊柱侧弯，突出物压迫神经根内下方时（腋下型），脊柱向患侧弯曲，突出物压迫经根外上方（肩上型），则脊柱向健侧弯曲。

(2) 腰部压痛和叩痛：突出的椎间隙棘突旁有压痛和叩击痛，并沿患侧的大腿后侧放射至小腿外侧、足跟部或足背外侧。沿坐骨神经走行有压痛。

(3) 腰部活动受限：急性发作期腰部活动可完全受限，绝大多数患者腰部伸屈和左右弯功能活动呈不对称性受限。

(4) 皮肤感觉障碍：受累神经根所支配区域的皮肤感觉异常，早期多为皮肤过敏，渐而出现麻木、刺痛及感觉减退。腰 3 ~ 4 椎间盘突出，压迫腰 4 神经根，引起小腿前内侧皮感觉异常；腰 4 ~ 5 椎间盘突出，压迫腰 5 神经根，引起小腿前外侧、足背前内侧和足底皮肤感觉异常；腰 5 ~ 骶 1 椎间盘突出，压迫骶 1 神经根，引起小腿后外侧、足背外侧皮肤感异常；中央型突出则表现为马鞍区麻木，膀胱、肛门括约肌功能障碍。

（5）肌力减退或肌萎缩：受压神经根所支配的肌肉可出现肌力减退，肌萎缩。腰 4 神经根受压，引起股四头肌（股神经支配）肌力减退、肌肉萎缩；腰 5 神经根受压，引起伸趾肌力减退；骶 1 神经根受压，引起踝跖屈和立位单腿翘足跟力减弱。

（6）腱反射减弱或消失：腰 4 神经根受压，引起膝反射减弱或消失；骶 1 神经根受压引起跟腱反射减弱或消失。

（7）直腿抬高试验阳性，加强试验阳性；屈颈试验阳性，即头颈部被动前屈，使硬脊囊向头侧移动，牵张作用使神经根受压加剧，而引起受累的神经痛；仰卧挺腹试验与颈静压迫试验阳性，即压迫患者的颈内静脉，使其脑脊液回流暂时受阻，硬脊膜膨胀，神经根突出的椎间盘产生挤压，而引起腰腿痛；股神经牵拉试验阳性，为上位腰椎间盘突出的体征。

八、治　疗

以手法治疗为主，配合牵引、药物、卧床及练功等治疗，必要时行手术治疗。

（一）中医治疗

1. 理筋手法

先用按摩法，患者俯卧，术者用两手拇指或掌部自上而下按摩脊柱两侧膀胱经，至患肢承扶处改用揉捏，下抵殷门、委中、承山；推压法，术者两手交叉，右手在上，左手在下，手掌向下用力推压脊柱，从胸椎至骶椎；滚法，从背、腰至臀腿部，着重于腰部。缓解、调理腰臀部的肌肉痉挛。然后用俯卧推髋扳肩法，术者一手掌于对侧推髋固定，另一手自对侧肩外上方缓缓扳起，使腰部后伸旋转到最大限度时，再适当推扳 1 ~ 3 次，对侧相同；俯卧推腰扳腿法，术者一手掌按住对侧患椎以上腰部，另一手自膝上方外侧将腿缓缓扳起，直到最大限度时，再适当推扳 1 ~ 3 次，对侧相同；侧卧推髋扳肩法，在上的下肢屈曲，贴床的下肢伸直，术者一手扶患者肩部，另一手同时推髂部向前，两手同时向相反方向用力斜扳，使腰部扭转，可闻及或感觉到"咔嗒"响声，换体位作另一侧；侧卧推腰扳腿法，术者一手掌按住患处，另一手自外侧握住膝部（或握踝上，使之屈膝），进行推腰牵腿，做腰髋过伸动作 1 ~ 3 次，换体位做另一侧。推扳法可调理关节间隙，松解神经根粘连，或使突出的椎间盘回纳。推扳手法要有步骤、有节奏地缓缓进行，绝对避免使用暴力。中央型椎间盘突出症不适宜用推扳法。最后用牵抖法，患者俯卧，两手抓住床头。术者双手握患者两踝，用力牵抖并上下抖动下肢，带动腰部，再行按摩下腰部；滚摇法，患者仰卧，双髋膝屈曲，术者一手扶两踝，另一手扶双膝，将腰部旋转滚动，1 ~ 2 分钟。

以上手法可隔日 1 次，1 个月为 1 个疗程。

2. 药物治疗

急性期或初期治宜活血舒筋，可用舒筋活血汤加减；慢性期或病程久者，体质多虚，治宜补养肝肾、宣痹活络，内服补肾壮筋汤等；兼有风寒湿者，宜温经通络，方用大活络丹等。

3. 牵引治疗

主要采用骨盆牵引法，适用于初次发作或反复发作的急性期患者，患者仰卧床上，在腰胯部缚好骨盆牵引带后，每侧各用 10～15kg 重量做牵引，并抬高床尾增加对抗牵引的力量，每天牵引一次、每次约 30 分钟，10 次为一个疗程。目前已有各种机械牵引床、电脑控制牵引床替代传统的牵引方式。

4. 练功活动

腰腿痛症状减轻后，应积极进行腰背肌的功能锻炼，可采用飞燕点水、五点支撑练功，经常后伸、旋转腰部，直腿抬高或压腿等动作，以增强腰腿部肌力，有利于腰椎的平衡稳定。

（二）西医治疗手术治疗

经上述治疗，绝大多数患者症状可缓解或完全消失，但可屡次复发，每次复发症状可加重，并持续较久，发作的间隔期可逐渐缩短。病程时间长，反复发作，症状严重者及中央型突出压迫马尾神经者，可手术治疗。可行椎板切除及髓核摘除术或经皮穿刺髓核切吸术等。手术方式的选择，根据患者的病情、术者的经验及设备而定。

九、预　防

急性期应严格卧硬板床 3 周，手法治疗后亦应卧床休息，使损伤组织修复。疼痛减轻后，应注意加强锻炼腰背肌，以巩固疗效。久坐、久站时可佩戴腰围保护腰部，避免腰部过度屈曲或劳累或受风寒。弯腰搬物姿势要正确，避免腰部扭伤。

十、病案举例

李某，男，46 岁，工人。2011 年 5 月 6 日就诊。

【主诉】腰腿痛 1 年余。

【病史】腰腿痛时轻时重，近因劳动不慎扭伤，致腰痛加重，右腿放射痛，行走困难。经某医院按摩、理疗、服药不见好转。

【体格检查】腰活动受限，腰 4～5 棘间及棘旁（右）压痛（+），并向右下肢放射，右小腿外侧皮肤感觉迟钝，右拇指背伸力减弱；直腿抬高左 90°、右 45°，右跟腱反射减弱。

【理化检查】X 线检查：脊柱腰段侧弯，各椎体轻度唇样增生。CT 扫描提示：腰 4～5；腰 5～骶 1 椎间盘突出。

【诊断】腰椎间盘突出症（血瘀气滞）。

【治则治法】通络化瘀。

【处方】"三步八法"推拿治疗。

在进行"三步八法"推拿治疗，术后患者感觉良好，10 日复查，腰腿痛症状基本消失。嘱戴腰围保护 1 个月，同时服壮筋伸筋胶囊。1 个月后恢复正常工作。

【按语】用该法治疗，须注意以下几点：①麻醉剂用量，可根据患者的体质情况，适当减小用量；②在麻醉下推拿，要审慎小心，由轻到重，刚柔结合；③拔伸两下肢时，宜握踝关节上方，不能牵拉足背，以免过度跖屈，而损伤踝关节及神经；④助手固定患者腋部时，双手要靠腋部内侧，以防止损伤臂丛神经及肩关节；⑤注意避开推拿手法的禁忌证。

治疗腰椎间盘突出症的"二步十法"和"三步八法"虽都治疗同样疾病，但在具体的应用上，却又各不相同。"二步十法"手法轻，不需麻醉，仅术者一人（或用一助手协助），多次手法完成治疗，可应用于各类腰椎间盘突出症，若能按手法要求，分步骤、依次循序进行，其疗效多能满意。而"三步八法"，手法重，在麻醉下，需助手多人协同操作，一次手法完成治疗。对病势急、病情重者，尤为适宜。但对病史长，经久治不愈，证明神经根已粘连者，疗效亦佳。不过中央型腰椎间盘突出症绝对禁忌用手法治疗。

"三步八法"的整个操作，与"二步十法"后5个手法的作用基本相仿，不过其手法较重，着力较强，对分离粘连和受压的神经根作用较大，同时第二步之腰部推扳法使上下两椎体互相旋转扭错，使突出物带回原位或变小，可一次完成。而第三步之双侧腰骶引伸法、单侧腰骶引伸法与第二步之患侧腰骶引伸法意义相同，不过患者的卧位不同，使椎间隙拉宽的程度及方向也不同，总的目的是使椎间隙前宽后窄，将还纳的椎间盘进一步移向前方，加强其回缩效果。所以施用以上推拿手法后，患者大部分能伸腿平卧，腿痛或下肢感觉障碍解除或恢复正常。即或病程较长的病例，多数也能取得上述效果。临证可随机选用。

第七节　腰椎管狭窄

一、疾病概述

腰椎椎管狭窄症是指腰椎椎管或神经根管、椎间管因先天发育或后天各种因素（退变、外伤、失稳及其他），骨性或纤维性结构异常，导致单一或多处管腔内直径值减小而引起的马尾神经或神经根受压，出现以腰腿疼痛、间歇性跛行、为主要临床症状的综合征。归属于中医"腰痛"范畴。

二、解　剖　学

腰椎椎管是由各腰椎椎孔连接而成。其前界为椎体、椎间盘纤维环后缘及后纵韧带；后界为椎板、棘突基底及黄韧带；两侧为椎弓根、后外侧为关节突。椎管内有硬膜囊、囊外有脂肪组织、血管及从囊内穿出的神经根。囊内在第2腰椎以上为脊髓圆锥及神经根，第2腰椎以下为马尾神经。神经根管是各神经根自硬膜鞘袖发出后在椎管内的一段骨纤维通道，并由此进入椎间孔向外侧穿出。侧隐窝是腰椎管向两侧延伸的狭窄间隙，主要见于三叶形椎管，由于腰椎椎孔的形状，腰椎上段多呈卵圆形基本无侧隐窝，腰椎下端椎孔呈三叶形，侧隐窝最明显。神经根管在腰段其前壁为上一椎体和下方的椎间盘，后壁为上位椎体的椎弓下切迹，下壁为椎骨的椎弓上切迹。

三、流　行　病　学

该病病程缓慢，病程较长，病情进行性加重，主要表现是缓慢性反复性腰痛，经休息后症状可缓解。

四、病　因　病　机

腰椎椎管狭窄症可分为原发性和继发性两种，临床上以后者最为常见，主要由于退行性改变、外伤、医源、炎症等因素导致脊椎失稳、滑脱、解剖结构关系失常，造成椎管、神经根管或椎间孔的内径和容积变小而狭窄。

腰椎椎管狭窄症的病理表现主要为椎管、神经根管、椎间孔内压力增高或椎体不稳刺激、压迫神经根或马尾神经。神经根受压在腰椎活动，尤其是后伸动作时表现更为明显，异常改变的组织结构使神经根被刺激或摩擦而充血肿胀。同时椎管容积进一步减少，其内压力增高，引起硬膜外静脉回流障碍，组织水肿、炎症，使神经根或马尾神经出现相应的临床症状。如椎管狭窄进一步发展，可对马尾及神经根造成持续性压迫，这种状况下不管患者采取何种姿势均不能使腰腿痛有明显改善。

中医将腰椎椎管狭窄症归属于"腰腿痛"的范畴。其发病为内外因所致，内因多为肝肾亏虚，筋骨赢弱；外因则为风寒湿侵袭，痹阻经络，气血循行不畅，不通则痛。

五、临 床 表 现

（1）腰痛：主要在下腰部及骶部，腰痛的特点多显现于站立位或走路过久时，若躺下或蹲位及骑自行车时，疼痛多能缓解或自行消失，局部多呈现酸胀疼痛，没有固定的压痛点，常强迫于前屈位姿势。

（2）腿痛：主要因腰骶神经根受压所致，常累及两侧，亦可单侧或左右交替出现。腰腿痛多因腰后伸、站立或行走时加重，卧床休息而减轻或缓解。

（3）间歇性跛行为该病的重要特征，当患者卧床休息时可无任何症状，在站直或行走时，可出现腰痛腿痛，患侧或双下肢麻木无力。若继续行走，可有下肢发软或迈步不稳。当停止行走或蹲下休息时，疼痛亦随之减轻或缓解。若再行走时症状又重新出现。病情严重者，可引起尿急或排尿困难，双下肢不全瘫痪，鞍区麻木、肢体感觉减退。

（4）体征：腰椎椎管狭窄症患者常无明显体征，因卧床检查时；体征已缓解或消失。症状和体征的不一致也是该症的特点之一。患者在活动或活动后立即检查，体征可能明显些。有的出现类似椎间盘突出症，有脊柱生理凸度减弱或侧弯，但多较轻。直腿抬高试验阳性者少，常为两侧性或一侧轻一侧重。部分患者可出现下肢肌肉萎缩，以胫前肌及伸指肌最明显，小腿外侧针刺痛觉减退或消失为常见，跟腱反射消失、膝反射无变化。如果有马尾神经受压者，可出现马鞍区麻木、肛门括约肌松弛无力或男性阳痿。

六、辅 助 检 查

1. X 线片

拍摄腰椎正、侧位 X 线片，可进行椎管横径（双侧椎弓根内缘之间的距离）与矢状径（椎体后缘至椎板与棘突交界处的距离）的测量，一般认为横径<20mm，矢状径<13mm 者，可提示为腰椎椎管有骨性狭窄。由于脊椎的大小存在有个体差异，每个人椎管的大小也不尽完全相同，此测定方法也欠精确，故仅以 X 线平片对椎管管径测量来判断是否狭窄那是不够的，应根据临床表现全面加以考虑。

2. 椎管造影

常用脊髓腔造影，造影剂有油剂与水溶剂两种，水溶性剂显影较全面，但不如油剂清楚。脊髓腔造影常在腰椎 2～3 间隙注药下行造影，在中央椎管狭窄时主要表现为蛛网膜下隙部分或完全性梗阻，完全性梗阻时出现造影剂完全中断，部分梗阻时主要表现为不同程度的单个或多个平面的充盈缺损。在侧位上充盈缺损位于后方多为椎板增厚及黄韧带肥厚，位于前方者可能为椎体后缘骨增生，如缺损在椎间盘平面则多为椎间盘突出或膨出，若属于椎管狭窄所致的缺损主要是位于后方而不是前方的椎间盘处。在荧光屏上观察，可见到当患者弯腰时梗阻明显好转，后伸腰时梗阻明显加重。对侧隐窝狭窄及神经根管狭窄，用脊髓腔造影时往往难以发现病变部位，其诊断价值有限。

3. CT

采用 CT 检查可准确地测定椎管的形态和管径，对诊断腰椎椎管狭窄症有重要价值。它可清楚地显示椎管前后径和横径的大小，侧隐窝及神经根管的情况，可见椎体后缘。关节突关节骨赘形成，黄韧带肥厚。

4. MRI

图像清晰，能确定狭窄的部位，显示脊髓受压的程度，了解脊髓是否变性，显示神经根水肿程度。

七、诊　断

（1）有慢性腰痛史，部分患者有外伤史。

（2）多见于 40 岁以上的体力劳动者。长期反复的腰腿痛和间歇性跛行，腰痛在前曲时减轻，在后仰时加重，腰痛多为双侧，可交替出现，站立和行走时出现腰腿痛或麻木无力，疼痛及跛行逐渐加重，休息后好转。

（3）下肢肌萎缩，跟腱反射减弱。

（4）腰椎 X 线摄片有助于诊断，CT、MRI 有重要的诊断意义。

（5）肌电图检查：可发现神经根受损的表现，其阳性率约为 80%。

八、鉴 别 诊 断

腰椎间盘突出症此病多见于青壮年，起病较急，有反复发作、时好时坏的病史，腰痛合并有放射性腿痛。在体征上，多显示有脊柱侧弯，生理前凸度减弱或消失，在下腰部棘突旁 1~2cm 处有压痛，并向一侧下肢放射，直腿抬高试验和加强试验阳性。而椎管狭窄症多见于 40 岁以上的中年人，起病缓慢，与中央型椎间盘突出常为突然发病不同。主要症状是腰痛、腿痛和间歇性跛行。

腰痛主要在下腰部及骶部，站立行走时加重，坐位及侧卧位屈髋时轻。腿痛主要因骶神经根受压所致，常累及两侧，咳嗽时常不加重，但步行时加重，或伴有下肢感觉异常，运动乏力，特称为马尾性间歇性跛行。

九、治　疗

对反复腰腿痛的中老年患者，应该尽早诊断治疗，以减少痛苦，治疗即
提倡系统性，又要有针对性，一般采取以非手术治疗为主。

（一）中医治疗

1. 中药治疗

肾气亏虚证用青娥丸、右归丸，或用补肾壮筋汤加减（偏于肾阴虚者，宜滋补肾阴，可用左

归丸、大补阴丸);风寒湿阻证,风湿甚者以独活寄生汤为主,寒邪重者以麻桂温经汤为主,湿邪重者以加味术附汤为主;属湿热证用加味二妙散为主;气虚血瘀证加牛膝、桑寄生、五加皮之类。

2. 手法治疗

手法治疗腰椎椎管狭窄症,可以活血舒筋、疏散瘀血、松结粘连,使症状得以缓解或消失。常用手法有腰臀部揉按法、穴位点压法、攘法、提捏法等。手法操作均应轻柔,禁用强烈的旋转手法,以防病情加重。治疗腰腿痛所需的一般手法根据患者体质情况,还可以选用以下手法进行治疗。

(1)蹬腿牵引法:患者仰卧位,术者立于患侧,以右下肢为例,术者一手托住患肢踝关节前方,另一手握住小腿后方,使髋、膝关节呈屈曲位,双手配合,使髋关节做被动的顺时针或逆时针方向的旋转活动,各3~5圈,然后嘱患者配合用力,迅速向上做蹬腿活动,术者顺着蹬腿的方向用力向上牵引患肢,操作3~5次。

(2)腰部按抖法:助手两人,一人握住患者腋下部,一人握住患者踝部,二人用对抗牵引,医者两手重叠在一起,置于第4~5腰椎处进行按压抖动,一般要求按抖20~30次。

(3)直腿屈腰法:患者仰卧位,或两腿伸直端坐床上,两足朝向床头端。术者面对患者站立于床头一端,尽量用两大腿前侧抵住患者两足底部,然后以两手握住患者的两手或前臂,用力将患者拉向自己身前,再放松回到原位,一拉一松,迅速操作,重复操作8~12次。

3. 固定与休息

急性期应适当卧床休息,一般2~3周。如果症状严重者,可考虑采用屈曲型石膏背心或支架固定,减少腰骶过伸,也可减轻疼痛。

4. 练功疗法

病情缓解后,应加强腹肌锻炼,增强腹肌的力量,缓解腰肌的紧张,使腰骶角减少,恢复正常姿势,以增加椎管的管径,缓解压迫。此外,还可练习行者下坐、蹬空增两侧肌群肌力。

5. 其他治疗

(1)封闭疗法:可进行硬膜外封闭,能消除肿胀,松解粘连,缓解症状。其方法完全同硬膜外麻醉,可注射醋酸泼尼松龙25mg加1%利多卡因5毫升,每周1次,共注射2~3次,效果较好。

(2)针灸:取腰阳关、志室、气海、命门等穴。每日或隔日1次,10次为1个疗程。

(3)理疗:可采用醋离子或中药离子局部导入。

(二) 西医治疗

手术治疗手术指征:疼痛剧烈,影响日常生活,行走或站立时间不断缩短,有明显的神经传导功能障碍,尤其是某些肌肉无力和萎缩。手术的目的:解除神经组织和血管在椎管内、神经根管内或椎间孔内所受的压迫。常用的手术方式:椎板切除、神经根减压术。

十、预　　防

保护腰肌,使腰肌得到充分休息;避免腰部受到风、寒侵袭。避免腰部长时间处于一种姿势,肌力不平衡，造成腰的劳损。早期出现症状即应积极治疗，避免进一步形成持续性压迫。合理积极锻炼腰背肌。手术患者术后卧床 2～4 周后在腰围保护下，下床逐渐增加活动量。

十一、病 案 举 例

计某，女，67 岁。2012 年 4 月 21 日就诊。

【主诉】腰痛 3 年，伴双下肢疼痛麻木 3 个月。

【病史】缘于 3 年前无明显诱因出现腰痛，自行休息按摩后，腰痛症状减轻，每遇阴雨天气，腰痛症状加重，3 个月前无明显诱因出现双下肢疼痛麻木，并且行走约 300m 后出现腰痛和双下肢疼痛麻木酸胀，蹲下休息后上述症状缓解，仍可继续行走。现症：腰痛伴双下肢疼痛麻木，面色苍白，精神不振，四肢发凉。

【体格检查】腰椎生理曲度变直，腰 3～腰 5 棘突和棘突旁开 2.0cm 压痛阳性，叩击痛阳性，无明显放射痛，腰椎活动受限，双侧小腿前外侧皮肤感觉减退，左侧膝腱反射减弱，右侧膝腱反射正常，双侧跟腱反射正常，病理反射未引出，脉沉细无力，舌淡微白苔。

【理化检查】腰椎磁共振示（吉林省中医院，2012 年 4 月 21 日）：腰椎生理曲度变直，腰椎各椎体增生，腰 3～腰 5 节段关节突内聚，黄韧带肥厚，相应水平椎管狭窄。

【诊断】腰椎管狭窄症。

【治则治法】温补肾阳，散痛通络。

【处方】第一步运用按、揉、弹拨、滚 4 个轻手法。

（1）按法：术者以两手拇指掌侧面自患者上背部沿脊柱两旁足太阳膀胱经的第二条线，由上而下按摩至腰骶部，连续 3 次。

（2）揉法：患者单手张开虎口，拇指与中指分别置于两侧肾俞穴，轻轻颤动，逐渐用力，重复 3 次。

（3）弹拨法：术者用弹拨法弹拨腰背部腧穴，以三焦俞、肾俞、气海俞、大肠俞和关元俞为重点。弹拨力度逐渐加重。

（4）滚法：术者用手背掌指关节的突出部，沿患者足太阳膀胱经的经线自上而下地滚动，至腰部时稍加力，直至下肢（患侧）足跟部，反复 3 次。

第二步：术者双手扶住患者双膝，稍用力下按，渐次用力，在左右旋转摇晃双膝以带动腰部活动。

第三步：术者双手弹压患者骶部，并平推腰腿部，以患者有灼热感为佳，最后点按腧穴，拿捏叩击腰腿。

【治疗效果】诸症均除，连服 3～6 个月以资巩固，随访未见复发。

【按语】《灵枢·经水篇》："人始生，先成精，精成而脑髓生，骨为干，脉为营，筋为刚，肉为墙，皮肤坚而毛发长，谷入于胃，脉道以通，血气乃行。"以上说明骨的生长、发育等均依赖于肾脏之精气的充养。若禀赋不足及后天失养导致肾精亏虚，则肾脏不能发挥主骨生髓及主生长发育的功能，导致骨骼生长、发育紊乱，出现形态及功能上的改变。《素问·上古天真论篇》："三八肾气平均，筋骨劲强"，"四八筋骨隆盛，肌肉满壮；五八肾气衰，发堕齿槁；六八阳气衰竭于上"，"七八肝气衰，筋不能动"，"八八天癸竭、精少，肾脏衰，形体皆极，则齿发去"。以上都说明年龄及慢性劳损导致肾气不足、肾府失养，从而出现腰腿痛等症。

刘老认为腰椎管狭窄的发病原因包括两个方面。①内因：肾气亏虚。②外因：慢性劳损和急性损伤、外感风寒湿邪。随着年龄的增长，肾脏精气渐衰竭，因而不能发挥主骨生髓的生理功能。"腰为肾之府，转摇不能，肾将惫矣……骨者，髓之府，不能久立，行将振掉，骨将惫矣"。《诸病源候论》也指出"夫腰痛，皆由伤肾气所为"。《备急千金要方》曰："肾虚，役用伤肾是以痛。"腰者，一身之要也，是人体活动之枢纽，故易产生劳损，过劳则伤肾，加之外伤后延误治疗或治而不愈而成慢性劳损及感受外邪，造成肾虚不固，血瘀气滞，而致腰腿部经脉痹阻，不通则痛，为本虚标实之证。故治疗上应以补益肝肾、祛瘀止痛兼以治标的原则，故其治以补肾通督为法，用自拟"补肾通督壮腰汤"方用熟地黄为君药，以其甘温滋肾以填精，此本阴阳互根，于阴中求阳之意；鹿角霜、淫羊藿、肉苁蓉、熟附子、紫肉桂温补肾阳、强腰壮督而祛寒；山茱萸、枸杞子之养肝血，助君药滋肾养肝；鸡矢藤、紫丹参通经活络而住痛，杜仲、骨碎补补肝肾壮筋骨，淮山药、广陈皮补中益脾，以辅佐君药，发挥其补肾肝、益脾胃、通经活络之力。在治疗过程中，益以参术之补元气、强脾胃，于是先天之肾气得补，后天之脾气将复，自汗身疲无不瘥矣，此用方之妙哉。疼痛甚者选用延胡索、当归、赤芍药、白芍药以活血止痛，偏寒者加制川乌、制草乌，偏气血虚者加黄芪、党参以补气养血，扶正与逐邪并进，方能达满意疗效。同时可配合针灸、推拿、牵引等。针刺夹脊穴，加肾俞、志室、太溪、委中等穴位以补肝肾；采用腰椎间歇牵引具有使椎间隙增宽，减轻腰肌痉挛，纠正关节突紊乱，改变神经根与椎间管位置，还有利于改善腰部血液循环，不易产生疲劳。多法合用，相得益彰，从而提高疗效。刘老独创的"三步六法"将中医手法科学有机的组合，滚法、按法、揉法、拿法等的综合运用，能够起到活血舒筋、疏散瘀血、松解粘连、扩大椎间隙，纠正腰椎平衡协调的作用，从而使症状得到有效缓解。该法操作简便，配以中药汤剂内服，可以达到强筋骨、补肝肾的效果，能够缓解椎管狭窄引起症状，提高了患者的生活质量，值得在临床上推广应用。

第八节　腰椎滑脱症

一、疾病概述

由于先天或后天的原因，其中一个腰椎的椎体相对于邻近的腰椎向前滑移，即为腰椎滑脱。无椎弓峡部不连，一个椎体或数个椎体向前或向后移位，移位距离不超过椎体的4/5称为假性滑脱；因椎弓峡部不连所致的腰椎滑脱症，又称真性滑脱。腰椎滑脱好发于第4腰椎至第5腰椎水平，约占95%，以中老年女性多见，是引起慢性腰腿痛的常见疾患之一。

二、流行病学

患者多在30~40岁以上，许多人认为发病与年龄有关，年龄越大发病率越高，男性较女性为多见。好发部位以第5腰椎最多，约占所有不连病例的86%，第4腰椎次之，约占9%，是一个引起慢性腰腿痛的常见的疾病。

三、病因病理

腰椎弓峡部崩裂的重要病理特征是峡部缺损或断裂。产生椎弓峡部崩裂的原因，一是急性外伤致峡部断裂；二是椎弓峡部有先天缺损或结构薄弱，在发育不良的基础上，受到慢性劳损而产生的一种应力性疲劳骨折。腰椎滑脱是因峡部不连而引起，椎体向前滑脱，个别也有向后滑脱。滑脱最常见的部位是腰骶部，腰椎有正常生理后凸，骶骨有生理后凸，两个弧形在该处成为一转折点，称骶骨角。躯干的重力加在骶骨角上，有一向前的分力，形成腰骶间的剪力，使腰 4～5 有向前滑脱的趋势。正常的上椎体的下关节突与下椎体的上关节突相互交锁，防止脊柱向前滑动。如双侧椎弓峡部崩裂，腰椎失去了正常的稳定，即使轻度的外伤或积累性劳损，也可使腰椎的椎体连同以上的脊柱向前滑脱移位。

腰椎的滑脱使椎管扭曲，管径变小，黄韧带增生肥厚，造成椎管狭窄。再加上关节周围组织增厚和腰椎退行性变骨赘形成，卡压神经根，造成腰部疼痛，并牵涉致臀腿部，感觉障碍或肌肉无力，亦可能出现椎管狭窄压迫马尾神经的症状。临床上根据椎体移位的程度，腰椎滑脱分为 4 度。将滑脱椎体的下一椎体上面分成 4 等份，根据滑脱椎体后下缘向前移位的位置分 Ⅰ～Ⅳ 度滑脱。腰椎滑脱一般分为发育不良型、峡部不连型、退变型、创伤型及病理型。

四、临 床 表 现

大多数腰椎滑脱没有症状或仅表现为腰痛，有时伴有臀和腿部放射疼痛，呈酸痛、牵拉痛，有麻木或烧灼感，与天气变化无关，站立或弯腰疼痛加重，卧床减轻。可有缓解期，约 25% 的患者疼痛可波及小腿和足部。轻度滑脱者，可无症状，或有轻度腰痛。严重滑脱者，可有马尾神经受压症状，下肢行走无力，少数可有会阴部麻木感，小便潴留或失禁。间歇性跛行少见，发生后坐或卧片刻即可缓解。

检查下腰段有前凸增加或呈保护性强直，有滑脱或前凸重者腰骶交界处出现凹陷。局部压痛，重压、叩打腰骶部可引起腰部及双侧下肢坐骨神经痛，腰部活动受限。股后肌群松弛，患者弯腰时不需要将腰弯至 90° 即可手尖触地，但行走时不能足跟着地。坐骨神经受压者直腿抬高试验阳性，小腿外侧触、痛觉减退。个别患者可有马鞍区麻木及泌尿生殖功能障碍。腰骶段正侧位与斜位 X 线片可显示腰椎峡部有增宽的裂隙、硬化、颈部细长等改变，椎体向前或向后移位，并可观察腰椎滑脱的程度。

五、辅 助 检 查

1. X 线检查

摄下腰椎正位、侧位 X 线片可观察脊椎滑脱的程度。无明显滑脱者可见峡部有裂隙，有时正位、侧位 X 线片难于看到峡部崩裂，则可摄下腰和骶部斜位片，正常脊椎斜位投影呈猎狗状，狗头表示同侧的横突，狗耳为上关节突，狗眼为椎弓根的纵切面，狗颈为峡部，前后腿为同侧和对侧的下关节突，狗身为椎板，狗尾为棘突。当峡部崩裂时，狗颈可见一密度减低之阴影，宽度 0.2～0.5cm，部分病例有边缘硬化或骨质增生表现。有腰椎滑脱者，下腰部 X 线侧位片可更清楚地了解脊椎滑脱的程度。

2. CT 检查

CT 检查对椎弓根峡部不连的诊断率较高。在 CT 片相应层图腰椎椎弓根峡部断裂，并可显示侧隐窝及神经根受压片情况。连同上椎间隙、下椎间隙一起检查，可显示滑脱处神经根受压情况，以及是否合并椎间盘突出。

3. MRI

可获得脊柱的全面情况及软组织的情况，矢状位可显示椎体移位和椎弓根峡部不连，横断位可显示椎管、椎间盘等情况。

六、诊 断

（1）常在青春期被发现，部分有外伤史。

（2）慢性下腰痛，活动后加重，休息后减轻常为持续性疼痛，可向臀部放射。

（3）患椎棘突压痛，腰后伸痛，腰活动常不受限，还可见站力位腰前凸增加，局部压痛明显，合并神经根及马尾神经受压者可出现受累神经支配区的感觉、肌力、腱反射改变。

（4）腰椎正侧位、双斜位 X 线片可明确峡部裂及滑脱程度。CT 及 MRI 检查有重要的诊断意义。

七、鉴 别 诊 断

该病多见有腰部酸痛，臀部及大腿后痛，有时可放射到小腿、足部，也可有间歇性跛行等，滑脱严重典型的可见腰部前凸、臀部后凸、腹部下垂及硬部变短的特殊外观，局部有压痛和叩痛，神经根性症状者可有下肢神经体征；与下列疾病相鉴别。

（1）腰肌劳损时压痛点常在腰大肌肌腹处，压痛有酸胀感，热敷或休息后症状好转。

（2）腰椎间盘突出症多发于中青年，常有腰痛伴下肢放射痛，直腿抬高试验阳性，卧床休息症状可以减轻，腹压增加可使症状加重。CT 或 MRI 检查可发现髓核向椎管内突出。

八、治 疗

（一）中医治疗

1. 理筋手法

理筋手法治疗具有促进局部气血流畅、缓解肌肉痉挛和整复腰椎滑脱的作用。但手法应和缓有力、稳妥轻快、力度适当，忌强力按压和扭伤腰部，造成更严重的损害。

（1）推理竖脊肌法：患者俯卧，两下肢伸直，医者立于其左侧，用两手掌或鱼际自上而下反复推理腰椎旁竖脊肌直至骶骨，并以两拇指分别点按两侧志室穴和腰眼穴。

（2）腰部拔伸牵引法：患者俯卧，两手紧抱床头，医者立于床尾，握住患者两踝，助手托住患者腋下，沿纵轴方向进行对抗牵引 2～5 分钟。

（3）腰部屈曲摇滚法：患者仰卧，两髋、膝屈曲。医者一手扶其两膝部，一手持两踝部，使患者腰部滚摇数分钟。将其膝部尽量贴近腹部，腰部过度屈曲，再将两下肢用力牵引伸直。

（4）坐位脊柱旋转复位手法：有时在手法之后症状和体征即刻减轻，但尽量少用。

2. 固定方法

急性外伤性腰椎滑脱，或年幼的腰椎弓崩裂患者，经手法复位满意后，可行石膏裤外固定。症状轻者，可用宽腰带或腰围固定加强下腰的稳定性。

3. 药物治疗

（1）肝肾亏虚型：治宜补肝肾，舒筋活络，强壮筋骨。方用补肾壮筋汤加减。偏阳虚者加巴戟天、肉苁蓉、补骨脂、骨碎补；偏肾阴虚者加鹿角胶、枸杞子、菟丝子、蒸何首乌。

（2）风寒湿阻型：治宜祛风散寒，除湿止痛。方用独活寄生汤加减。腰部冷痛者加制川乌、制草乌、细辛、桂枝；麻木者加制乳香、没药、伸筋草；风盛加防风、荆芥、羌活；寒盛加附子、桂枝；湿盛加萆薢、汉防己、五加皮。

（3）血瘀气滞型：治宜活血化瘀，通络止痛。方用身痛逐瘀汤加减。若腿部冷痛重着麻木者，可加土鳖虫、乌梢蛇、蜈蚣。

（二）手术治疗

腰椎滑脱超过Ⅱ°者或伴有马尾神经受压的症状者，经保守治疗无效后，应采用手术治疗。

九、预　　防

适当进行腰背肌练功锻炼活动可减轻骨质疏松，减慢退行进程。防止腰部过伸活动，如有轻度滑脱者，应佩戴腰围以控制椎体进一步滑脱。

十、病 案 举 例

李某，男，46 岁，公司职员。2010 年 9 月 20 日，两大腿疼痛 3 个月来我院就诊。

【体格检查】患者平车推入诊室，腰部生理曲度变直，骶骨上部腰棘突凹陷，骶部后凹，腰骶部可触及"台阶感"并向右侧弯，腰骶部棘突右侧压痛（+），无明显放射痛，腰部活动度因疼痛剧烈，未予检查，双下肢皮肤感觉正常，双下肢股四头肌、胫前肌、腓肠肌肌力 V 级，右侧直腿抬高试验（+），加强试验（−），双侧膝腱、跟腱反射正常，双 Babinski 征（−）。舌质紫暗，苔薄，脉弦涩。

【理化检查】腰椎正侧双斜位 X 线片：腰 5 椎体前移约 1/4，椎弓根断裂。

【诊断】腰 5 椎体滑脱。

【治则治法】治以活血化瘀，理气止痛。

（1）按摩理疗：患者俯卧，腹下垫一薄枕持续牵引 20 分钟，牵引重量为体重的 1/3，器械牵引后，两助手做上下持续对抗牵引，施术者同时用两大拇指持续按压骶 1 棘突 3~5 次，每次 1 分钟，然后戴上腰围后平躺。

（2）药物治疗：温补肝肾，通督止痛。

【处方】熟地黄 50g，鸡血藤 30g，骨碎补 30g，乌贼骨 30g（先煎），川杜仲 20g，川续断 20g，狗脊 20g，五加皮 20g，鹿角霜 20g，淮山药 20g，丹参 20g，炒白术 20g，延胡索 15g，广秦艽 15g，陈皮 15g。7 剂，水煎服。

【治疗效果】经过 2 次治疗，患者腰腿痛疼痛症状缓解。

【按语】用该法治疗，应注意手法的选择及适应，牵引力不可过大，手法使用勿生猛，手法后应注意让患者卧床休息，局部腰围固定配合口服中药治疗，若效果不佳时，可手术治疗。

第九节 腰椎骨折

一、疾病概述

近年来，随着高能量的创伤不断增加，腰椎骨折的患者逐年增加，腰椎骨折主要由各种原因导致的腰椎高度的丢失，稳定性丧失，除骨结构破坏后，可能伴随脊髓、马尾神经损伤，引起截瘫甚至死亡，并可严重影响内脏的解剖和生理变化。

二、解 剖 学

腰椎位于人体的中部，上连接颈胸椎，下连骶椎。腰椎由椎体、椎弓（椎弓根、椎板、上关节突、下关节突、横突、棘突）组成，腰椎的椎体较颈椎和胸椎大而厚，主要由松质骨组成，外层的密质骨较薄。从侧面看，椎体略呈楔状，横径大于前后径，并从上到下逐渐增大。椎体与椎体之间由椎间盘相连。

椎弓位于椎体后方，包括椎弓根、椎板、上下关节突、棘突和横突7个突起。椎弓根上方有一上切迹，下方有一下切迹，上一椎体的椎弓根下切迹与下一椎体的椎弓根上切迹共同构成椎间孔，椎间孔内有脊神经通过。双侧椎板向后中线处汇合形成棘突。从椎弓根和椎板连接处向两侧伸出者为横突。棘突、横突及上下关节突都是肌肉、韧带的附着部位，并由此连接上、下腰椎。

椎孔由椎体后方和椎弓共同形成。椎体的后面为椎孔的前壁，椎弓为椎孔的后壁和侧壁。椎孔可为卵圆形、三角形或三叶草形。全部椎孔借韧带等组织相连组成椎管，椎管内有脊髓、马尾和脊神经通过。

三、流 行 病 学

由于胸腰椎段位于相对固定的胸椎与活动度大的腰椎之间，从功能上作为运动应力支点而更易于损伤。临床上占所有脊柱骨折、脱位的90%以上，其中70%以上发生于胸、腰段（以第12胸椎、第1腰椎为最多）。临床以屈曲型较为多见。

四、病 因 病 机

腰椎骨折主要由以下几种外力造成的：间接暴力如高处坠落、足臀部着地，亦可因弯腰工作重物打击背部、肩部，使脊柱突然屈曲而致伤；直接暴力多为工伤或交通事故直接撞击胸腰部或因弹击伤；肌肉拉力因肌肉突然收缩而致的横突骨折或棘突撕脱性骨折；病理性骨折如肿瘤的占位性病变。

其中腰椎压缩性骨折，主要是来自头、足方向的传达暴力使脊柱骤然过度屈曲所形成，由于脊柱的屈曲位受伤，外力集中到一个椎体前部，同时又受到上、下椎体的挤压，故该椎体被压缩而呈楔形，并向后移位，损伤脊髓或马尾神经。若影响到皮质脊髓侧束或前束时，则出现痉挛性截瘫；影响到脊髓前角细胞或马尾神经时，则产生弛缓性截瘫，下肢感觉均消失。

五、临 床 分 期

1983 年 Denis 提出了三柱理论后，脊柱的稳定性成为学者们关注的焦点，接着 Ferguson 及 Roy-camille 对该理论又加以完善（使中柱扩大到椎管周围及小关节突）。以后 Denis 为了把脊柱的稳定性融入到三柱理论当中，将创伤后胸腰段脊柱的稳定性分为三度：Ⅰ°是结构上的不稳定，有发展为晚期后凸畸形的可能性，通常为严重的压缩并伴有后柱损伤的骨折，或者是某些 chance 骨折。Ⅱ°是神经源性的不稳定性，包括那些所谓的稳定性爆裂性骨折，当骨折的椎体过度塌陷，造成创伤早期后的骨块向椎管内移位，及后期骨折愈合后，出现继发性的椎管狭窄。两者都有可能使那些最初无神经症状的人发生神经损害。Ⅲ°是结构及神经源性的不稳定，骨折–脱位和不稳定性爆裂性骨折，不论有无神经损害，均属于这一类型。此后不久，由于学者对于后柱的作用产生质疑，Kenth 经过实验及综合分析，计算出某一柱损伤后骨折不稳定性的增加值：单独前柱为 57.7%，中柱为 15.3%，后柱为 27%，得出的结论为前柱发生压缩骨折后，后柱的损伤将会比中柱明显地增加骨折的不稳定性。此后不久，Manohar 和 Panjabi 等通过实验得出中柱才是决定爆裂型的骨折稳定性的重要因素的结论，证实了的三柱理论。

（一）依据骨折的稳定性分类

（1）稳定性骨折：轻度和中度的压缩骨折，脊柱后柱完整。

（2）不稳定性骨折：①脊柱"三柱"中二柱骨折，如屈曲分离损伤累及后柱和中柱骨折。②爆裂骨折：中柱骨折、骨折块突入椎管，可能有潜在神经损伤，属于不稳定性骨折。③骨折–脱位累及脊柱"三柱"的骨折脱位，常伴有神经损伤症状。

（二）依据骨折形态分类

1. 压缩骨折

压缩骨折（berlding compression fracture）为临床最常见的一种类型，椎体前方受压缩楔形变。压缩程度以椎体前缘高度占后缘高度的比值计算。分度为前缘高度于后缘高度之比。Ⅰ°为 1/3，Ⅱ°为 1/2，Ⅲ°为 2/3。

2. 爆裂性骨折

椎体呈粉碎骨折，骨折块向四周移位，向后移位可压迫脊髓和神经，腰椎椎体前后径和横径均增加，两侧椎弓根距离加宽，椎体高度减小。椎体爆裂性骨折（bursting fracture）对于脊柱的稳定性影响最大，处理方法多样，若不恰当，将给患者带来较大的痛苦。

3. 撕脱骨折

在过伸、过屈位损伤时，在韧带附着点发生撕脱骨折，或旋转损伤时的横突骨折。

4. 安全带型损伤

安全带型损伤（seat-belt type injury）其又称屈曲牵拉型损伤，此型损伤常见于乘坐高速汽车腰系安全带，在撞车的瞬间患者躯体上部急剧前移并前屈，以前柱为中心，后柱与中柱受到牵张力而破裂张开，是椎体、椎弓及棘突的横向骨折。

5. 骨折脱位型

在压力、张力、旋转及剪力的共同作用下，脊柱骨折并脱位，脱位可为椎体的向前或向后移位并有关节突关节脱位或骨折。脱位亦可为旋转脱位，一侧关节突交锁，另一侧半脱位。

六、临床表现

患者一般有明显的外伤史，损伤的局部剧烈的疼痛，伴有损伤部位的压痛和叩击痛。腰椎旁肌紧张，腰椎活动受限，不能翻身起立，受损部位棘突后凸或出现成角畸形。伤后可能出现躯干及双下肢感觉麻木、无力，或者刀割样疼痛，大小便功能障碍（无法自行排便或者二便失禁），严重者可以双下肢感觉运动完全消失，如果暴力较大损伤内脏等，可能合并出现腹痛、呼吸困难、休克、意识丧失等。

七、辅助检查

（1）X线片检查：对于腰椎骨折的诊断，腰椎的正侧位平片是最基本的检查方法。腰椎正位片可以观察腰椎或胸腰段的顺列，是否存在侧凸畸形，棘突是否有偏移。如果同一椎体椎弓根间距离增宽，那么提示该椎体受到压缩外力，产生椎体压缩或爆裂性骨折。如果腰椎正位片上出现椎体侧方移位，椎间隙变窄或消失，则提示椎间盘的损伤，侧方移位明显提示关节突脱位或骨折存在的可能，预示着损伤节段的不稳定。腰椎侧位平片可了解椎体的顺列，腰椎生理前凸的存在，椎体高度的丢失与否，有无脱位，局部的后凸角度。

（2）CT检查：腰椎骨折患者如有神经损害或怀疑有不稳定均应行CT检查。在区分腰椎椎体压缩性骨折与爆裂性骨折方面CT比平片更具有明显的优势，CT可以显示出椎板骨折、关节突骨折和椎弓根的损伤，这些在普通平片上是难以确诊的。轴位平面上，CT可以显示椎体后缘是否完整，用来评估椎体骨折块对椎管的侵占情况，三维重建CT用来观察脊柱的序列情况，从各个平面了解脊柱的结构及损伤情况，CT检查对腰椎骨折的治疗，特别是手术治疗方案的选择十分重要。

（3）MRI检查：如果怀疑患者有神经损害或怀疑有间盘损伤或后方韧带结构损伤时，可以通过腰椎MRI检查来判断；MRI可以清楚地显示脊髓和软组织图像，MRI检查可以帮助我们辨别椎间盘损伤、硬膜外血肿、脊髓水肿和软组织损伤情况，以上特点是在其他影像学检查无法比拟的。

新鲜压缩骨折在T_1WI上显示为弥漫性低信号，T_2WI呈等信号或高信号，而抑制相上呈高信号，尚可显示椎弓损伤，软组织损伤。对骨肿瘤，特别是恶性肿瘤引起的病理骨折，MRI诊断价值较高，需注意椎体后缘肿瘤骨常呈球状隆起，椎弓根多受侵犯，椎管内硬膜外及椎旁软组织肿块形成。

八、诊断及鉴别诊断

急性腰扭伤，一般患者有外伤史，此病好发于下腰部，可涉及肌肉、韧带、筋膜、椎间小关节、腰骶关节或骶髂关节，它可单独损伤，亦可合并存在，青壮年多见。

腰椎间盘突出症，患者多以局部疼痛，活动不利，或伴有下肢神经感觉异常为主要表现，有或无外伤史，CT、MR显示病变位间盘突出压迫脊髓或神经根，椎体骨质一般无异常。

九、治　疗

（一）保守治疗

一般认为保守治疗适应于椎管无压迫或轻度压迫，而无神经损伤的稳定性骨折或相对稳定性骨折。包括：①大多数单纯腰椎压缩性骨折且无神经功能损伤者。而对于椎体高度丧失大于50%、或后凸大于20°，或存在连续多发压缩骨折者，提示可能有后纵韧带结构的破坏，建议手术治疗。②无神经损伤的爆裂骨折。在选择适应证时椎管阻塞程度、脊柱后凸角度及后柱的损伤与否是主要衡量标准。③屈曲牵张骨折损伤可为骨性或软组织性（后方韧带或椎间盘）。若为骨性损伤，即 Chance 骨折，可采用非手术治疗。对不稳定骨折或伴有神经损伤者则主张及时手术治疗。此外，也可以根据 TLICS 评分系统决定手术还是非手术治疗。

保守治疗方法主要包括卧床休息、手法复位、垫枕练功、石膏或支具固定、充气复位及中药治疗等。

1. 卧床休息

对于骨折稳定，轻度骨折，无神经学症状的患者，首先要严格卧床休息。

2. 手法复位

早在 1368 年元代太医院的《回回药方》中就有"攀门拽伸"过伸牵拉复位法的记载。复位时要求术者"手摸心会、动静结合"，以患者能耐受为度，切忌使用暴力。

（1）攀门拽伸法：《普济方·折伤门》记载："凡腰骨损断，先用门扇一片放地上，一头斜高些，令患人覆眠，以手伸上，攀挂其门，下用三人拽伸，医以手按损处三时久。"适用于胸腰椎骨折，患者俯卧在硬木板上，患者双手攀挂木板上缘，用三人在下腰部与双下肢拔伸牵引，医者用手按压骨折部进行复位。这是一种非过伸位脊柱骨折复位法，适用于不稳定性的屈曲型胸腰椎压缩、粉碎骨折及年老体弱的患者。

（2）牵引过伸按压法：患者俯卧硬板床上，两手抓住床头，助手立于患者头部，两手反持腋窝处，一助手位于足侧，双手握双跟，两助手同时用力，逐渐进行牵引。至一定程度后，足侧助手逐渐将双下肢提起悬离床面，使脊柱得到充分牵引和后伸，当肌肉松弛、椎间隙及前纵韧带被拉开后，术者双手重叠，压于骨折后突部位，适当用力下压，借助前纵韧带的伸张力，将压缩之椎体前缘拉开，同时后突畸形得以复平。

3. 垫枕练功

垫枕时要注意患者的主观感受，应遵循由低到高，逐渐增加的原则，垫枕练功疗法需要长期卧床，且痛苦较大，致使许多患者拒绝垫枕或自行移开垫枕，结果导致复位不佳。长期卧床对于某些患者，尤其是老年患者，不仅会引起深静脉血栓形成、感染、褥疮等并发症，而且还可造成骨质疏松、肌肉萎缩，反过来又可加剧疼痛，形成恶性循环。

腰部垫枕法在早期腰椎复位中作用至关重要，既可作为维持复位装置又可作为一种复位方法。一般适应于伤后一周之内的胸腰段骨折（$T_{12} \sim L_1$、L_2），患者仰卧于硬板床上，用毛毯或棉垫折叠多层，形成塔形垫枕，将患者身体上下平行均匀托起，把塔形垫枕横行放置于腰背突出的患部，让患者感觉患处被物支撑，腰部有牵托感，以自忍为度。垫枕的高度因型而异，因患者的生理结构而异；患者的耐受度不同，开始时可能不适，枕可由薄到厚随时调整；致腰椎呈过伸位，使椎体前缘压缩而皱折的前纵韧带重新恢复原有张力，并牵拉椎体前缘张开，以恢复椎体的高度达到复位，同时后侧关节突关节关系也得到恢复和改善。

4. 外固定

石膏固定在创伤外科应用广泛。通过外固定维持脊柱的稳定性，防止损伤进一步加重及巩固复位效果。石膏或支具外固定主要适合轻、中、重型单纯压缩性胸腰椎骨折患者一般固定3周左右可下床适当活动。

5. 充气复位法

充气复位法在借鉴其他复位法优缺点基础上进行设计，既有一般垫枕的作用，又具有压力均载、质地柔软、操作简便等优点，患者易于接受。通过缓速充气，脊柱逐渐过伸，既能达到复位目的，又可减轻患者疼痛，与传统卧床、练功相比治愈率大大提高，与垫枕相比高度的控制和维持更容易、更精确。临床既可用于胸腰椎压缩性骨折的整复，也可替代垫枕用于胸腰椎骨折的治疗，还可辅助手术治疗。

6. 中药治疗

脊柱骨折的中药辨证治疗包括内服药和外用药，按骨折三期辨证用药。

（1）骨折初期：由于筋骨脉络损伤，血离经脉，瘀积不散，气血凝滞，经络受阻，伤肢肿痛，痛处固定，行走不利，舌质暗、苔薄白、脉弦。治宜活血祛瘀、消肿止痛。内服方用复元活血汤、活血止痛汤等加减，中成药可用活血胶囊等活血止痛药；外用消肿膏等。

（2）骨折中期：肿胀逐渐消退，疼痛明显减轻，但瘀肿虽消而未尽，骨尚未连接，活动受限，舌质暗、苔薄白、脉弦。治宜和营生新、接骨续筋。内服方用接骨丹、桃红四物汤等加减，中成药可用接骨丹等续筋接骨药；外用接骨续筋药膏等。

（3）骨折后期：疼痛消退，已有骨痂生长，但骨不坚强，功能尚未恢复，肌肉有萎缩，舌质淡暗、苔薄白、脉弦细。内治宜补肝肾、壮筋骨、养气血，适当补益脾肾；外治宜舒筋活络。内服方用壮筋养血汤、六味地黄汤、八珍汤、健步虎潜丸、续断紫金丹、归脾丸等加减；中成药可用壮骨伸筋胶囊等补益肝肾；外用坚骨壮筋膏、金不换膏、伸筋散等，关节强直、筋脉拘挛者，可用海桐皮汤、熏洗方等熏洗。

7. 功能锻炼

（1）垫枕1~2周，鼓励患者练习主动挺腹，每日3次，每次5~10分钟。

（2）5点支撑法：仰卧，用头部、双肘、双足跟5点支撑起全身，使背部腾空后伸，伤后1周左右进行。

（3）3点支撑法：仰卧，双臂置于胸前，用头及双足支撑，拱腰臀及背腾空离床，有利于腰背肌锻炼，伤后2~3周进行此项练习。

（4）4点支撑法：仰卧，用双手，双足4点支撑在床上，全身腾空呈拱桥状，伤后3~4周进行。

（5）飞燕点水法：俯卧，颈后伸稍用力后抬起胸部离开床面，两上肢向后背伸，两膝伸直，抬双腿以腹部为支撑点，形似飞燕点水，5~6周后练习。

（二）手术治疗

1. 治疗原则

早期恢复椎管的形态，固定以维持脊柱的稳定性；镇痛；预防脊髓和神经损伤并促进其恢复；预防卧床和骨折并发症。

2. 手术指征

急性腰椎损伤伴有不完全性或完全性脊髓损伤者；截瘫症状未恢复并逐渐加重者；CT 片示椎管内有后移的碎骨片，椎间盘致压或椎板凹陷性骨折者；小关节突交锁者；开放性脊髓脊柱损伤；各型不稳定性新鲜或陈旧性脊柱骨折。

3. 手术方式

手术要求在不加重脊髓损伤的前提下达到减压、固定和融合的目的，要根据骨折及脊髓受压的具体情况采取手术方式。一般分前路手术、侧前方手术和后路手术。

手术以受压部位为中心，可经前方或后方入路减压整复骨折脱位，然后加用可靠的内固定器并行自体骨或人工骨移植，确保脊柱的复位和稳定。减压的措施包括：整复骨折脱位，摘除突入椎管内的骨片，椎板切除，切除挤入椎管内的黄韧带、椎间盘，清除血肿。硬膜下变色脊髓肿胀时，可切开硬膜减压。减压的范围要根据患者的临床症状和神经查体定位，以及影像学所见，后为行椎板减压时，最少需要切除 3~5 个椎板，直至看到正常的硬脊膜搏动。目前后路椎弓根螺钉系统复位内固定治疗胸腰椎骨折能有效重建椎体高度，间接复位骨折块，恢复生理曲度，矫正后凸畸形，目前已经成为临床治疗胸腰椎骨折的经典方法。但断钉、断杆、螺钉松动、弯曲、后凸角增加等并发症发生率较高，而骨折复位后形成的"空壳样"椎体不易愈合是并发症发生的重要原因。

随着人们对疾病的认识及内固定物的发展，医生们采取椎弓根螺钉内固定结合经椎弓根植骨（自体骨）或椎弓根螺钉内固定结合椎体成形等增强了椎体强度，既达到了即刻的稳定作用，又可作为支架以爬行替代。使得椎弓根螺钉上的应力显著减少。CPC 生物相容性好，使用方法简单，填充确实，固化时放热少，对周围组织无灼伤，且有较高的抗压强度，可早期参与椎体负重。

十、预　　防

由于腰椎的解剖特点，使其受到外力后如有发生骨折，对于中老年人椎体骨质疏松，在轻度外力作用下即可造成椎体压缩性骨折。因此老年病人避免低暴力损伤，如滑倒、跌倒等。补钙，多锻炼，老人家尽量避免下雨天出行。

1. 腰椎骨折的并发症及预防

（1）截瘫：截瘫是胸椎骨折累及脊髓损伤的常见并发症，各种原因造成的胸椎骨折导致椎管形状、容积改变，压迫脊髓或直接损伤脊髓引起脊髓相应平面支配区域感觉、运动功能障碍。

（2）褥疮：定期轴位翻身是防止褥疮发生关键。胸腰椎骨折截瘫患者，应平卧硬板床。在顾及脊柱生理曲度及病情的基础上，以胸腰脊椎为制动部位，肩部和臀部应在同一轴线上同时翻身。一般每 2h 翻身一次，并建立翻身床头卡。胸腰椎骨折行内固定术后，需平卧 4~6h，以压迫止血。其间可用手伸入两侧肩脚下、臀下按摩，以促进受压部位的血液循环；保持床铺的清洁干燥无皱褶和渣屑。避免物理刺激，减少皮肤摩擦力。每日温水擦浴1~2次。大小便污染时应及时清理；对瘫痪肢体禁用刺激性强的清洁剂，不可用力擦拭。特别是骶尾部、会阴部皮肤易被大小便浸泡，每次清洗后，可涂以油剂尿湿粉或爽身粉等。骨突处棉圈保护，嘱护理人员不时按摩。已发生者，局部TDP照射，内服五味消毒饮，以清热解毒，成脓者加强局部引流换药，内服透脓散，以解毒排脓；脓液清稀者，内服托里透脓散，以扶正排脓。西医给予局部换药，必要时行皮瓣转移术。

（3）尿路感染：未发生者，嘱患者多饮水，保持尿路通畅，留置导尿患者，夹闭尿管，每4h开放一次，定期膀胱冲洗，每周换尿管一次。已发生尿路感染者，中药给予利尿通淋，西药给予抗生素治疗。

（4）便秘：中医辨证通过对便秘的病因分析，并对证处置，有效降低腹胀便秘的发生率，减轻了患者的痛苦，达到事半功倍的效果。①气滞血瘀证，中医学认为筋骨受损，血瘀气滞，瘀血停宿于腹后壁。舌红边有瘀斑；苔黄；脉弦。嘱患者宜进食清淡的流质或半流质饮食，避免进食坚硬、粗糙难消化及容易产气的食品。给予大黄粉（黄酒调）外敷神阙以防腹胀。出现渐行性腹胀，经排除腹部其他脏器的损伤后，给予腹针治疗。②热结腑实证，中医学认为损伤致血瘀时，可积瘀生热，灼伤津液。舌暗红；苔光剥；脉洪。予顺时针按摩腹部，给予加强饮食防护，选择清淡、凉润之食物，多进食富含纤维素的食物，多饮水。③脾胃虚弱证，中医认为重伤、年老久病，严重伤阴耗液，使脏腑的气机失调，脾胃虚弱，气血不足。查舌淡胖或红，苔薄少，脉细，可给予逆时针绕肚脐揉腹，配合健脾胃、养气补血食疗，也可以给予艾灸穴位。

（5）肺部感染：嘱患者按时叩背，有痰必排，护理人员必要时给予帮助，西医给予加强抗感染治疗，咳痰无力者，给以吸痰，必要时行气管切开。

（6）深静脉血栓：嘱患者适当进行双下肢股四头肌静止等长收缩及趾踝关节的主动伸屈活动，并辅以向心性按摩，以缓解静脉血流瘀滞，术后注意观察下肢皮肤温度、颜色、肿胀情况及有无感觉异常、被动牵拉足趾痛，做到及时发现、早期诊断、早期治疗，护理人员必要时帮助活动，给予下肢按摩，嘱患者多吃蔬菜、水果，保持大便通畅，避免因用力排便致腹压增高，影响下肢静脉回流。若出现肿胀者，给予丹参注射液或红花注射液等活血化瘀中成药或西药溶栓治疗。

2. 调护

治疗期间，鼓励患者加强全身的功能锻炼，尤其是双下肢的锻炼，对患者做心理疏导，耐心向患者解释此病不是不治之症，精心治疗与患者积极配合是可以治愈的。介绍同种疾病经治疗痊愈出院的病例，使患者树立治愈的信心，处于接受治疗护理的最佳心理状态；尤其是针对老年人骨折后紧张、焦虑、悲观、痛苦等多种情绪反应，有的放矢地进行。术后卧床期间要鼓励患者多饮水，做深呼吸及有效咳嗽活动；协助患者定时翻身、拍背，局部受压皮肤可每日用温水擦洗或按摩，对于体弱消瘦的患者，在臀部垫气圈，以防止坠积性肺炎、褥疮等长期卧床并发症的发生；保持会阴部清洁，防止发生泌尿系感染。

十一、病案举例

李某，男，51岁，工人。2014年8月27日就诊。

【主诉】腰痛2h。

【病史】患者2h前在工地高架上坠落地面，致腰痛不敢活动，被"120"送至我院。

【体格检查】患者被抬入诊室，血压：120/80mmHg，患者精神状态良好，面色略显苍白。脊柱生理曲度存在，腰1~2棘突和棘突间压痛阳性，腰椎前屈活动受限，四肢皮肤感觉正常，四肢肌力 V 级，腱反射存在，双侧霍夫曼征阴性。少腹略膨隆，无包块。唇干，舌苔薄白根腻，脉弦滑。

【理化检查】X 线摄片显示：腰 1~2 椎体屈曲型压缩骨折，椎体压缩 Ⅱ°，无附件骨折。腹部彩超示：未见明显异常

【诊断】腰 1~2 脊椎屈曲型压缩骨折（椎体压缩 Ⅱ°）

辨证：患者素体健壮，偶遇意外伤，精神状态尚好，但仍显痛苦病容。脉弦滑为伤后剧痛，血实气壅象。

【治则治法】其治当活血化瘀，疏通脏腑，理气祛痛为宜。故投复元活血汤加减。

【处方】当归尾 20g，川芎 15g，丹参 15g，赤芍 15g，杜仲 20g，桃仁 15g，北柴胡 15g，红花 15g，山甲珠 15g，厚朴 15g，陈皮 15g，车前子 20g（包），大黄 15g（后下）。水煎 300 毫升，分 2 次，早晚温服。

配合腰背部垫枕法。

二诊 2014 年 9 月 2 日。

患者自述：腰背部疼痛明显减轻，偶有失眠，7 日解大便 1 次，头硬色黑，小溲深黄。腰痛减轻，小腹部膨隆亦减。饮食正常。

【处方】调整处方：按前方大黄减 5g，加郁李仁 15g、神曲 15g，煎 300 毫升，早晚服之。7 剂，水煎服。

口服接骨丹，每次 5g，每日 3 次。

三诊 2014 年 9 月 9 日。

患者自述：腰背部疼痛明显减轻，饮食正常。

【处方】调整处方：按前方（二诊），去大黄，煎 300 毫升，早晚服之。7 剂，水煎服。

口服接骨丹，每次 5g，每日 3 次。

四诊 2014 年 10 月 20 日。

患者自述腰背部疼痛基本消失，饮食睡眠正常。

【处方】口服接骨丹，每次 5g，每日 3 次。

摄 X 线片复查椎体已基本复位。嘱加强功能锻炼。

第九章　脊柱退行性骨关节病

一、疾 病 概 述

　　脊柱退行性骨关节病，是指由于脊柱骨关节的退变及其继发的各种病理改变，刺激或压迫其周围的软组织，并产生相应临床症状者。该病名称较多，如"增生性脊柱炎"、"肥大性脊柱炎"、"老年性脊柱炎"、"退行性脊柱炎"、"脊柱退行性关节炎"、"脊柱骨性关节炎"及"骨质增生症"等。由于该病的主要病理改变是软骨退变和骨质增生，而不是炎性改变，且其退变不仅在椎体，更重要的是包括小关节的退变，因而称为脊柱退行性骨关节病更符合病理及临床实际。

　　该病可发生于脊柱各段，但以负重和活动度较大的颈、腰段多见。一般认为由于腰段发病率明显高于颈段，且两者解剖特点、生理功能有显著区别，其病理过程各有特点，故人们提及该病时一般指腰段脊柱。本章讨论的也是指腰椎退行性骨关节病。

　　该病是一种慢性骨关节疾患，是引起腰背痛或腰腿痛的常见原因之一，属于中医"腰腿痛"、"腰痛"、"痹证"等范畴。多见于中老年人，男多于女，身体肥胖者、运动员及体力劳动者，其发病较早较多。文献记载，退行性骨关节病变曾在公元前约4万年的古人类骨化石中见到过。此病系人体整个退化过程的一种局部表现，退变一般发生在中年以后，并随年龄的增长而加重，但也可见于30岁左右的青年人。因病变的部位不同，轻重各异，故不一定都能产生临床症状。各种劳损、外伤、感受风寒湿邪是该病发生的重要诱因。退变的程度与症状的程度有一定关系，但并不完全一致，这说明退变本身不一定是唯一的直接原因，只有在体内外各种因素的相互作用下，才能产生临床症状。

二、解 剖 学

　　现代医学认为，脊柱退行性疾病是指椎骨、椎间盘，以及周围软组织的一系列退行性和增生性变化的结果，临床上常见的代表性变化是脊柱生理弯曲的异常和变形。

（一）椎间盘的退变

　　椎间盘的变性从20岁即可开始，30岁以后则大多数都已经发生变性。变性首先是椎间盘发生脱水、干燥，并出现松弛、裂隙、碎裂、褐色素沉着，以致椎间隙变窄，上下椎体间发生异常运动，出现脊柱的不稳定或脊柱弯曲异常。

（二）骨刺的发生

　　由于椎间盘尤其是髓核的褐色软化与耗损，致使弹性降低，并使附着于椎体边缘的韧带断裂和耗损，反应性地形成骨刺。也有人认为骨刺的形成原因是从纤维环最外层的断裂开始，当椎体和椎间盘的正常连接出现破绽时，由于体重负荷或运动的作用，纤维环向外膨隆，压迫前纵韧带、后纵韧带，使韧带和椎体附着部的骨膜收到持续性的牵拉，从而产生骨刺。

（三）椎间关节的变化

椎间盘变性的结果导致椎间隙失稳，椎间盘间隙狭窄，椎体间的异常运动及脊柱生理弯曲异常，可致后方关节-椎间关节歪斜，从而引起关节面对合不良、关节囊肥厚或陷入、滑膜增生、骨刺形成等退行性变化。同时，在退行性变化的多发部位，棘间、棘上和黄韧带多发生肥厚、断裂、空泡和钙化等。

三、病 因 病 机

腰椎的关节包括两大部分：①椎间连接：由上下椎体间的椎间盘及其周围的韧带组成；②小关节：由上位椎体的下关节突与下位椎体的上关节突组成。前者是脊柱主要的承重部位。后者也担当着脊柱负重的一部分主要功能，尤其在脊柱处于后伸位时，其主要负荷即通过小关节来承担。因此，脊柱的退行性改变应当包括此两大部分，只是程度轻重不同而已。在整个退变过程中，一般来说首先出现退变的是椎间盘，继而出现椎体边缘骨质增生及小关节的改变。

椎间盘的退行性变在脊椎退行性变中有重要意义，腰椎间盘退变出现最早，并以它为中心继发其他组织的退变。另外，各种原因导致其周围的软组织挫伤出现的运动障碍，可促使椎间盘退变加快。脊椎退变的确切原因尚不清楚，但近年来的研究证实与年龄增长、组织老化、长期负重、慢性积累性损伤及老年人肥胖、内分泌障碍等因素有一定的关系，其中年龄增长是重要因素。随着年龄的增长，髓核内水分在逐渐减少，弹性降低，不能将压力均匀地分布于椎体，使椎体产生应力集中，长期反复的震荡、冲击和磨损，使椎体边缘发生保护性反应即骨质增生。这是机体的正常保护性反应，故大部分人没有症状。但如果骨质增生的程度、部位不恰当，刺激或压迫其周围的相关组织，则产生相应的临床症状，从而成为病理因素。如后缘骨刺可刺激后纵韧带或压迫脊髓，后外侧骨刺可刺激或压迫神经根。骨刺可刺激周围组织产生腰肌痉挛疼痛。各种原因导致软组织的炎症、水肿及痉挛等可与骨刺相互作用而产生相应症状。椎间盘退变、椎间隙变窄导致小关节松弛、小关节失稳、上关节突下沉，失去正常关系，可出现损伤性滑膜炎的改变，关节滑膜积液，引起下腰痛。出现滑膜炎时，小关节面软骨失去营养，出现裂隙及不平整。小关节失稳后易遭受垂直应力及旋转剪力的损害，也可出现滑膜炎性改变。关节滑膜有极为丰富的感觉神经末梢，任何挤压因素或炎症时，均可产生疼痛及肌肉痉挛，临床可出现腰背疼痛或强直等症状。

在以上退变的同时，椎体周围的肌肉、韧带等附着点也发生退变，易遭受外力损伤或受外界气候等因素的影响，出现该部位的微血管反应，产生致痛物质，从而产生局部疼痛等症状。

刘老认为该病的发生与肝肾亏虚有密切关系。肝藏血、主筋，肾藏精、主骨。肝血亏虚则筋失所养，不能"束骨利节"，可致脊柱稳定性降低。肾精充足则骨骼坚强有力，肾精亏虚则不能生髓充骨，而发生退行性改变。《素问·脉要精微论篇》云："腰者，肾之府，转摇不能，肾将惫矣。"肝肾亏虚，筋骨不坚，腰椎活动不灵活，且不耐劳作，易受外界因素的影响，如长期过度腰部伸屈活动，或跌仆、闪扭，均可导致腰背部筋骨受损，出现气血瘀积、经络阻滞的病理状态而发生腰背疼痛。年老体虚、卫外不固，风寒湿热之邪可乘虚入侵，邪阻经络，气血运行不畅；肾虚气化失常，影响津液的正常运行输布，水不正化而变为痰湿之邪，停滞于腰背经络，进而影响气血运行，可形成痰瘀互阻的病理状态。

总之，中医学认为正虚邪实乃该病的病机关键。肝肾不足、气血亏虚是发病的内因，痰、瘀及风寒湿邪闭阻经络是其外因。内外因相互作用，从而导致该病的发生。

四、临床分型

（一）肾元亏虚，肝血不足

有的肾亏患者发病年龄较轻，先天禀赋不足，偶受外伤或略感风寒湿邪，便引起颈肩腰的疼痛，或可见有腰膝痿软，头晕目眩，舌质淡，脉细弦。较多数的肾亏患者系高年之体，病久及肾虚因而出现一派肾元亏虚、筋脉失养的征象，与年轻的肾亏的有所不同，诊断上必须分清两者的区别，一者为肾亏致病，一者为久病伤肾，肾虚类同而病机各异。

（二）外力损伤

外力损伤致病。或由强大暴力，或由慢性劳损，或有偶发的扭挫之伤，突然引起颈肩腰腿的疼痛，其疼痛可先发于躯干，经数日或数月后向肢体放射，日久躯干痛可减而肢体痛渐增。

（三）外感风寒湿邪

外感致病，可以急剧气候变化为诱因，也可以因长期处湿居寒而受邪，其发病可急可缓，临床上常常表现为先有微恙，猝然大作；或自述不明原因，渐渐发病。

五、临床表现

（一）肾元亏虚，肝血不足

颈肩腰疼痛，痛势可急可缓，病情发展缓慢而持续，或可见有腰膝痿软，头晕目眩，舌质淡，脉细弦。

（二）外力损伤

突发颈肩腰腿的疼痛，发病初期痛有定处，活动障碍，舌见紫色瘀斑，脉来弦涩，口渴不欲饮水等，症状逐渐减轻，但每遇复发又可加重。

（三）外感风寒湿邪

疼痛部位多发在颈肩或胸胁或腰骶部。风邪所害则痛以上身为主，痛无定处，且有恶风，颈项强，头痛，关节酸胀等症；寒邪所害则痛剧，肢体拘急，屈伸活动不利，筋骨关节俱痛且有寒从内生之感，得热稍缓；湿邪所致则疼痛绵绵，头重如裹，身体困乏，颈项强痛，肌肤麻木，关节酸痛。

六、辅助检查

（一）肾元亏虚，肝血不足

摄 X 线片可见到关节突和椎体缘的骨质增生，椎间隙变窄，或有骨性椎管狭小，或有腰骶椎的隐裂，椎体发育不良、横突变异或棘突游离等。

（二）外力损伤

摄 X 线片可见脊柱侧弯，脊椎失稳，骨缝相错，或胸椎紊乱，关节模糊，或腰椎间隙异常，关节间隙不清，甚至有椎体旋转等。

（三）外感风寒湿邪

摄 X 线片可见此类患者脊柱各部多有严重的骨质增生征象，可出现骨桥骨赘等。

七、诊断及鉴别诊断

（一）诊断要点

脊柱退行性骨关节病的诊断要点如下。

（1）起病缓慢，腰背部酸痛、沉重、不灵活或有束缚感。

（2）晨起或久坐起立时，疼痛不适感明显，稍微活动后，可减轻或消失，但过度劳累后症状又加重，休息后减轻。

（3）急性发作，症状加剧时，活动困难甚至卧床不起。疼痛可放散至臀、大腿，偶尔到小腿。

（4）与气候变化有关，阴雨天症状加重。

（5）腰椎生理前凸减小或平腰、圆背，脊柱运动受限。

（6）腰椎棘突或棘突旁有压痛，常见于第 3 腰椎横突两侧腰肌的外缘和髂嵴后分肌肉附着处。局部肌肉痉挛。

（7）下肢后伸试验多为阳性，直腿抬高试验一般为阴性。

（8）X 线平片显示腰椎体边缘变锐和大小不等的骨赘。椎间隙变窄或不对称，个别形成骨桥，小关节半脱位、套叠、毛糙不规则或增生。或见椎体呈鱼尾状改变（骨质疏松）或可见椎体假性滑脱改变。

（二）鉴别诊断

该病主要是与强直性脊柱炎相区别，见表 9-1。

表 9-1 脊柱退行性骨关节病与强直性脊柱炎的鉴别诊断

脊柱退行性骨关节病	强直性脊柱炎
多在 45 岁以上	青壮年多见
脊柱活动受限轻或无	较早出现脊柱强直
椎体轮廓较清晰	椎体模糊，呈竹节状
椎间隙不等、变窄	椎间隙多有变化
椎体边缘有骨刺	椎体边缘无骨刺
小关节增生清晰	小关节增生模糊
前纵韧带无变化	前纵韧带多钙化
椎体可楔形变	椎体多呈方形
骶髂关节增生，间隙正常	骶髂关节脱钙、模糊或消失
红细胞沉降率、抗链球菌溶血素 "O" 正常	红细胞沉降率、抗链球菌溶血素 "O" 急性期均增高

八、治　疗

该病治疗的目的主要是：消除症状，改善功能和防止加重及复发；并消除人们对骨质增生的种种误解，正确理解骨刺与腰腿痛的关系，树立战胜疾病的信心。该病的治疗医患合作尤为重要，患者应注意调整日常生活和工作时的姿势、体位和劳动强度，加强腰背肌锻炼，对于预防和治疗都有利。下面介绍刘老几种临床常用的治疗方法，既可单独应用，也可几种方法综合应用。一般急性期、症状重者，多采用综合疗法；病情稳定者，可采用方便省时的治疗方法。

（一）中药疗法

1. 中药汤剂

根据临床表现常分以下四型。

（1）肝肾亏虚，筋骨失养。

【症状】腰背疼痛，肢体酸麻无力，活动不利，头晕目眩，耳鸣，疲乏无力。偏于阳虚者，畏寒肢冷，遇寒加剧，得热痛减，尿频清长，舌淡苔薄，脉象沉细。偏阴虚者，低热，心烦失眠，咽干唇燥，舌红少苔，脉细数。

【治法】补益肝肾，强壮筋骨。

【处方】补肾壮筋汤加减。

熟地黄30g，当归15g，牛膝15g，山茱萸15g，茯苓30g，续断20g，杜仲15g，白芍30g，狗脊15g，青皮10g，五加皮15g，鸡血藤30g。水煎服，日1剂。偏于肾阳虚者，用右归丸化裁；偏于肾阴虚者，宜用左归丸加减。

（2）正气不足，痰瘀阻络。

【症状】腰背胀痛如刺，肢体沉重。腰部屈伸转侧不利，倦怠乏力，短气懒言，纳呆，乏味。舌质暗，苔白腻，脉沉缓或细数。

【治法】益气活血，祛痰通络。

【处方】补阳还五汤加减。

生黄芪50g，赤芍15g，当归20g，桃仁10g，红花10g，地龙15g，苏木15g，茯苓30g，陈皮20g，半夏15g，白芥子15g，杜仲20g，牛膝15g，全虫10g。水煎服，日1剂。

（3）气滞血瘀，经脉失畅。

【症状】腰部疼痛，痛有定处，势如针刺，夜间尤甚，转侧不利。舌质紫暗，或舌边有瘀斑，脉细涩或弦。

【治法】行气活血，通络止痛。

【处方】身痛逐瘀汤或桃红四物汤化裁。

秦艽20g，川芎10g，红花15g，桃仁15g，羌活15g，独活20g，没药15g，五灵脂10g，香附15g，延胡索15g，牛膝10g，赤芍20g，当归20g，续断30g，骨碎补30g，甘草10g。水煎服，日1剂。

（4）风寒湿邪，痹阻骨络。

【症状】腰背酸胀疼痛，难以转侧，屈伸不利。风邪偏胜者，疼痛游走不定，或见恶风发热；寒邪偏胜者，疼痛较剧，遇寒痛增，喜热畏寒；湿邪偏胜者，腰部及下肢重着，肌肤麻木不仁。舌苔白润或白腻，脉弦紧或濡缓。

【治法】祛风通络，散寒除湿。

【处方】 独活寄生汤化裁。

独活 30g，桑寄生 20g，杜仲 20g，牛膝 10g，细辛 3g，秦艽 20g，防风 10g，当归 15g，川芎 15g，茯苓 30g，全虫 10g，丹参 20g，五加皮 15g，豨莶草 20g，鸡血藤 30g，没药 10g。水煎服，日 1 剂。

风邪偏胜者，加乌梢蛇、姜黄；寒邪偏胜者，加熟附子、肉桂、制川乌、麻黄；湿邪偏胜者，加泽兰叶、薏苡仁。

2. 中成药

骨质增生丸 2 丸，日 3 次口服。多用于病情稳定后代替汤剂，以巩固疗效。

3. 外用药

（1）局部热敷宽筋汤或透骨散。

（2）中药离子导入法。该法具有直流电和中药治疗的综合作用。通过电的作用将药物离子通过皮肤导入病变部位，使局部血管扩张，血流加速，以消除局部的无菌性炎症。同时通过药物离子的作用，调整神经系统功能，达到舒筋活血、通络止痛的作用，药物组成如下。

川草乌各 20g，秦艽 15g，蒲公英 50g，当归 15g，乳香 20g，威灵仙 30g，干姜 20g，独活 15g，杜仲 20g，白芷 20g，苏木 20g，牛膝 10g，骨碎补 30g。

水煎两次，取药液约 1000ml，分多次使用。用时药液温度宜在 40℃左右，勿烫伤皮肤。将药垫浸湿后放入病变部位，接阳极。阴极药垫也可蘸药液放于患侧臀或下肢部位。市场上有多种离子导入机可供选用。电流大小为：10～15mA，最好选用点选方法。日 1 次，10 次为一个疗程。

（二）推拿疗法

1. 治则

推拿治疗的原则是：舒筋活血，行气止痛，改善局部血运，缓解肌肉痉挛，恢复脊柱的内外平衡。

2. 取穴

夹脊、关元俞、环跳、委中、承山、阳陵泉、大肠俞、气海俞、腰阳关、肾俞、命门。

3. 手法

滚、揉、推、扳、按、叩等。

4. 操作方法

患者俯卧位，术者站于其旁边，用揉、按、推、掖等法在腰椎两侧及下肢后侧施法，并点按上述相应穴位。患者双手抓床头，术者双手握其双踝对抗牵引并小幅度上下左右震颤。然后令患者侧卧，行腰椎斜扳手法，左右各 1 次。最后，在脊柱两侧膀胱经上行攘法及叩击法结束治疗。日 1 次，12 次为一个疗程。

5. 注意事项

（1）骨质增生严重或形成骨桥者不宜用斜扳法。有椎体滑脱者也不宜用斜扳法，手法宜轻巧。

（2）术后注意休息、卧硬床，腰部勿受寒。

（三）牵引疗法

对症状较重，或伴有臀部、下肢放射疼痛者，或怀疑有神经根症状者，可行骨盆牵引。重量宜轻，以患者舒适为度，可牵引3～4周。症状缓解后，可起床少量活动，逐步增加，以不引起症状为度。切勿忍痛锻炼。牵引结束后可用窄腰围保护腰部一段时间，勿长期佩戴，以免影响腰背肌锻炼。

（四）针刺疗法

可电针大肠俞、环跳、委中、肾俞、腰阳关等穴，或单纯电针夹脊穴。日1次，12次为一个疗程。

（五）手术疗法

该病需手术治疗者极少。只有经长期非手术治疗无效，症状日趋加重，或反复发作并影响日常工作、生活者，方可按具体病情，选择适宜的手术方法。常用的手术方法有：①脊柱融合术；②骨赘切除术；③椎间盘髓核摘除术；④椎板切除减压术；⑤软组织松解术。

九、预　　防

（1）保持良好的生理姿势，如坐姿、站姿、卧姿。避免长时间的保持同一姿势，适当理疗、休息。

（2）宜卧硬板床，低枕，可保护身体的关节和韧带不受到伤害。

（3）加强保暖，避免风寒湿邪的侵袭。

（4）坚持功能锻炼，特别是颈部和腰部的活动。可加强肌肉力量，消除疲劳，从而降低外伤导致脊椎病的概率。

十、病案举例

病案1

王某，男，54岁。2011年6月21日就诊。

【主诉】腰痛2年多。

【病史】无明显诱因，慢性腰痛，已2年多。不能久坐，平卧翻身困难，尤其晨僵较明显。经多方治疗，效果不显。

【体格检查】脊柱腰段生理曲度减小，腰活动轻度受限，腰肌略紧张，下腰广泛压痛，直腿抬高试验（－）。脉沉弦，舌苔薄白。

【理化检查】腰1～腰5椎体前后缘均呈唇样增生改变，第5腰椎骶化。

【诊断】脊柱退行性骨关节病。

【辨证】肝肾两虚，筋骨失养

【治则治法】补肝肾、强筋骨，活血通络。

【处方】骨质增生汤。

熟地黄 30g，淫羊藿 20g，肉苁蓉 20g，骨碎补 20g，鸡血藤 20g，鹿衔草 20g，鹿角霜 20g，五加皮 15g，女贞子 15g，菟丝子 15g，莱菔子 15g，川杜仲 20g。水煎服，日 1 剂。连进 10 剂。

二诊 2011 年 7 月 1 日。

患者自述腰痛减轻、晨僵缓解，嘱原方再服 2 周。

三诊 2011 年 7 月 16 日。

患者自述、腰已不痛、有时酸楚、但活动自如、晨僵显著好转。嘱继服骨质增生丸 4 周，诸症悉退。

病案 2

刘某，女，65 岁。2011 年 7 月 23 日就诊。

【主诉】腰痛 5 个月。

【病史】因腰痛 5 个月，夜间症状加重，睡眠差，翻身困难，自己买过止痛药服用，停药后又痛，遂来我诊室就诊。

【体格检查】腰活动受限，无明显压痛，右臀上压痛（+），右小腿腓肠肌压痛（+）。直腿抬高试验左：80°，右 90°。舌红苔白，脉细涩。

【理化检查】自带 X 线片显示；腰 2 ~ 腰 5 椎体增生改变。

【诊断】脊柱退行性骨关节病。

【治则治法】通督壮腰、行气活血、通络止痛。

【处方】鸡血藤 25g，骨碎补 20g，狗脊 20g，杜仲 20g，鹿角霜 20g，肉苁蓉 15g，枸杞 15g，延胡索 15g，牛膝 15g，五灵脂 10g，秦艽 20g，丹参 15g，天麻 15g，砂仁 5g，桑寄生 30g，羌活 15g，独活 15g，土鳖虫 10g，红花 15g，桃仁 15g，川芎 10g，赤芍 20g，甘草 10g。7 剂，水煎服。

中成药：骨质增生丸 1 丸，日 3 次口服。

【复诊】2011 年 7 月 30 日

症状减轻，腰疼痛减轻，夜间不甚痛，舌苔薄白，脉沉弦细。

【处方】鸡血藤 25g，骨碎补 20g，狗脊 20g，杜仲 20g，鹿角霜 20g，肉苁蓉 15g，枸杞 15g，延胡索 15g，牛膝 15g，五灵脂 10g，秦艽 20g，丹参 15g，天麻 15g，砂仁 5g，桑寄生 30g，羌活 15g，独活 15g，土鳖虫 10g，淫羊藿 20g，巴戟天 20g，川芎 10g，红花 15g，桃仁 15g，赤芍 20g，甘草 10g。7 剂，水煎服。

中成药：骨质增生丸 1 丸，日 3 次口服。

三诊 2011 年 8 月 7 日。

症状减轻，腰已不痛，夜间不痛，翻身轻松，舌苔薄白，脉沉弦细。

【处方】鸡血藤 25g，骨碎补 20g，狗脊 20g，杜仲 20g，鹿角霜 20g，肉苁蓉 15g，枸杞 15g，延胡索 15g，牛膝 15g，五灵脂 10g，秦艽 20g，丹参 15g，天麻 15g，砂仁 5g，桑寄生 30g，羌活 15g，独活 15g，土鳖虫 10g，淫羊藿 20g，巴戟天 20g，川芎 10g，甘草 10g，刘寄奴 20g。7 剂，水煎服。

中成药：骨质增生丸 1 丸，日 3 次口服。

【治疗效果】腰痛基本消失，晚间也不痛，睡眠改善。

病案 3

季某，女，53 岁。2011 年 8 月 8 日就诊。

【主诉】腰腿痛 3 个月。

【病史】3 个月无明显诱因出现腰腿疼痛，经多家医院治疗不效，遂来我诊室就诊。

【体格检查】腰活动受限，无明显压痛，右臀上压痛（+），右小腿腓肠肌压痛（+）。直腿抬高试验左：60°，右80°；腰呈强直状态。舌苔白腻，脉弦滑。

【理化检查】自带MRI平扫显示：腰2～3，腰3～4，腰4～5，腰5～骶1间盘突出；腰1～腰5椎体呈唇样增生。

【诊断】脊柱退行性骨关节病。

【治则治法】滋补肝肾，通督壮腰，舒筋止痛。

【处方】鸡血藤25g，骨碎补20g，狗脊20g，杜仲20g，鹿角霜20g，肉苁蓉15g，枸杞15g，延胡索15g，牛膝15g，豨莶草15g，泽泻15g，丹参15g，天麻15g，砂仁5g，桑寄生30g，羌活15g，独活15g，土鳖虫10g，淫羊藿20g，巴戟天20g，鸡矢藤20g，炙川乌6g（先煎30分钟）。7剂，水煎服，日服一剂，嘱服一周。

中成药：骨金丹胶囊6粒，日3次口服。

【复诊】2011年8月16日。

自述：症状减轻，腰腿疼痛减轻，走路活动进步。舌苔薄白，脉沉弦细。

【处方】鸡血藤25g，骨碎补20g，狗脊20g，杜仲20g，鹿角霜20g，肉苁蓉15g，枸杞15g，延胡索15g，牛膝15g，豨莶草15g，泽泻15g，丹参15g，天麻15g，砂仁5g，桑寄生30g，羌活15g，独活15g，土鳖虫10g，淫羊藿30g，巴戟天20g，鸡矢藤20g，肉桂10g，炙川乌8g（先煎30分钟）。7剂，水煎服。

中成药：骨金丹胶囊6粒，日3次口服。

【治疗效果】腰腿疼痛基本消失，活动进步，可正常劳动。

病案4

李某，男，45岁。2011年8月12日就诊。

【主诉】腰腿痛1年余。

【病史】因腰腿痛1年多，先腰痛，继之右腿麻木，酸胀，症状逐渐发展，在当地医院治疗，口服中成药，不效。

【体格检查】腰活动不受限，无明显压痛，右臀上压痛（+），右小腿腓肠肌压痛（+）。直腿抬高试验（-）。舌苔白腻，脉沉弦细。

【理化检查】自带MRI平扫显示：腰2～3、腰3～4、腰4～5、腰5～骶1间盘突出；腰1～腰5椎体呈唇样增生。

【诊断】脊柱退行性骨关节病。

【治则治法】通督壮腰，滋补肝肾。

【处方】鸡血藤25g，骨碎补20g，狗脊20g，杜仲20g，鹿角霜20g，肉苁蓉15g，枸杞15g，延胡索15g，牛膝15g，豨莶草15g，泽泻15g，丹参15g，天麻15g，砂仁5g，桑寄生30g，羌活15g，独活15g，土鳖虫10g，淫羊藿20g，巴戟天20g，鸡矢藤20g，官桂10g，刘寄奴10g。7剂，水煎服。

中成药：骨金丹胶囊6粒，日3次口服。

二诊　2011年8月20日。

症状减轻，腰痛减轻，走路活动进步。

【处方】鸡血藤25g，骨碎补20g，狗脊20g，杜仲20g，鹿角霜20g，肉苁蓉15g，枸杞15g，延胡索15g，牛膝15g，豨莶草15g，泽泻15g，丹参15g，天麻15g，砂仁5g，桑寄生30g，羌活15g，独活15g，土鳖虫10g，淫羊藿30g，巴戟天20g，鸡矢藤20g，肉桂10g，炙川乌8g（先煎30分钟）。7剂，水煎服。

中成药：骨金丹胶囊 6 粒，日 3 次口服。

三诊　2011 年 8 月 28 日。

症状继续好转，腰腿偶尔痛，走路有劲。

【处方】鸡血藤 25g，骨碎补 20g，狗脊 20g，杜仲 20g，鹿角霜 20g，肉苁蓉 15g，枸杞 15g，延胡索 15g，牛膝 15g，豨莶草 15g，泽泻 15g，丹参 15g，天麻 15g，砂仁 5g，桑寄生 30g，羌活 15g，独活 15g，土鳖虫 10g，淫羊藿 30g，巴戟天 20g，鸡矢藤 20g，全蝎 6g，炙川乌 8g（先煎 30 分钟）。7 剂，水煎服。

中成药：骨金丹胶囊 6 粒，日 3 次口服。

【治疗效果】腰腿疼痛基本消失，活动进步，走路有劲。

病案 5

王某，女，69 岁。2011 年 9 月 14 日就诊。

【主诉】腰痛、右腿麻木两年余。

【病史】因腰痛、右腿麻木两年多。没治疗过，今日来我诊室就诊。

【体格检查】腰活动背伸受限，下腰压痛（+），右小腿腓肠肌压痛（+）。直腿抬高试验：左 90°，右 60°。舌红苔薄白，脉沉缓。

【理化检查】自带 MRI 平扫显示：腰 4~5，腰 5~骶 1 椎间盘突出；腰 1~腰 5 椎体呈唇样增生。

【诊断】脊柱退行性骨关节病。

【治则治法】滋肝补肾，通督壮腰，舒筋祛痛。

【处方】鸡血藤 25g，骨碎补 20g，狗脊 20g，杜仲 20g，鹿角霜 20g，肉苁蓉 15g，枸杞 15g，延胡索 15g，牛膝 15g，豨莶草 15g，泽泻 15g，丹参 15g，天麻 15g，砂仁 5g，桑寄生 30g，羌活 15g，独活 15g，土鳖虫 10g，淫羊藿 20g，巴戟天 20g，鸡矢藤 20g，炙川乌 10g（先煎 30 分钟）。7 剂，水煎服。

中成药：骨金丹胶囊 6 粒，日 3 次口服。

二诊　2011 年 9 月 22 日。

腰腿疼痛明显减轻，腿不麻，走路活动进步，尿频。舌苔白腻，脉沉弦。

【处方】鸡血藤 25g，骨碎补 20g，狗脊 20g，杜仲 20g，鹿角霜 20g，肉苁蓉 15g，枸杞 15g，延胡索 15g，牛膝 15g，豨莶草 15g，泽泻 15g，丹参 15g，天麻 15g，砂仁 5g，桑寄生 30g，羌活 15g，独活 15g，土鳖虫 10g，淫羊藿 30g，巴戟天 20g，补骨脂 20g，肉桂 10g，益智仁 20g，炙川乌 10g（先煎 30 分钟）。7 剂，水煎服。

中成药：骨金丹胶囊 6 粒，日 3 次口服。

三诊　2011 年 9 月 29 日。

症状基本消失，腰不痛，腿不麻木。弯腰活动正常。舌苔白腻，脉沉虚弦。

【处方】按二诊方药再连续服用一周。以巩固疗效。

中成药：骨金丹胶囊 6 粒，日 3 次口服。

【治疗效果】腰疼痛基本消失，右腿也已不麻木，活动自如，不尿频。

病案 6

肖某，女，71 岁。2012 年 1 月 6 日就诊。

【主诉】腰痛 5 年。

【病史】因腰痛 5 年，曾按骨质增生治疗过，口服中成药、止痛药等，不效，遂来我诊室就诊。

【体格检查】腰活动受限，驼背，腰部广泛压痛，右臀上压痛（＋），右小腿腓肠肌压痛（＋）。直腿抬高试验左：60°，右90°；舌苔白腻，脉弦滑。

【理化检查】自带X线片显示：腰1～腰5椎体呈唇样增生。腰4和腰5之间形成骨桥。

【诊断】脊柱退行性骨关节病。

【治则治法】通督壮腰，舒筋止痛。

【处方】鸡血藤25g，骨碎补20g，狗脊20g，杜仲20g，鹿角霜20g，肉苁蓉15g，枸杞15g，延胡索15g，牛膝15g，豨莶草15g，泽泻15g，丹参15g，天麻15g，砂仁5g，桑寄生30g，羌活15g，独活15g，土鳖虫10g，淫羊藿20g，巴戟天20g，鸡矢藤20g，全蝎6g。7剂，水煎服。

中成药：健骨宝胶囊6粒，日3次口服。

二诊　2012年1月13日。

症状略减轻，驼背，腰疼痛减轻，活动进步。舌苔白根腻，脉沉弦细。

【处方】鸡血藤25g，骨碎补20g，狗脊20g，杜仲20g，鹿角霜20g，肉苁蓉15g，枸杞15g，延胡索15g，牛膝15g，豨莶草15g，泽泻15g，丹参15g，天麻15g，砂仁5g，桑寄生30g，羌活15g，独活15g，土鳖虫10g，淫羊藿30g，巴戟天20g，鸡矢藤20g，肉桂10g，龙骨30g，牡蛎30g，补骨脂20g。7剂，水煎服。

中成药：健骨宝胶囊6粒，日3次口服。

三诊　2012年1月20日。

症状略减轻，驼背，腰疼痛减轻，活动进步。舌苔白根腻，脉沉弦细。

【处方】鸡血藤25g，骨碎补20g，狗脊20g，杜仲20g，鹿角霜20g，肉苁蓉15g，枸杞15g，延胡索15g，牛膝15g，豨莶草15g，泽泻15g，丹参15g，天麻15g，砂仁5g，桑寄生30g，羌活15g，独活15g，土鳖虫10g，淫羊藿30g，巴戟天20g，鸡矢藤20g，肉桂10g，龙骨30g，牡蛎30g，补骨脂20g，炙甘草10g。7剂，水煎服。

中成药：健骨宝胶囊6粒，日3次口服。

四诊　症状略减轻，驼背，腰不甚痛，走路感觉轻松。舌苔白根腻，脉沉弦。

【处方】为巩固疗效可继续口服中成药健骨宝胶囊6粒，日3次口服。

【治疗效果】腰痛基本消失，走路轻松，活动进步，但仍有驼背。

病案7

叶某，男，68岁。2012年2月17日就诊。

【主诉】腰痛3个月。

【病史】因腰痛3个月，经多家医院治疗，曾按摩、理疗过，不效，遂来我诊室就诊。

【体格检查】腰活动受限，腰椎3～4棘间压痛（＋），双侧臀上压痛（＋），直腿抬高试验左60°，右45°。舌苔白厚腻，脉沉缓。

【理化检查】自带MRI平扫显示：腰3～4，腰4～5，腰5～骶1间盘突出；腰1～腰5椎体呈唇样增生。自带骨密度测定显示：骨质疏松。

【诊断】脊柱退行性骨关节病、骨质疏松症

【治则治法】通督壮腰、滋补肾阳、舒筋展痹。

【处方】鸡血藤25g，骨碎补20g，狗脊20g，杜仲20g，鹿角霜20g，肉苁蓉15g，枸杞15g，延胡索15g，牛膝15g，豨莶草15g，泽泻15g，丹参15g，天麻15g，砂仁5g，桑寄生30g，羌活15g，独活15g，淫羊藿20g，巴戟天20g，鸡矢藤20g，炙川乌10g（先煎30分钟）。7剂，水煎服。

中成药：健骨宝胶囊 6 粒日 3 次口服。

二诊　2012 年 2 月 24 日。

症状减轻，腰疼痛减轻，可以正常活动。舌苔薄白，脉弦细。

【处方】鸡血藤 25g，骨碎补 20g，狗脊 20g，杜仲 20g，鹿角霜 20g，肉苁蓉 15g，枸杞 15g，延胡索 15g，牛膝 15g，豨莶草 15g，泽泻 15g，丹参 15g，天麻 15g，砂仁 5g，桑寄生 30g，羌活 15g，独活 15g，土鳖虫 10g，淫羊藿 30g，巴戟天 20g，鸡矢藤 20g，肉桂 10g，全蝎 6g，炙川乌 10g（先煎 30 分钟）。7 剂，水煎服。

中成药：健骨宝胶囊 6 粒，日 3 次口服。

三诊　2012 年 3 月 2 日。

症状基本消失。唯腿没有劲。舌苔薄白，脉沉缓无力。

【处方】鸡血藤 25g，骨碎补 20g，狗脊 20g，杜仲 20g，鹿角霜 20g，肉苁蓉 15g，枸杞 15g，延胡索 15g，牛膝 15g，豨莶草 15g，泽泻 15g，丹参 15g，天麻 15g，砂仁 5g，桑寄生 30g，羌活 15g，独活 15g，土鳖虫 10g，淫羊藿 30g，巴戟天 20g，鸡矢藤 20g，肉桂 10g，黄芪 20g，补骨脂 20g，炙川乌 10g（先煎 30 分钟）。7 剂，水煎服。

中成药：健骨宝胶囊 6 粒，日 3 次口服。

四诊　2012 年 3 月 9 日。

自述：症状基本消失。腿有力，余无不适症状。

【处方】为巩固疗效口服健骨宝胶囊 6 粒，日 3 次口服，连用 2 周。

【治疗效果】腰疼痛基本消失，没有其他症状。基本恢复正常。

病案 8

孙某，男，76 岁。2012 年 5 月 13 日就诊。

【主诉】腰部酸痛 1 年。

【病史】因腰酸痛近一年，腿发沉、麻木，翻身困难，吃过许多药，当时缓解，停药后又痛，遂来我诊室就诊。

【体格检查】腰活动受限，无明显压痛，右臀上压痛（+），右小腿腓肠肌压痛（+）。直腿抬高试验左：70°，右 60°。舌苔白腻，脉弦紧。

【理化检查】自带 X 线片显示；腰 2 ~ 腰 5 椎体增生改变。

【诊断】脊柱退行性骨关节病。

【治则治法】通督壮腰、祛风通络、散寒除湿。

【处方】鸡血藤 25g，骨碎补 20g，狗脊 20g，杜仲 20g，鹿角霜 20g，桑寄生 20g，独活 30g，丹参 20g，牛膝 10g，细辛 3g，秦艽 20g，防风 10g，当归 15g，川芎 15g，茯苓 30g，全虫 10g，丹参 20g，五加皮 15g。7 剂，水煎服。

中成药：骨质增生丸 1 丸，日 3 次口服。

二诊　2012 年 5 月 20 日。

症状减轻，腰疼痛减轻，受凉症状加重，腿仍沉。舌苔白腻，脉弦数。

【处方】鸡血藤 25g，骨碎补 20g，狗脊 20g，杜仲 20g，鹿角霜 20g，桑寄生 20g，独活 30g，丹参 20g，牛膝 10g，细辛 3g，秦艽 20g，防风 10g，当归 15g，川芎 15g，茯苓 30g，全虫 10g，丹参 20g，全蝎 5g，乳香 7.5g，没药 7.5g，五加皮 15g，薏苡仁 30g（包煎）。7 剂，水煎服。

中成药：骨质增生丸 1 丸，日 3 次口服。

三诊　2012 年 5 月 27 日。

症状减轻，腰已不痛，翻身轻松，腿沉好些，怕凉。舌苔薄白，脉沉弦细。

【处方】鸡血藤 25g，骨碎补 20g，狗脊 20g，杜仲 20g，鹿角霜 20g，桑寄生 20g，独活 30g，丹参 20g，牛膝 10g，细辛 3g，秦艽 20g，防风 10g，当归 15g，川芎 15g，茯苓 30g，全虫 10g，丹参 20g，全蝎 5g，乳香 7.5g，没药 7.5g，五加皮 15g，薏苡仁 30g（包煎），肉桂 10g，熟附子 7.5g（先煎）。7 剂，水煎服。

中成药：骨质增生丸 1 丸，日 3 次口服。

【治疗效果】腰痛基本消失，腿已不沉。

【按语】该病的真正原因，至今尚不甚完全明了。刘老认为是骨本身的退行性改变，也就是以"肾气虚"的内在因素为根本，以日常的小外伤积累为诱因。因此，治疗该病应当使肾气充盈，骨得到坚实、健壮和旺盛的生活力为原则。故运用"肾主骨"、"骨之合肾也"、"肾生骨髓，髓充则能健骨"和"治肾亦即治骨"的理论为指导，在不断的实践中探索、筛选以入肾充髓治骨为主的数种中药，制成"骨质增生丸"临床应用，疗效颇为满意。

该方组成，以熟地黄为主药，取其补肾中之阴（填充物质基础），淫羊藿兴肾中之阳（生化功能动力），合肉苁蓉的入肾充髓，骨碎补、鹿衔草的补骨镇痛，再加入鸡血藤配合骨碎补等诸药，在补肝肾、填精髓的基础上，进一步通畅经络、行气活血，不仅能增强健骨舒筋的作用，而且可收到"通则不痛"的功效，更佐以莱菔子之健胃消食理气，以防补而滋腻之弊。

骨质增生汤（丸）应用于临床已四十余年，治疗各种骨质增生病 10 万多例，其中以"脊柱退行性骨关节病"疗效最佳，这可能与"腰为肾之府"有关。总有效率为 94.3%。

该方药的实验研究结果表明：①该复方具有抑制炎性肉芽囊的增生和渗出的作用；②有一定的镇痛效应；③其抑制增生的作用，可能是刺激垂体-肾上腺皮质系统释放肾上腺糖皮质激素的结果。

第十章　强直性脊柱炎

一、疾病概述

强直性脊柱炎是一种侵犯脊柱及其周围组织的慢性进行性疾病，是临床常见的一种疑难病，属于血清阴性脊柱骨关节病。

该病术语中医"痹证"范畴，《素问·逆调论》曰："肾者水也，而生于骨，肾不生则髓不能满，故寒甚至骨也……病名曰骨痹，是人挛节也。"《素问·痹论》曰："骨痹不已，复感于邪，内舍于肾。"《金匮要略》云："诸肢节疼痛，身体尪羸。"

目前广大中医界同仁通过探索，对其证治规律有了较深刻的认识，运用中医药治疗取得了较好的疗效。

二、解剖学

强直性脊柱炎病变多始于骶髂关节，逐渐上犯腰、胸、颈椎、肩、髋、肋椎、胸骨柄体等关节，耻骨联合也常被累及。约有25%患者同时累及膝、踝等周围关节。该病滑膜肥厚和关节软骨面的腐蚀破坏较轻，很少发生骨质吸收和关节脱位，但关节囊和韧带的骨化很突出，加之关节软骨面的钙化和骨化，极易发生关节骨性强直，结合部的炎性肉芽组织既能腐蚀结合部的松质骨，又可向韧带、肌腱、关节囊内蔓延。在组织修复过程中，新生的骨质生成过多、过盛，不但足以填补松质骨的缺损，还向附近的韧带、肌腱、关节囊过渡，形成韧带骨赘。这种增生和发展的结局，是导致关节的骨性强直的重要原因。此种变化尤多见于髋关节，上述病变亦可见于椎间盘、关节突关节、骶髂关节、大转子、坐骨结节、跟骨结节、髂骨嵴和耻骨联合等处。

三、病因病机

刘柏龄教授认为该病的发生与发展包括两方面的因素：一是机体正气的盛衰，二是外邪侵袭，病变部位主要在脊柱，尤其是腰骶部。腰为肾之府，肾主骨生髓，髓充骨，故与骨的关系尤为密切，正气虚以肾气损为主。正气虚则卫外不固，风、寒、湿、热之邪乘虚而入，邪阻经络，气血瘀滞，一则"不通则痛"，二则气血不周行以濡养筋骨而出现"不荣则痛"。另外，正气不足，脏腑功能失调，出现痰浊、瘀血等病理产物，病邪留滞腰背经络筋骨，日久伤筋败骨，病程缠绵不已，终至脊柱强直弯曲变形。

（一）肾气亏虚

肾主藏精，主骨生髓，主人体的生长发育，肾精的盛衰与骨的生长发育及抗病能力有密切关系。肾藏精，包括先天之精及后天之精，先天之精有赖于后天之精的不断充养。如果先天之精不足，则骨髓、骨骼必然衰弱；若先天之精充足，则后天之精不足以补养，则骨髓、骨骼也得不到发育生长，抗病能力下降，乃至出现病变。

因此肾气亏虚，精气失于调节则骨病；反之，骨病也可以累积于肾。《外科集验方》"肾实则骨有生气"，唐宗海曰："骨内有髓，骨者髓所生，周身之骨，以脊背为主，肾系贯骨，肾藏精，精生髓，髓生骨，故骨着肾之所合也。"均阐明了肾气是骨骼修复生长之源，同时也是骨骼抗病能力的来源。

（二）感受外邪、经络阻滞

风寒湿热之邪是该病重要的外在因素，如久居潮湿阴寒之地，久卧当风，或冒雨涉水等，外邪入侵闭阻经络，气血津液不得流行布散，形成痰浊瘀血等病理产物，进一步加重经络阻滞，筋骨失于濡养，终成该病。《素问·痹论》曰："风寒湿三气杂至，合而为痹也。"寒湿之邪日久可化热，故有些患者可伴有热象。

四、临床分期

临床分期方法按照脊柱或外周关节受累最严重的部位来分期，大致分四期。

Ⅰ期：隐匿期，尚无脊柱或外周关节活动受限的强直性脊柱炎患者，此时尚未达到1984年纽约标准，临床上难以确诊，基本上属于回顾性诊断。

Ⅱ期：进展期，达到1984年纽约标准，病情进展，脊柱和（或）外周关节轻、中度活动受限。

Ⅲ期：纤维性强直期，脊柱和（或）外周关节重度活动受限，影像学显示（两者居一）：①外周关节受累，间隙明确变窄，但尚未部分或完全融合；②脊柱椎体骨赘形成，颈、胸、腰段脊柱皆一处，椎体骨桥形成。

Ⅳ期：骨性强直期，关节活动严重受限，影像学显示（二者居一）：①外周关节已部分或完全融合；②颈、胸、腰段脊柱任何一段≥3个椎体骨性融合。

五、临床表现

早期有腰臀髋部疼痛、腰部僵硬，尤其以晨起为甚，不能久站、久坐，阴雨天或劳累后症状加重，部分患者出现坐骨神经痛。大多数上行性扩展，出现胸闷、胸痛、呼吸不畅感、肋间神经痛。日久则有脊柱强直和驼背畸形。少数为下行性扩展（多为女性），即病变从胸椎开始，逐渐累及腰骶部。20%左右为急性发病。有较高的体温和明显的全身症状，如全身乏力、食欲不振、贫血、易出汗、心慌等。常伴有复发性虹膜炎，出现复发性眼痛和视力减退。

六、辅助检查

（一）X线片

几乎所有的患者早期就有骶髂关节的X线改变，是诊断该病的主要依据一直。临床上将骶髂关节的改变分为5个等级。0级：正常；1级：可疑骶髂关节炎；2级：骶髂关节边缘模糊；略有硬化和微小侵蚀改变，关节腔轻度变窄；3级：骶髂关节两侧硬化，关节边缘模糊不清，有侵蚀病变伴关节腔消失；4级：骶髂关节完全融合，伴有或无残存的硬化。

在侧位片上可见椎体呈方形，边缘模糊脱钙，多数椎间盘正常，晚期脊柱呈典型的竹节状。

（二）实验室检查

早期和活动期约80%的患者红细胞沉降率增加，90%以上的患者 HLA-B$_{27}$阳性。

七、诊断及鉴别诊断

（一）诊断要点

1. 症状

（1）早期有腰臀髋部疼痛、腰部僵硬，尤其以晨起为甚，不能久站、久坐，阴雨天或劳累后症状加重，部分患者出现坐骨神经痛。

（2）大多数上行性扩展，出现胸闷、胸痛、呼吸不畅感、肋间神经痛。

（3）日久则有脊柱强直和驼背畸形。

（4）少数为下行性扩展（多为女性），即病变从胸椎开始，逐渐累及腰骶部。

（5）20%左右为急性发病。有较高的体温和明显的全身症状，如全身乏力、食欲不振、贫血、易出汗、心慌等。

（6）常伴有复发性虹膜炎，出现复发性眼痛和视力减退。

2. 体征

（1）平腰，腰椎活动受限。

（2）胸廓呼吸运动减少或消失。

（3）骨盆挤压及分离试验阳性。

3. X 线片

几乎所有的患者早期就有骶髂关节的 X 线改变，是诊断该病的主要依据一直。临床上将骶髂关节的改变分为5个等级。0级：正常；1级：可疑骶髂关节炎；2级：骶髂关节边缘模糊；略有硬化和微小侵蚀改变，关节腔轻度变窄；3级：骶髂关节两侧硬化，关节边缘模糊不清，有侵蚀病变伴关节腔消失；4级：骶髂关节完全融合，伴有或无残存的硬化。

在侧位片上可见椎体呈方形，边缘模糊脱钙，多数椎间盘正常，晚期脊柱呈典型的竹节状。

4. 实验室检查

早期和活动期约80%的患者红细胞沉降率增加，90%以上的患者 HLA-B$_{27}$阳性。

（二）鉴别诊断

强直性脊柱炎需要与类风湿关节炎、脊柱退行性骨关节病、骶髂关节结核、致密性髂骨炎、脊髓化脓性骨髓炎、骶髂关节化脓性关节炎等疾病相鉴别。

八、治 疗

刘柏龄教授治疗该病近年来取得了良好的治疗效果，主要采用中药疗法、推拿针灸及练功疗法。

（一）中药疗法

刘老认为该病总的病机为正虚邪实，因此总的治疗原则为扶正驱邪。扶正主要以补益肝肾，祛邪主要以活血化瘀、散寒化湿、祛瘀通络，从而达到正旺邪散、经络通畅、筋骨得养之功效。

辨证主要分两大类：①寒湿痹阻型，以邪实为主，正虚次之；②肝肾亏虚型，以正虚为主，邪实为次。

1. 寒湿痹阻型

【症状】腰臀部及髋部疼痛，活动不便，阴雨天加重，得热痛减。甚至疼痛如针刺或深部钝痛，脊柱活动受限，或部分强直。舌质淡白，苔白腻厚，脉沉弦或弦细。

【治法】散寒除湿，祛瘀通络，兼补肝肾。

【处方】五藤二草汤。

忍冬藤30g，鸡血藤25g，海风藤15g，地龙20g，络石藤15g，豨莶草20g，伸筋草20g，地龙20g，青风藤15g，五加皮20g，海桐皮20g，乳香10个，威灵仙15g，蜈蚣2条，狗脊20g，杜仲20g，没药10g，麻黄10g，桂枝10g。水煎服，日3次。

2. 肝肾亏虚型

【症状】腰臀部僵痛，脊柱强直或驼背，形体瘦弱，肢体酸软无力，行走困难。舌质淡，苔白，脉沉细或沉细而弦。

【治法】补肝肾，强筋骨，活血通络。

【处方】温肾通督汤。

淫羊藿20g，桑寄生20g，熟地黄30g，狗脊20g，枸杞子20g，骨碎补30g，杜仲20g，丹参30g，鸡血藤30g，蜈蚣2条，地龙20g，没药10g，草薢15g，白芍30g，甘草10g。水煎服，日3次。

（二）推拿疗法

推拿具有舒筋活络、调和气血、滑利关节、除痹止痛、防止畸形等作用，具体操作方法如下。

1. 俯卧位

患者仰卧位于床上，上胸部及大腿前分别放两个枕头，使前胸及腰部悬空，两上肢上举置于头前。术者站于其旁，于腰背部沿脊柱及两侧上下往返滚推，用手掌在背部沿脊柱按压，当患者呼气时下按，吸气时放松，然后用手指按法按压腰背膀胱经及秩边、环跳。

2. 仰卧位

患者取仰卧位，于髋部行滚法，拿捏大腿内侧肌肉，并被动活动髋关节。

3. 坐位

术者于后方在颈项两侧及肩胛部施滚法，并配合颈部屈伸旋转活动，用一指禅推颈椎两侧，拿捏风池及两侧斜方肌。然后患者上举上肢，双手指交叉放于枕后部，术者以膝部抵住患者背部，再以两手握住患者两肘部，做向后牵引及向前俯的扩胸俯仰动作（前俯时呼气，后仰时吸气），连续俯仰5~8次，最后令患者前屈，双手放于膝部，术者用肘压法施于脊柱两侧，再直擦背部督脉及足太阳经，横擦骶部，以透热为度，结束手法。

此手法每次20~30分钟，每日一次，注意手法宜轻柔和缓，禁用腰部旋转及斜扳手法。

（三）针灸疗法

1. 主穴

循督脉及膀胱经取穴：大椎、水沟、身柱、陶道、腰俞、肾俞、命门、腰阳关、八髎、华佗夹脊、阿是穴。

2. 配穴

环跳、居髎、悬钟、承山、委中、秩边、阳陵泉、足三里。

3. 操作

深刺留针，或兼用温针、电针、梅花针。有发热者，只针不灸。每次取穴 10 个左右，日一次，半个月为一个疗程。

（四）练功疗法

平时注意保持脊柱生理姿势，宜卧硬板床，用高枕。练功是预防和矫正脊柱畸形的重要措施，常用方法有以下几种。

（1）深呼吸运动和扩胸运动，预防肋椎关节强直，增加肺活量，预防驼背。

（2）腰髋膝屈伸活动，防治关节强直。

（3）大、小云手，增加脊柱的旋转活动。

（4）游泳运动有扩胸、锻炼背伸肌及活动关节的作用。

总之，在疼痛能耐受的前提下，坚持练功活动，有利于保持关节功能，防治各种畸形，但不能活动过度，应适当注意休息，避免风寒。

九、预　　防

（1）应食用富含蛋白质及维生素饮食，骨质疏松的应加服钙剂等。

（2）适当休息，避免风寒湿邪的侵袭，避免长期从事弯腰工作，适当理疗、休息。

（3）保持良好的生理姿势，宜卧硬板床，低枕或不用枕睡眠，尽量采用俯卧睡姿。

（4）坚持功能锻炼，做深呼吸操、脊柱和髋关节肌肉锻炼、温水游泳等。

十、病 案 举 例

病案 1

王某，男，29 岁，干部。2010 年 7 月 13 日就诊。

【主诉】腰背痛 2 个月余。

【病史】腰背痛，逐渐发展，曾在包头市某医院治疗，效果不显。

【体格检查】腰部活动无明显受限，无明显压痛及叩击痛。脉弦滑，舌苔微黄根腻。

【理化检查】自带 CT 显示：双侧骶髂关节毛糙，骨密度增高。

实验室检查：HLA-B_{27}阳性。

【诊断】强直性脊柱炎。

【治则治法】温肾振卫，通督解凝。

【处方】熟地黄50g，鸡血藤30g，骨碎补30g，乌贼骨30g（先煎），川杜仲20g，川续断20g，狗脊20g，五加皮20g，鹿角霜20g，淮山药20g，丹参20g，炒白术20g，延胡索15g，广秦艽15g，陈皮15g，7剂，水煎服。

二诊　2010年7月20日。

腰背部疼痛减轻，脉沉缓，舌苔薄白。前方加枸杞子20g、蜈蚣2条，嘱连进7剂。

三诊　2010年7月27日。

症状较前减轻，腰部活动度明显好转，脉沉弦细，舌苔薄白。前方加菟丝子20g，10剂，水煎服。

四诊　2010年8月7日。

症状继续好转，偶感背部酸痛，脉沉弦细，苔薄白。

前方去蜈蚣、菟丝子，加山茱萸20g、片姜黄20g、白芍30g、甘草10g。7剂，水煎服。

五诊　2010年8月15日。

症状明显好转，腰部已不痛，但有时感膝部疼痛，脉沉缓，舌苔白腻。

前方加鸡矢藤15g、肉桂10g、炙附子12g（先煎）、海风藤20g。7剂，水煎服。

【治疗效果】后随访，腰背痛消失，无明显不适。

病案2

王某，男，24岁，工人。2011年4月9日就诊。

【主诉】腰痛、左膝关节痛2年多。

【病史】腰痛、左膝关节痛，逐渐发展，曾到其他医院就诊，诊断为：强直性脊柱炎，经治疗，病情无明显缓解。

【体格检查】脊柱呈强直状，活动不利，胸腰段压痛明显，双侧骶髂关节叩击痛阳性，左膝眼饱满，内髁部压痛阳性，活动轻度受限。脉沉弦细，舌苔薄白。

【理化检查】自带骨盆平片显示：双侧骶髂关节模糊，双髋关节间隙变窄，股骨头密度不均匀，右侧显著。股骨头MRI显示：双髋关节及双侧骶髂关节改变，双髋关节腔少量积液。

实验室检查：抗链球菌溶血素"O"：650IU/ml，HLA-B$_{27}$阳性。

【诊断】强直性脊柱炎。

【治则治法】温肾振卫，通督解凝。

【处方】鸡血藤30g，骨碎补30g，乌贼骨30g，薏苡仁30g（包煎），络石藤15g，延胡索15g，泽泻15g，牛膝15g，丹参20g，土鳖虫15g，汉防己15g，陈皮15g，杜仲20g，狗脊20g。5剂，水煎服。

二诊　2011年4月15日。

腰痛略缓解，脉沉缓，舌苔薄白。前方加淫羊藿20g、天麻15g，嘱连进5剂。

三诊　2011年4月21日。

症状较前减轻，活动略进步，脉沉弦细，舌苔薄白。前方加鹿角霜20g。7剂，水煎服。

四诊　2011年4月28日。

症状明显好转，但活动多时疼痛不适，脉沉缓弱，舌苔微白，根腻。

鸡血藤30g，乌贼骨30g，薏苡仁30g（包），川杜仲20g，延胡索20g，狗脊20g，丹参20g，络石藤15g，海风藤15g，土鳖虫15g，防己15g，淫羊藿20g，威灵仙15g，天麻15g，鹿角霜20g，广砂仁10g。7剂，水煎服。

五诊　2011年5月5日。

症状明显好转，腰背仍痛，双髋时轻时痛，脉细数，舌苔白滑。

前方加熟地黄 20g、知母 15g、白蒺藜 15g、蜈蚣 2 条。7 剂，水煎服。

【治疗效果】后随访，晨起腿不适，略僵外，无明显不适。

病案 3

郭某，女，33 岁。2011 年 6 月 1 日就诊。

【主诉】腰痛、右膝痛，双踝肿痛 2 个月，颈肩痹痛，左手麻一周左右。

【病史】患者 2 个月前出现腰痛、右膝疼痛，双踝肿痛，后在长春某骨伤医院就诊，未经系统治疗，一周前出现颈肩部疼痛，伴左侧手指麻木。

【体格检查】腰部活动无明显受限，下腰痛压痛（+），骶髂关节叩击痛（+），"4"字试验（±）。颈部活动部受限，无明显压痛，压顶试验（±），椎间孔挤压试验（±），脉沉弦细，舌苔薄白。

【理化检查】自带 X 线片显示：双侧骶髂关节边缘吸收，骨密度增高，颈椎生理曲度变直，钩锥关节增生。

实验室检查：$HLA-B_{27}$ 阳性。

【诊断】强直性脊柱炎、颈椎病（神经根型）。

【治则治法】通督壮腰、化瘀舒筋。

【处方】鸡血藤 25g，骨碎补 20g，狗脊 20g，杜仲 20g，鹿角霜 20g，肉苁蓉 15g，枸杞 15g，延胡索 15g，豨莶草 15g，牛膝 15g，泽泻 15g，丹参 15g，明天麻 15g，砂仁 5g，桑寄生 30g，羌独活 15g，土鳖虫 10g，山慈菇 15g，淫羊藿 20g，巴戟天 20g，鸡矢藤 15g，蜈蚣 2 条，官桂 10g。5 剂，水煎服。

二诊　2011 年 6 月 7 日

腰背部、膝部、踝部疼痛减轻，颈肩部症状减轻，手麻消失，脉沉弦细，舌苔薄白。前方加肉桂加至 15g，加乌梢蛇 10g，嘱连进 5 剂。

三诊　2011 年 6 月 12 日。

症状较前减轻，活动略进步，脉沉弦细，舌苔白腻。前方加炙附子（先煎 30 分钟），5 剂，水煎服。

四诊　2011 年 6 月 17 日。

症状明显好转，右膝踝部疼痛减轻，脉沉弦细，舌苔薄白。

前方鸡矢藤加 5g，加白蒺藜 20g，5 剂，水煎服。

五诊　2011 年 6 月 22 日。

症状明显好转，自觉全身有力，但活动时关节有弹响声，脉沉弦细，舌苔薄白。

前方淫羊藿加 10g，加黄芪 30g。7 剂，水煎服。

【治疗效果】经半年随访，晨起腰骶部发紧，无明显不适。

病案 4

孙某，男，34 岁。2011 年 8 月 19 日就诊。

【主诉】腰背痛 5 年余。

【病史】腰背痛，逐渐加重，曾在当地各系诊所按照腰椎间盘突出症治疗。

【体格检查】脊柱呈强直状，背伸受限，脊柱广泛压痛。脉沉弦细，舌苔薄白。

【理化检查】自带 X 线片显示：脊柱胸腰段呈竹节样改变。

实验室检查：$HLA-B_{27}$ 阳性。

【诊断】强直性脊柱炎。

【治则治法】滋补肝肾、通督壮腰。

【处方】鸡血藤 25g，骨碎补 20g，狗脊 20g，杜仲 20g，鹿角霜 20g，肉苁蓉 15g，枸杞 15g，延胡索 15g，豨莶草 15g，牛膝 15g，泽泻 15g，丹参 15g，明天麻 15g，砂仁 5g，桑寄生 30g，羌独活各 15g，鸡矢藤 20g，土鳖虫 10g，淫羊藿 20g，巴戟天 20g，肉桂 10g，炙附子 10g（先煎 30 分钟）。5 剂，水煎服。

二诊　2011 年 8 月 24 日。

腰背部疼痛及活动度较前减轻，脉沉弦细，舌苔白腻。前方去土鳖虫、加刘寄奴 10g，嘱连进 7 剂。

三诊　2011 年 9 月 5 日。

症状较前减轻，活动略进步，脉沉弦细，舌苔薄白。前方巴戟天加 10g，加补骨脂 20g。7 剂，水煎服。

四诊　2011 年 9 月 23 日。

症状明显好转，活动度改善，脉沉弦紧，舌苔薄白。

前方加蜈蚣 2 条，7 剂，水煎服。

五诊　2011 年 10 月 8 日。

症状明显好转，但腰背时有酸楚不适，脉沉弦细，舌苔薄白。

前方加苏木 15g，10 剂，水煎服。

【治疗效果】经随访，患者现腰部偶有酸胀不适。

病案 5

李某，男，61 岁。2011 年 10 月 12 日就诊。

【主诉】腰硬发板 1 年多。

【病史】患者 1 年前出现腰部发板，在当地诊所行针灸及药物治疗无效，现左髋部亦出现疼痛。

【体格检查】腰部活动度明显受限，无明显压痛，直腿抬高试验：左侧 45°，右侧 90°，双侧髋关节活动基本正常，左臀上压痛（+），小腿腓肠肌压痛（+）。脉弦紧，舌苔厚腻。

【理化检查】自带 X 线片显示：双侧骶髂关节间隙模糊，骨密度略增强。腰椎 MRI 显示：腰1～2、腰 2～3、腰 3～4、腰 4～5、腰 5～骶 1 椎间盘突出，腰 3～4、腰 4～5 椎管狭窄。

实验室检查：HLA-B$_{27}$ 阳性。

【诊断】强直性脊柱炎、腰椎间盘突出症继发腰椎管狭窄。

【治则治法】滋补肝肾、通督壮腰、舒筋除痹。

【处方】鸡血藤 25g，骨碎补 20g，狗脊 20g，杜仲 20g，鹿角霜 20g，肉苁蓉 15g，枸杞 15g，延胡索 15g，豨莶草 15g，牛膝 15g，泽泻 15g，丹参 15g，明天麻 15g，砂仁 5g，桑寄生 30g，羌独活各 15g，鸡矢藤 20g，土鳖虫 10g，淫羊藿 20g，巴戟天 20g，乌梢蛇 20g，蜈蚣 2 条，炙附子 6g（先煎 30 分钟）。7 剂，水煎服。

二诊　2011 年 10 月 21 日。

腰背部疼痛及活动度较前减轻，脉沉弦细，舌苔白腻。前方巴戟天加 10g，炙附子加 4g，加肉桂 6g。

三诊　2011 年 11 月 7 日。

症状减轻，腰部活动度改善，脉沉弦紧，舌苔白腻。前方去蜈蚣 2 条，7 剂水煎服。

四诊　2011 年 11 月 25 日。

症状继续好转，腰部活动进步，近日手足发凉、手麻，脉沉弦细，舌苔白腻。

继续前方 7 剂，给予配合口服壮骨伸筋胶囊，6 粒，日 3 次口服。

五诊　2011 年 12 月 14 日。

症状明显好转，腰部疼痛减轻，足凉减轻，手麻减轻，脉沉弦紧，舌苔白腻。

前方加炙附子减 2g，加蜈蚣 2 条，7 剂，水煎服。

【治疗效果】经随访，患者现腰部板硬症状基本消失，疼痛基本消失。

病案 6

董某，男，34 岁。2011 年 10 月 12 日就诊。

【主诉】颈背部不适，腰痛 10 年。

【病史】患者 10 年前出现颈背部不适，伴腰痛，曾口服药物治疗。

【体格检查】颈部活动不受限，颈胸段压痛（+），腰部活动不受限，腰 3/4 棘间压痛（+），直腿抬高：左 80°，右侧 90°。脉沉弦紧，舌苔白腻。

【理化检查】自带 X 线片显示：双侧骶髂关节间隙模糊，骨密度略增强。腰椎 MRI 显示：腰 1~2、腰 2~3、腰 3~4、腰 4~5、腰 5~骶 1 椎间盘突出，腰 3~4、腰 4~5 椎管狭窄。

实验室检查：HLA-B$_{27}$（+）。

【诊断】强直性脊柱炎、腰椎间盘突出症继发腰椎管狭窄。

【治则治法】滋补肝肾、通督壮腰、舒筋除痹。

【处方】鸡血藤 25g，骨碎补 20g，狗脊 20g，杜仲 20g，鹿角霜 20g，肉苁蓉 15g，枸杞 15g，延胡索 15g，豨莶草 15g，牛膝 15g，泽泻 15g，丹参 15g，明天麻 15g，砂仁 5g，桑寄生 30g，羌独活各 15g，鸡矢藤 20g，土鳖虫 10g，淫羊藿 20g，巴戟天 20g，乌梢蛇 20g，蜈蚣 2 条，炙附子 6g（先煎 30 分钟）。7 剂，水煎服。

二诊　2011 年 10 月 21 日。

腰背部疼痛及活动度较前减轻，脉沉弦细，舌苔白腻。前方巴戟天加 10g、炙附子加 4g，加肉桂 6g。

三诊　2011 年 11 月 7 日。

症状减轻，腰部活动度改善，脉沉弦紧，舌苔白腻。前方去蜈蚣 2 条，7 剂。水煎服。

四诊　2011 年 11 月 25 日。

症状继续好转，腰部活动进步，近日手足发凉、手麻，脉沉弦细，舌苔白腻。

继续前方 7 剂，给予配合口服壮骨伸筋胶囊，6 粒，日 3 次口服。

五诊　2011 年 12 月 14 日。

症状明显好转，腰部疼痛减轻，足凉减轻，手麻减轻，脉沉弦紧，舌苔白腻。

前方加炙附子减 2g，加蜈蚣 2 条，7 剂，水煎服。

【治疗效果】经随访，患者现腰部板硬症状基本消失，疼痛基本消失。

病案 7

孙某，男，32 岁。2012 年 2 月 6 日就诊。

【主诉】腰背僵硬、双髋疼痛 2 年。

【病史】患者 2 年前出现腰背部僵硬，双髋部疼痛，曾行针灸、推拿治疗，病情时轻时重。

【体格检查】脊柱活动受限，呈强直状，腰背部广泛压痛，双髋关节活动受限，腹股沟压痛，右侧为重。脉沉涩无力，舌苔薄白根腻。

【理化检查】自带骨盆平片显示：脊柱呈竹节样改变，双侧骶髂关节模糊，密度增强。自带

CT 显示：双侧骶髂关节边缘模糊，关节融合。

实验室检查：HLA-B$_{27}$（+）。

【诊断】强直性脊柱炎。

【治则治法】通督壮腰、舒筋展痹。

【处方】鸡血藤 25g，骨碎补 20g，狗脊 20g，杜仲 20g，鹿角霜 20g，肉苁蓉 15g，枸杞 15g，延胡索 15g，豨莶草 15g，牛膝 15g，泽泻 15g，丹参 15g，明天麻 15g，砂仁 5g，桑寄生 30g，羌活 15g，独活 15g，鸡矢藤 15g，蜈蚣 2 条，淫羊藿 20g，巴戟天 20g，炙附子 10g（先煎 30 分钟），肉桂 6g，乌贼骨 30g。5 剂，水煎服。

中成药：骨金丹胶囊 6 粒，日 3 次口服。

二诊　2012 年 2 月 13 日。

腰背痛减轻，右髋部疼痛略轻，脉沉弦细，舌苔薄白，前方淫羊藿加 10g、炙附子加 6g、肉桂加 2g。7 剂，水煎服。

中成药：骨金丹胶囊 6 粒，日 3 次口服。

三诊　2012 年 2 月 20 日。

疼痛症状继续减轻，活动度改善，自觉轻松感，脉沉弦细，舌苔薄白。前方去蜈蚣，7 剂，水煎服。

【治疗效果】经随访，患者症状消失，无明显不适。

病案 8

周某，男，27 岁。2012 年 2 月 22 日就诊。

【主诉】背腰部僵硬，疼痛 3 年余。

【病史】患者 3 年前出现颈胸背及腰部僵硬，时轻时重，遇冷加重，曾去其他医院就诊并治疗，效果不显。

【体格检查】腰背活动轻度受限，颈部活动轻度受限，颈胸段压痛（+），压顶试验（+）。脉沉弦细，舌苔薄白。

【理化检查】自带 CT 显示：双侧骶髂关节模糊、硬化。

实验室检查：HLA-B$_{27}$（+）。

【诊断】强直性脊柱炎。

【治则治法】温阳补肾，通督壮腰。

【处方】鸡血藤 25g，骨碎补 20g，狗脊 20g，杜仲 20g，鹿角霜 20g，肉苁蓉 15g，枸杞 15g，延胡索 15g，豨莶草 15g，牛膝 15g，泽泻 15g，丹参 15g，明天麻 15g，砂仁 5g，桑寄生 30g，羌活 15g，独活 15g，鸡矢藤 15g，山茱萸 20g，巴戟天 20g，炙附子 10g（先煎 30 分钟），葛根 20g，白术 20g。7 剂，水煎服。

二诊　2012 年 4 月 7 日。

颈部疼痛减轻，腰背部仍僵硬，臀下痛，脉沉弦细，舌苔薄白，前方去葛根，加淫羊藿 20g，炙附子加 5g，7 剂，水煎服。

三诊　2012 年 5 月 5 日。

颈已不痛，腰背僵硬减轻，臀下仍痛，脉沉涩无力，舌苔薄白。前方炙附子去 5g，加海螵蛸 20g（先煎）。7 剂，水煎服。

四诊　2012 年 5 月 11 日。

颈部已不同，腰基本不同，腰部僵硬感减轻，现尾骶骨疼痛，脉沉弦细，舌苔薄白。

前方巴戟天加 10g，加乌贼骨 20g（先煎），7 剂，水煎服。

五诊 2012 年 5 月 18 日。

颈腰背部疼痛消失，腰背偶感不是，脉沉弦紧舌苔薄白。

前方加徐长卿 15g，7 剂，水煎服。

中成药：壮骨伸筋胶囊 6 粒，日 3 次口服。

【治疗效果】经随访，患者症状消失，无明显不适。

病案 9

雷某，男，22 岁，学生。2012 年 3 月 5 日就诊。

【主诉】腰背痛 2 个月余。

【病史】患者因腰背痛腰背痛、晨僵、下腰为著。症状时轻时重，腰部板硬，背冷恶寒，肢节酸楚重着，全身不适，乏力，食欲减退。经服治疗风湿药物（骨刺痛消液、追风透骨丹等）无效。

【体格检查】脊柱呈强直状，活动受限，腰背部广泛压痛，腰骶部为著；"4"字试验（+）。脉沉迟，舌苔淡、苔薄白。

【理化检查】X 线检查：脊柱胸腰段生理曲度减小，椎间小关节模糊，双侧骶髂关节模糊，骨密度增高。

实验室检查：血常规正常，红细胞沉降率 58mm/h，HLA-B_{27}（+）。

【诊断】强直性脊柱炎。

【治则治法】温肾振卫。

【处方】温肾通督汤加减。

鹿角霜 20g，淫羊藿 20g，鸡血藤 20g，骨碎补 15g，川羌活 15g，川杜仲 15g，桑寄生 15g，金毛狗脊 15g，熟附片 10g，紫肉桂 10g，蜈蚣 2 条，甘草 7.5g。水煎服，日 1 剂，分 3 次口服，连服 10 剂。

二诊 2012 年 3 月 15 日。

下腰痛缓解，背冷恶寒减轻。脉沉弦，舌苔薄白。前方加莱菔子 15g、炒白术 15g、广砂仁 7.5g，以理气扶脾健胃，嘱连进 10 剂。

三诊 2012 年 3 月 25 日。

患者自诉全身症状明显好转，腰背部有轻松感，活动进步，食纳略增。嘱按复诊处方再进 10 剂后，加三七粉 9g，再续服 30 剂，并加强腰背肌功能锻炼。

【治疗效果】后随访，除偶尔晨僵外，一般情况良好。嘱续服壮骨伸筋胶囊 1 个月，以巩固疗效。

病案 10

吴某，男，24 岁。2012 年 3 月 28 日就诊。

【主诉】颈胸背腰部僵硬，疼痛 3 年余。

【病史】患者 3 年前出现颈胸背及腰部僵硬，时轻时重，遇冷加重，曾去其他医院就诊并治疗，效果不显。

【体格检查】腰背活动轻度受限，颈部活动轻度受限，颈胸段压痛（+），压顶试验（+）。脉沉弦细，舌苔薄白。

【理化检查】自带 CT 显示：双侧骶髂关节模糊、硬化。

实验室检查：HLA-B_{27}（+）。

【诊断】强直性脊柱炎。

【治则治法】温阳补肾，通督壮腰。

【处方】鸡血藤 25g，骨碎补 20g，狗脊 20g，杜仲 20g，鹿角霜 20g，肉苁蓉 15g，枸杞 15g，延胡索 15g，豨莶草 15g，牛膝 15g，泽泻 15g，丹参 15g，明天麻 15g，砂仁 5g，桑寄生 30g，羌活 15g，独活 15g，鸡矢藤 15g，山茱萸 20g，巴戟天 20g，炙附子 10g（先煎 30 分钟），葛根 20g，白术 20g。7 剂，水煎服。

二诊　2012 年 4 月 7 日。

颈部疼痛减轻，腰背部仍僵硬，臀下痛，脉沉弦细，舌苔薄白，前方去葛根，加淫羊藿 20g，炙附子加 5g，7 剂，水煎服。

三诊　2012 年 5 月 5 日。

颈已不痛，腰背僵硬减轻，臀下仍痛，脉沉涩无力，舌苔薄白。前方炙附子去 5g，加海螵蛸 20g（先煎）。7 剂，水煎服。

四诊　2012 年 5 月 11 日。

颈部已不痛，腰基本不痛，腰部僵硬感减轻，现尾骶骨疼痛，脉沉弦细，舌苔薄白。

前方巴戟天加 10g，加乌贼骨 20g（先煎），7 剂，水煎服。

五诊　2012 年 5 月 18 日。

颈腰背部疼痛消失，腰背偶感不适，脉沉弦紧，舌苔薄白。

前方加徐长卿 15g，7 剂，水煎服。

中成药：壮骨伸筋胶囊 6 粒，日 3 次口服。

【治疗效果】经随访，患者症状消失，无明显不适。

病案 11

张某，男，25 岁。2012 年 4 月 18 日就诊。

【主诉】颈部僵硬，腰背痛 10 余年。

【病史】患者 10 余年前出现颈部僵硬，腰背疼痛，在当地医院按风湿症治疗，无明显效果。

【体格检查】脊柱呈强直状，活动受限，颈、胸、腰、背按压痛（+）。脉沉弦细，舌苔薄白。

【理化检查】X 线片显示：脊柱呈竹节样改变，双侧骶髂关节模糊。

实验室检查：HLA-B_{27}（+）。

【诊断】强直性脊柱炎。

【治则治法】温阳解凝，通督展痹。

【处方】鸡血藤 25g，骨碎补 20g，狗脊 20g，杜仲 20g，鹿角霜 20g，肉苁蓉 15g，枸杞 15g，延胡索 15g，豨莶草 15g，牛膝 15g，泽泻 15g，丹参 15g，明天麻 15g，砂仁 5g，桑寄生 30g，羌活 15g，独活 15g，鸡矢藤 15g，淫羊藿 30g，巴戟天 20g，炙附子 12g（先煎 30 分钟），山茱萸 20g，姜黄 15g，肉桂 10g，7 剂，水煎服。

二诊　2012 年 4 月 25 日。

症状明显好转，颈部仍僵痛，脉沉缓弱、舌苔薄白。前方加锁阳 20g。7 剂，水煎服。

中成药：壮骨伸筋胶囊 6 粒日 3 次口服。熏洗 II 号颈部外用。

三诊　2012 年 5 月 4 日。

腰已不痛，活动度增加。现臀部及腿部麻木感，颈部活动受限，活动后汗多，脉沉缓，舌苔薄白。前方去锁阳、肉桂，加白术 30g、防风 10g、黄芪 30g。7 剂，水煎服。

中成药：壮骨伸筋胶囊 6 粒，日 3 次口服。熏洗 II 号颈部外用。

四诊　2012 年 5 月 11 日。

颈部仍僵硬感，腰部偶感僵硬，活动后汗多症状减轻，脉沉缓弱，舌苔薄白。

前方去姜黄、白术、防风、黄芪，加桑枝20g、肉桂10g，7剂，水煎服。

中成药：壮骨伸筋胶囊6粒，日3次口服。熏洗Ⅱ号颈部外用。

五诊 2012年5月25日。

颈部疼痛症状减轻，活动度增加，腰仍僵痛，汗少。脉沉弦紧，舌苔薄白。

前方去桑枝，加僵蚕10g，7剂，水煎服。

中成药：壮骨伸筋胶囊6粒，日3次口服。

六诊 2012年6月8日。

患者症状持续好转，颈部仍不适，僵硬，腰部右侧痛，臀上左侧痛，仍多汗，时有头晕，口干，痰多，脉沉弦细，舌苔白腻。

前方去山茱萸、肉桂、僵蚕，加牡蛎50g、蔓荆子15g、白芥子15g、蜈蚣2条，7剂，水煎服。

中成药：壮骨伸筋胶囊6粒，日3次口服。

七诊 2012年6月20日。

症状继续好转，腰背僵硬症状缓解，颈部活动仍不适，晨僵，多汗，胸闷，脉沉弦细，舌苔薄白。

前方去牡蛎、白芥子、蔓荆子、蜈蚣，加山茱萸20g、佛手15g、香橼10g、枳实10g，7剂，水煎服。

中成药：壮骨伸筋胶囊6粒，日3次口服。

八诊 2012年7月23日。

颈部疼痛消失，活动度略受限，腰背仍僵，不痛，活动后不痛，饮食正常，脉沉弦细，舌苔薄白。

前方去香橼、佛手、枳实，加生白术20g、蜈蚣2条、肉桂10g，7剂水煎服。

九诊 2012年8月1日。

颈腰背部疼痛消失，但偶感晨僵，脉沉缓，舌苔薄白。

前方去生白术、蜈蚣、肉桂，加乌梢蛇20g、巴戟天25g、僵蚕20g、乌贼骨30g（先煎），7剂，水煎服。

中成药：壮骨伸筋胶囊6粒，日3次口服。

【治疗效果】经随访，患者症状消失，无明显不适。

病案12

冯某，男，27岁。2012年4月23日就诊。

【主诉】颈肩痛，腰背痛1年余。

【病史】患者1年前出现颈肩及腰背部疼痛，在当地医院行药物治疗，无明显缓解。

【体格检查】驼背，脊柱强直状，活动受限，颈部活动不受限，双髋关节活动受限，腹股沟压痛（+），直腿抬高试验（+）。脉沉弦细，舌苔白腻。

【理化检查】实验室检查：HLA-B$_{27}$（+）。

【诊断】强直性脊柱炎。

【治则治法】温阳补肾、通督壮腰、舒筋除痹。

【处方】鸡血藤25g，骨碎补20g，狗脊20g，杜仲20g，鹿角霜20g，肉苁蓉15g，枸杞15g，延胡索15g，豨莶草15g，牛膝15g，泽泻15g，丹参15g，明天麻15g，砂仁5g，桑寄生30g，羌活15g，独活15g，鸡矢藤20g，淫羊藿20g，巴戟天20g，炙附子10g（先煎30分钟），肉桂6g，蜈蚣2条，佛手15g。7剂，水煎服。

二诊 2012 年 5 月 7 日。

症状减轻，腰部感轻松，活动较前进步，脉沉弦紧、舌苔薄白。前方炙附子加 2g，肉桂加 4g，加全蝎 6g。7 剂，水煎服。

三诊 2012 年 5 月 14 日。

症状略好转，近日颈部不适，恶心，膝以下发凉，脉沉弦细，舌苔薄白。前方加白蒺藜 20g、乌梢蛇 20g、补骨脂 20g、生白术 30g、竹茹 10g、陈皮 15g，7 剂，水煎服。

四诊 2012 年 5 月 25 日。

症状继续好转，颈部活动灵活些，膝以下仍发凉，脉沉弦紧，舌苔薄白。

前方加佛手 10g，加姜枣，7 剂，水煎服。

中成药：壮骨伸筋胶囊 6 粒，日 3 次口服。

五诊 2012 年 6 月 13 日。

颈部僵痛明显好转，腰仍僵痛，胃部不适，吞酸，手腕及手指有僵硬感。脉沉弦紧，舌苔薄白。

前方加乌贼骨 30g（先煎），7 剂，水煎服。

中成药：壮骨伸筋胶囊 6 粒，日 3 次口服。

六诊 2012 年 7 月 2 日。

患者颈部及腰部活动均进步，近日左肩部疼痛，手腕及手指僵硬感好转，脉沉弦紧，舌苔白腻。

前方加香橼 10g，14 剂，水煎服。

中成药：熏洗 Ⅱ 号左肩部外用。

七诊 2012 年 7 月 16 日。

患者颈部及腰部活动均进步，左肩部疼痛，手腕及手指僵硬感好转，脉沉弦紧，舌苔白腻。

前方加山茱萸 30g，7 剂，水煎服。

中成药：熏洗 Ⅱ 号热敷左肩部及腰部。

八诊 2012 年 7 月 23 日。

患者时感下腰痛，左肩疼痛消失，手腕及手指不痛，自汗，脉沉弦细，舌苔薄白。

前方加黄芪 30g，7 剂，水煎服。

九诊 2012 年 8 月 1 日。

症状明显减轻，腰部活动度改善，背伸仍受限，脉沉弦细，舌苔薄白。

前方加防风 10g，7 剂，水煎服。

中成药：壮骨伸筋胶囊 6 粒，日 3 次口服。

【治疗效果】经随访，患者症状消失，无明显不适。

病案 13

赵某，男，29 岁。2012 年 7 月 23 日就诊。

【主诉】腰痛 10 年。

【病史】患者 10 年前出现腰部疼痛，自服止痛药，未系统治疗，现腰部僵硬。

【体格检查】腰部活动前屈受限，臀上压痛（+），骶髂关节叩击痛（+），腰 3～5 棘间压痛（+）。脉沉弦紧，舌红绛，无苔。

【理化检查】实验室检查：HLA-B_{27}（+）。

【诊断】强直性脊柱炎。

【治则治法】温阳散结、通督壮腰。

【处方】鸡血藤25g，骨碎补20g，狗脊20g，杜仲20g，鹿角霜20g，肉苁蓉15g，枸杞15g，延胡索15g，豨莶草15g，牛膝15g，泽泻15g，丹参15g，明天麻15g，砂仁5g，桑寄生30g，羌活15g，独活15g，鸡矢藤15g，淫羊藿30g，巴戟天20g，炙附子10g（先煎30分钟），肉桂6g，蜈蚣2条，7剂，水煎服。

中成药：壮骨伸筋胶囊6粒，日3次口服。

二诊　2012年7月30日。

服药后无明显改善，腰部仍疼痛，发凉，脉沉弦紧、舌苔薄白。前方肉桂加4g，炙附子加5g，加海风藤15g。7剂，水煎服。

中成药：壮骨伸筋胶囊6粒，日3次口服。

三诊　2012年8月10日。

症状好转，颈腰背部疼痛基本消失，下腰不适，脉沉弦紧，舌苔白腻。前方加威灵仙15g，7剂，水煎服。

中成药：壮骨伸筋胶囊6粒，日3次口服。

四诊　2012年8月17日。

晨起时疼痛消失，有疲劳感，脉沉弦细，舌苔薄白。

前方减威灵仙，加黄芪30g，7剂，水煎服。

五诊　2012年8月25日。

腰痛有疲乏感，下腰不适，略痛，脉沉弦紧，舌苔薄白。

前方炙附子加3g，加徐长卿15g，7剂，水煎服。

中成药：壮骨伸筋胶囊6粒，日3次口服。

六诊　2012年9月2日。

患者症状基本消失，嘱继续服用壮骨伸筋胶囊1周。

【治疗效果】经随访，患者颈肩背部疼痛消失，无明显不适。

病案14

郭某，男，30岁。2012年8月6日就诊。

【主诉】颈肩痛、臂痛、手麻胀、背痛、腰痛、僵硬1年。

【病史】患者1年前出现颈肩痛、臂痛、手麻胀、背痛、腰痛、僵硬，未予系统治疗。

【体格检查】颈部活动不受限，无明显压痛，压顶试验（+）、腰椎活动略受限，腰骶部压痛（+），脊柱叩击痛（+）。脉沉弦细，舌苔白腻。

【理化检查】自带X线片显示：右侧骶髂关节模糊，左骶髂关节吸收，硬化。实验室检查：HLA-B_{27}（+）。

【诊断】强直性脊柱炎。

【治则治法】祛风除湿、通督壮腰。

【处方】生黄芪30g，芍药30g，桂枝15g，僵蚕20g，炙甘草10g，五加皮20g，伸筋草15g，豨莶草15g，鸡矢藤15g，羌活15g，独活15g，桑寄生30g，炙附子12g（先煎30分钟），桑枝20g，丹参20g，蜈蚣2条，姜黄15g，生白术30g，葛根20g。加生姜、大枣。5剂，水煎服。

中成药：舒筋片8片，日3次口服。

二诊　2012年8月1日。

服药后全身轻松感，颈肩痛、臂痛、手麻均减轻，腰背僵硬减轻，但仍酸软。前方桂枝加5g，甘草加5g，五加皮加10g，伸筋草加5g，加明天麻15g。

中成药：舒筋片8片，日3次口服。

三诊　2012 年 8 月 18 日。

症状好转，腰酸不痛，脉沉弦紧，舌苔薄白。前方炙附子加 5g、姜黄加 5g，7 剂，水煎服。

中成药：舒筋片 8 片，日 3 次口服。

四诊　2012 年 9 月 1 日。

症状明显好转，四肢肌肉略紧张，脉沉弦紧，舌苔薄白。

前方加薏苡仁（包）30g、炒白术 30g、葛根 20g，7 剂水煎服。

五诊　2012 年 9 月 8 日。

腰痛略痛，颈肩疼痛消失，四肢肌肉仍紧张，脉沉弦紧，舌苔薄白。

前方加丝瓜络 15g，7 剂，水煎服。

中成药：壮骨伸筋胶囊 6 粒，日 3 次口服。

六诊　2012 年 9 月 22 日。

背部不痛，腰仍酸痛，脉沉弦细，舌苔薄白。

鸡血藤 25g，骨碎补 20g，狗脊 20g，杜仲 20g，鹿角霜 20g，肉苁蓉 15g，枸杞 15g，延胡索 15g，豨莶草 15g，牛膝 15g，泽泻 15g，丹参 15g，明天麻 15g，砂仁 5g，桑寄生 30g，羌活 15g，鸡矢藤 15g，淫羊藿 30g，巴戟天 30g，炙附子 15g，肉桂 10g，薏苡仁 30g（包煎），海风藤 15g，蜈蚣 2 条。7 剂，水煎服。

中成药：壮骨伸筋胶囊 6 粒，日 3 次口服。

七诊　2012 年 9 月 29 日。

颈背疼痛消失，腰部疼痛减轻，双腿及手足仍发紧，膝以下腿部酸软，脉沉弦紧，舌苔白腻。

前方加生白芍 40g、山茱萸 30g。

八诊　2012 年 10 月 13 日。

腰背部疼痛基本消失，颈部受凉后时有不适，膝部以下仍酸痛。脉沉弦细，舌苔薄白。

前方加宣木瓜 20g、吴茱萸 10g、伸筋草 20g，7 剂，水煎服，

中成药：壮骨伸筋胶囊 6 粒，日 3 次口服。

【治疗效果】经随访，患者颈肩背部疼痛消失，无明显不适。

病案 15

申某，男，27 岁。2012 年 8 月 15 日就诊。

【主诉】颈肩背痛 1 个月余。

【病史】患者 1 个多月前出现颈肩背部疼痛，晨僵，曾去吉林大学中日联谊医院就诊，诊断为强直性脊柱炎，未予治疗。

【体格检查】颈部活动不受限，颈胸段压痛（+），压顶试验（+）、胸椎压痛（+），腰椎活动略受限，腰骶部压痛（+），左臀上压痛（+）。脉沉弦细，舌苔薄白。

【理化检查】自带骶髂关节 CT 显示：双侧骶髂关节间隙变窄，边缘欠光滑，周围骨质硬化。实验室检查：HLA-B$_{27}$（+）。

【诊断】强直性脊柱炎。

【治则治法】温阳补肾、通督壮腰。

【处方】鸡血藤 25g，骨碎补 20g，狗脊 20g，杜仲 20g，鹿角霜 20g，肉苁蓉 15g，枸杞 15g，延胡索 15g，豨莶草 15g，牛膝 15g，泽泻 15g，丹参 15g，明天麻 15g，砂仁 5g，桑寄生 30g，羌独活各 15g，鸡矢藤 15g，淫羊藿 20g，巴戟天 20g，炙附子 10g（先煎 30 分钟），肉桂 10g，蜈蚣 2 条。5 剂，水煎服。

二诊　2012 年 8 月 22 日。

服药后症状好转，腰背痛减轻，晨僵好转。脉沉弦细，舌红苔腻。前方巴戟天加5g、炙附子加3g，加徐长卿15g。

三诊　2012年9月1日。

颈肩部疼痛消失，背痛，晨僵症状消失，脉沉弦紧，舌苔薄白。前方加骨碎补10g，7剂，水煎服。

四诊　2012年9月8日。

背痛，晨起较重，腰部疼痛明显减轻，脉沉弦紧，舌苔薄白。

前方去徐长卿，7剂，水煎服，给予配合口服骨金丹胶囊，6粒，日3次口服。

五诊　2012年9月22日。

腰痛明显减轻，背部略痛，颈肩部时有不适，晨僵减轻，脉沉弦紧，舌苔薄白。

前方炙附子加5g，7剂，水煎服。配合口服骨金丹胶囊，6粒，日3次口服。

六诊　2012年9月29日。

腰部疼痛消失，背部晨僵以晨起三点钟时较明显，活动后减轻。脉弦紧，舌苔薄白。

前方加黄芪20g，7剂，水煎服，配合口服骨金丹胶囊，6粒，日3次口服。

七诊　2012年10月13日。

晨僵减轻。脉沉弦紧，舌苔薄白。

前方加炙乳香15g、炙没药15g，14剂，水煎服，配合口服骨金丹胶囊，6粒，日3次口服。

八诊　2012年10月27日。

晨僵减轻。脉沉弦紧，舌苔薄白。

前方加黄芪10g、鹿衔草15g，14剂，水煎服，配合口服骨金丹胶囊，6粒，日3次口服。

【治疗效果】　经随访，患者疼痛症状消失。

【按语】　强直性脊柱炎属于中医"痹症"大范畴，该病好发年龄为16~30岁，男性发病率显著高于女性。强直性脊柱炎治疗难度大，周期长，近年来刘老治疗该病取得了较好的临床疗效，就医者众多。

刘老认为该病多以肾虚内因为本，感受外邪，阻滞经络为标，属本虚标实之证。《素问·脉要精微论篇》曰："腰者肾之府"，"腰者，一身之要，屈伸俯仰无不由之"，"肾气已虚，腰必痛矣"。而风寒湿热之邪是该病的外在因素，《素问·痹论篇》曰："风寒湿三气杂至，合而为痹也。"因此在治疗时以补益肝肾、通督壮腰，感受寒邪者，以温阳散寒为主，感受风湿之邪者，以祛风除湿为主。

在该病的辨证治疗中，刘老辨证治疗主要以寒湿痹阻及肝肾亏虚为主，寒湿痹阻以五藤二草汤加减，肝肾亏虚以温肾通督汤加减，近年来刘老擅用以腰痛Ⅰ号为基本方加减辨证，同时配合中成药壮骨伸筋胶囊、骨金丹口服，外用药以熏洗Ⅱ号为辅，收效甚著。

在寒湿痹阻辨证分型中如寒偏胜者，加制川乌10g、制草乌10g，以增散寒止痛之功。湿邪偏胜者，加薏苡仁30g、苍术10g、白术10g、陈皮10g，以增去湿之功。痰瘀互结、脊柱畸形、活动受限明显者，加白芥子10g、胆南星10g、茯苓30g、桃仁15g、穿山甲10g，以增化痰散结、祛瘀通络之效。全身有热象者，上方去杜仲、麻黄、桂枝，加生地黄30g、黄柏15g、黄芩10g、牛膝10g，以清热凉血燥湿。在肝肾亏虚辨证分型中，偏于肾阴虚者，加生地黄20g、女贞子20g、元参10g，以滋阴凉血。气虚甚者，加生黄芪30g、党参30g，以鼓舞正气，气旺则血行。血虚者，加阿胶（烊化）10g、何首乌20g。有寒象者，加制附子5g、桂枝10g，以散寒止痛。有热象者，加虎杖20g、豨莶草20g、金银花20g、忍冬藤30g、生地黄30g，以清热凉血。痰瘀互阻者，加白芥子10g、乳香10g以散结通络。伴髋膝踝关节肿痛者，加牛膝15g、薏苡仁50g、木瓜30g、防己15g，以消肿止痛。伴颈肩部疼痛者，加羌活10g、葛根20g、威灵仙15g、桑枝30g，以引药上行，除痹止痛。

第十一章 天池骨伤流派治疗特色

第一节 手法治疗荟萃

一、二步十法推拿治疗腰椎间盘突出症

手法治疗前嘱托患者排空大小便，脱去厚重外衣，穿着单薄内衣或纯棉睡衣，解下皮带，俯卧在治疗床上，小腿垫高，以按摩巾盖于患者背部，双上肢放松自然放置于身体两侧，在患者放松舒适的情况下实施手法。

施术者双手干净，不能以出汗双手操作，不然会影响疗效。

施术者应站立于患者左侧位置，手法运用应遵循轻而不浮、重而不滞、稳而且准的原则，逐步渐次的施以手法。

术者和患者都应建立信任度，配合默契，不然疗效欠佳。

疑似有其他合并骨科疾病的患者（如骨折、结核等）、高热、高血压、严重皮肤病、心脏病及妇女妊娠或行经期皆不宜施行手法。

推拿手法及步骤如下所述。

第一步运用按、压、揉、推、滚5个轻手法。

（1）按法：术者以两手拇指掌面侧（指腹）自患者上背部沿脊柱两旁足太阳膀胱经的第二条经线，由上而下按摩至腰骶部，连续3次。

（2）压法：术者两手交叉，右手在上，左手在下，以手掌自患者第一胸椎开始沿棘突（即督脉）向下按压至腰骶部，左手于按压时稍向足侧用力，连续3次。

（3）揉法：术者单手虎口张开，拇指与中指分别置于两侧肾腧穴，轻轻颤动，逐渐用力。

（4）推法：术者以两手大鱼际，自下腰部中线向左右两侧分推。

（5）滚法：术者用手背或手背之掌指关节的突出部，沿患者足太阳膀胱经之两条经线，自上而下滚动，至腰骶部时稍加用力，患侧滚至足跟部，反复3次。

第二部运用摇、抖、搬、盘、运5个重手法。

（1）摇法：术者两手掌置于患者腰臀部，推摇患者身躯，使之左右摆动，连续数次。

（2）抖法：术者立于患者足侧，以双手握住其双踝，用力牵伸与上下抖动，使患者身体抖起呈波浪形动作，连续3次。

（3）扳法分俯卧扳法和侧卧扳法两种，俯卧扳法又分为扳腿法和扳肩法。

1）俯卧扳腿法：术者一手按压患者第3~4腰椎，一手托对侧膝关节，使关节后伸至一定程度，双手同时相对交错用力。恰当时可听到弹响声，左右各做1次。

2）俯卧扳肩法：术者一手按压于患者第4~5腰椎处，一手扳起对侧肩部，双手同时交错用力，左右各做1次。

3）侧卧扳法患者侧卧，健肢在下伸直，患肢在上屈曲，术者立于患者腹侧，屈双肘，一肘放于患者髂骨后外缘，一肘放于患者肩前（与肩平），相互交错用力，然后换体位，另侧再做1次。

（4）盘法分仰卧盘法与侧卧盘法两种。

1）仰卧盘腰法：患者仰卧，屈膝屈髋，术者两手握其双膝，使贴近胸前，先左右旋转摇动，然后推动双膝，使腰髋膝过度屈曲，反复做数次；继之以左手固定患者右肩，右手向对侧下压双膝，扭转腰部，然后换右手压患者左肩，左手向相反方向下压双膝，重复1次。

2）侧卧盘腿法：患者侧卧，健腿在下伸直，患肢在上屈曲，术者站于患者腹侧，一手从患腿下绕过按于臀部，前臂托拢患者小腿，以腹部贴靠于患者膝前方，一手握膝上方，前后移动躯干，使患者骨盆产生推拉动作，带动腰椎的活动；然后使患者屈髋，使膝部贴胸，术者一手向下方推屈膝部，一手拢住臀部，以前臂托高患肢小腿，在内旋的动作下，使患肢伸直。

（5）运法：术者以左手握患者膝部，右手握其踝部，运用循序加提的运动手法，使患者做屈曲伸展逐渐升高和略行拔伸的动作，运展的时间稍持久为好。

手法后，患者卧床休息30分钟。汗后避风冷，预防感冒。疗程：每日1次，15日为1个疗程。手法力量的大小依患者身体强壮程度、年龄大小、病期长短、腰部活动受限的方位，以及手法治疗中与治疗后患者的感受等情况等因素因人而异，以患者能忍受为度。每日可有规律的做腰背肌锻炼（飞燕式）；避免在下肢伸直姿势下搬取重物，以防扭伤腰部，引起病情加重或复发。

二、三步六法治疗腰椎管狭窄症

1. 术前准备

禁食水，排空大小便。准确定位，划好标记。术前30分钟注射阿托品0.5mg。

2. 麻醉

将硫苯妥钠1g溶于40毫升蒸馏水，由静脉缓慢注入。在患者达到麻醉三期一级时施行手法。

3. 推拿手法及步骤

手法第一步：仰卧位。

（1）对抗牵伸法：助手一人固定患者两侧腋部，另一助手与术者各握持踝关节上部，作对抗性逐渐用力牵伸，此法需重复三次。

（2）屈膝屈髋按压法：术者将患者髋、膝做强度屈曲，并用力向后外方做顿挫性按压。

（3）屈髋牵张法：将患肢作直腿抬高达90°左右，助手在抬高的足底前部做背屈动作三次。

以上两法双侧交替进行。

手法第二步：健侧卧位。

（1）腰部推扳法：患肢在上，呈屈曲位；健肢在下，呈微屈位。术者在患者身后，双手扶持患者臀部，助手在患者身前，双手扶持肩胸部，二人协同向相反方向做推和扳的动作，使患者腰部获得充分旋转活动。推和扳要重复三次。

（2）患侧腰髋引伸法：术者拇指用力按压于患者腰椎旁压痛点。另一手握持患者大腿下端，将小腿置于术者肘关节上部，将患肢外展40°，拉向后方，使腰髋过伸30°左右。此时配合拇指在上述部位作顿挫性按压，随之做屈膝屈髋活动，如此交替进行，重复三次。

手法第三步：俯卧位。

（1）对抗牵伸法：同仰卧牵伸法。当牵伸时，术者在患者腰部痛点上，做揉、按、压等手法。此法重复三次。

（2）双侧腰髋引伸法：助手将患者两下肢抬高45°，做椭圆形晃动，术者双手拇指按压腰部压痛点，做弹性顿挫性按压。此手法一次即可。

（3）单侧腰髋引伸法：术者一手拇指用力按压于腰椎旁压痛点，另一手握持患肢，抬高到腰髋过伸状态，并做髋关节回旋动作，左右交替施行各三次。

4. 术后处理

（1）术后，患者立即卧床，嘱在4小时内不准翻身活动，4小时后可以翻身，但不能坐起或离床活动。卧床5日后，可逐步做有规律的腰背肌锻炼（在医护人员指导下进行）。

（2）离床后做石膏腰围固定1个月，拆除石膏后，继续加强腰背肌锻炼，可随时扎宽腰带，或带宽腰围子保护，以巩固疗效和防止再损伤。

（3）术后一个月以后观察疗效不显著，可重复施行推拿术。

【按语】治疗腰椎间盘突出症的"二步十法"和"三步八法"，虽都治疗同样疾病，但在具体的应用上，却又各不相同。"二步十法"，手法轻，勿须麻醉，仅术者一人（或用一助手协同），多次手法完成治疗，可应用于各类腰椎间盘突出症，若能按手法要求，分步骤、依次循序进行，其疗效多能满意。而"三步八法"，手法重，在麻醉下，须助手多人协同操作，一次手法完成治疗，对病势急，病情重，尤为适宜。但对病史长，经久治不愈，证明神经根已粘连者，疗效亦佳。不过对中央型腰椎间盘突出症是在禁忌之列。

"三步八法"的整个操作与"二步十法"的后五个手法的作用基本相仿，不过其手法较重，着力较强，对分离粘连和受压的神经根作用较大，同时第四手法使上下两椎体互相旋转扭错，使突出物带回原位或变小，可一次完成。而第七、八与第五种手法意义相同，不过患者的卧位不同，使脊椎间隙拉宽的程度及方向也不同，总的目的是使脊椎间隙前宽后窄，将还纳的椎间盘进一步移向前方，加强回缩效果。所以通过以上推拿手法后，患者大部分能伸腿平卧，腿痛或下肢感觉障碍解除或恢复正常。即使病程较长的病例，多数也能取得上述效果。于此可见，上举两法之效应，都很理想，临证可随机选用。

三、一牵三扳法治疗腰椎小关节紊乱症

1. 术前准备

患者俯卧与治疗床上，术者立于患者的足侧。或用一助手站在患者头上，拉着患者两腋部，做与术者行对抗牵伸。

2. 手法

（1）一牵法：患者仰卧位，术者立于患者足侧，以双手握住患者双踝上，把双腿提起，使腰部后伸，缓缓用力牵伸（与助手行对抗牵伸），重复3次。

（2）三扳法具体如下所述。

一扳：仰卧位。

1）扳肩压腰法。术者一手以掌根按压患者第4～5腰椎，一手将肩扳起，与压腰的手交错用力。对侧再做一次。

2）扳腿压腰法。术者一手以掌根按压患者第3～4腰椎，一手将一侧大腿外展抬起，与压腰的手上下交错用力，对侧再做一次。

3）双髋引伸压腰法。术者一手以掌根按压患者第 3～4 腰椎，一手与前臂同时将双腿太高，前后左右摇摆数圈，然后上抬双腿，下压腰部，双手交错用力。

二扳：侧卧位。

1）腰部推扳法。患肢在上屈曲，健肢在下伸直，术者立其背后，双手扶持患者臀部，助手在前，双手扶持其胸背部，二人协同向相反方向推和扳，使患者腰部获得充分的旋转活动。此法重复 3 次。

2）单髋引伸压腰法。术者一手用力按压患者腰部，一手握持患者大腿下端，并外展 40°向后方位，使腰髋过伸 30°左右，然后再做屈膝、屈髋动作。如此交替进行，重复 3 次。

三扳：仰卧位。

患者屈髋屈膝，术者双手握其双膝，过屈贴近胸前，先做左右旋转活动，然活推动双膝，使腰及髋、膝过度屈曲，反复数次。

术后让患者卧床休息 30 分钟再活动。

【按语】腰椎小关节紊乱症，又称"腰椎后关节微移位"、"腰椎后关节炎"、"腰椎后关节滑膜嵌顿"，中医多称为"腰椎小关节错缝"、"弹背"、"闪腰"等。其是指由于外力的作用，使腰椎小关节位置发生轻微改变，固定于某一特殊位置，并伴有腰部剧烈疼痛，活动障碍者。

以前人们对该病的认识不足，大多以急性腰扭伤命名。随着医学的发展，人们认识的提高，现在已将其与急性腰肌扭伤区别开来，并独立命名。最近有人认为，关节突关节错位与关节滑膜嵌顿是两种疾病。我们认为，小关节紊乱中几乎都伴有滑膜嵌顿，两者是一种疾病的两种病理变化。尤其在临床上很难加以区分，一般只要纠正了小关节的错位，滑膜嵌顿也就不复存在了，故似无区分的必要。

该病临床较常见，有人曾在某地区农村调查发现患病率高于 45%。多发生于青壮年，男多于女。发病与职业有密切关系，特别是久坐、久立、长期持重、固定体位性工作、习惯性姿势不良及需要腰部运动的职业，如运动员、店员、司机及机关干部等较多见。

治疗该病首选"一牵三扳"手法，往往取得很好疗效，多数患者在 1～3 次即可治愈。

四、点刺与揉滚推扳法治疗急性腰肌扭伤

1. 术前准备

患者取坐位、仰头、张口，术者发现患者上唇系带之粟米大小的硬结时，则选用三棱针 1 枚和 1 寸毫针 1 枚，常规消毒后施用。

2. 点刺法

先用三棱针将上唇系带之粟粒大小的硬结刺破。然后将上唇捏起，用毫针刺人中穴（针尖斜向上 45°）。重刺激，留针 30 分钟，每 10 分钟捻转 1 次。针刺后嘱患者深呼吸，活动腰部。往往针后立见功效。

3. 手法

揉法：术者单手张开虎口，拇指与中指分别置于两侧肾俞穴，轻轻颤动，逐渐用力。

滚法：术者用手背掌指关节的突出部，沿患者足太阳膀胱经的经线自上而下地滚动，至腰部时稍加力，直至下肢（患侧）足跟部，反复 3 次。

推法：术者以两手大鱼际自腰骶部中线向左右两侧分推。

扳法：分俯卧扳法和侧卧扳法两种，俯卧扳法又分扳腿法和扳肩法（详见"二步十法"插图）。

【按语】急性腰肌扭伤，俗称"闪腰岔气"，是腰痛中最常见疾病，多见于从事体力劳动者，或平素缺乏锻炼的人。其发病急，症状重，往往影响人们的正常生活、工作和生产劳动。所以对急性腰肌扭伤的诊断、治疗、预防，是腰痛防治的重点。早期治疗效果较好，否则会遗有长期腰痛，造成治疗困难的不良后果。

治疗该病首选刘柏龄"一针法"，即点刺"暴伤点"（配刺人中穴）治疗。这是刘老临床多年的实际经验，效果非常理想可靠。大凡急性腰肌扭伤患者，几乎都在上唇系带上出现"暴伤点"，该点位于督脉循行路线的尾端。《难经·二十八难》记载督为阳脉，起于前后二阴之间的会阴穴，上行合并脊柱之中，继而上行至风府穴入属于脑，又经过头顶的百会穴，由鼻柱之中间至上齿龈之"龈交穴"而出。"暴伤点"的出现，可能是由于腰肌扭伤后，行于腰部正中的督脉经气受到损伤。督脉总督一身之阳经，为"阳脉之海"，阳经受损，均可反映于督脉。经络受损，经气不利，影响气血的运行，循督脉上行传至唇系带（龈交穴）遂现"经结"即"暴伤点"。这种认识是否确切，有待进一步深入探讨。

点刺"暴伤点"有活血祛瘀、行气止痛之效，符合《内经》"苑陈则除之"的治疗原则。另外《灵枢·终始》有"病在上者，高取之"，《玉龙歌》曰："脊背强痛泻人中，挫闪腰痛亦可针。"故配合针刺"人中穴"亦增强疗效，而"人中穴"亦督脉之络也。如此，可以激发督脉之经气，并借以调节诸阳之气，使气血流畅，从而改善损伤局部的气血瘀滞状态，达到"通则不痛"的疗伤止痛目的。

治疗后，适当地卧床休息很重要，一则损伤组织的修复需要一定时间，二则可以防止日后复发或后遗慢性腰痛。该方法操作简单，见效快，治愈率高，患者易于接受，值得推广。

五、理筋八法治疗慢性腰肌劳损

1. 术前准备

患者俯卧于治疗床上，充分放松腰部肌肉，术者立于患者俯卧位的左侧，以便于施术。

2. 手法

采用理筋八法。

按法：患者俯卧位，术者站其身旁（俯卧位左侧），以右手掌根置于患者腰背部，沿脊柱即督脉及两旁之足太阳膀胱经经线，自上而下按压至腰骶部，反复数次。

揉法：术者单手虎口张开，拇指与中指分别置于患者两侧肾俞穴，轻轻颤动，逐渐用力。

推法：术者以两手大鱼际，自脊柱中线（背及腰部）向两侧分推。

滚法：术者用手背或掌指关节的突出部，着于患者的皮肤上，沿背部足太阳膀胱经两条经线及督脉，自上而下的滚动，直至腰骶部。

劈法：术者双手小鱼际劈打患者背部。

击法：术者用双手十个指头指端叩击患者腰背部。

摇法：术者将双手掌置于患者腰臀部，推患者身躯，使之左右摇动。

晃法：患者取仰卧位，屈髋屈膝，术者双手握住其双膝，并屈膝贴近胸前，做环转摇晃。

【按语】腰部劳损系指腰部积累性的肌肉、筋膜、韧带、骨与关节等组织的慢性损伤，是引起慢性腰痛的常见病。从症状上看，它与腰纤维炽炎等病相似，但在发病机制方面，有所区别。因对生活和劳动生产影响较大，故应积极进行预防和治疗。能够引起该病的原因很多，如长期从事持续性弯腰劳动，以及长期的腰部姿势不良，引起腰背肌肉、筋膜、韧带劳损，或有慢性撕裂伤，以致瘀血凝滞，痹阻太阳经脉而腰痛；另如腰部急性扭挫伤之后，未能获得及时而有效的治疗，迁延而成慢性腰痛；平素体虚，肾气不足，感受风寒湿邪，致气血运行不畅，腰肌拘挛，不得舒展，而现慢性腰痛；腰骶部骨骼有先天性变异和解剖缺陷，常为腰部慢性劳损的内在因素。如腰椎骶化、骶椎腰化、骶椎隐裂、游离棘突等，都可引起肌肉的起止点随之发生异常，或该部慢性扭捩而造成劳损。

六、推滚揉捻挑刺法治疗第三腰椎横突综合征

1. 术前准备

患者俯卧在按摩床，术者立其俯卧位的左侧，先以右手掌根按摩患者的腰部（以第三腰椎为中心）以松解腰部的紧张肌肉，缓解疼痛，便于施术。

2. 手法

在按摩的基础上，术者于患者腰部（第三腰椎为中心）施行分推法和滚法，然后将拇指按在第三腰椎横突的顶端，用揉、捻法。揉捻的时间宜长些。最后在腰部（第三腰椎为中心）再行浅度按摩法，逐渐进行深度按摩法，使腰部肌肉充分放松。

3. 挑刺

局部常规消毒，于第三腰椎横突纤维性硬结处，用三棱针挑刺，以挑破表皮、挑断部分肌纤维为度。每周1次，最多3次。

【按语】第三腰椎横突综合征，又称"第三腰椎横突周围炎"、"腰三横突滑囊炎"、"第三腰椎横突痛"等，是以第三腰椎横突部位明显压痛为特征的腰部损伤性疾患。以前对该病的认识不足，多笼统归于"慢性腰痛"、"腰肌纤维组织炎"及"风湿病"等疾病。该病好发于从事体力劳动的青壮年，多有轻重不等的腰部外伤史。缘由腰三是腰椎生理前凸的顶点，居于五个腰椎之中，是腰椎前屈后伸、左右旋转时的活动枢纽。腰三横突最长，故所受杠杆作用最大，附于其上的韧带、肌肉、筋膜、腱膜所承受的应力最大，故最易于损伤。

该病应注意与腰椎间盘突出症，以及急慢性腰肌扭伤等相鉴别：①腰三横突综合征的疼痛特点是持续的；②急性损伤者，疼痛可放射至臀、腿部，但一般不超过膝关节；③症状可不因腹压增高（如咳嗽、喷嚏等）而加重；④腰三横突端有明显压痛点，有的可触及活动的肌肉痉挛结节；⑤X线片检查：腰三横突过长，左右不对称。

对该病的治疗，首选手法，对其纤维硬结，可采用挑刺法，以舒散筋结，缓解痉挛，宣通经气，活血散瘀其患可愈。

七、按揉弹拨法治疗臀上皮神经综合征

1. 术前准备

患者俯卧于按摩床上，术者立于患者俯卧位的左侧，先于腰臀部施行轻度按摩法，使其放松紧张的肌肉，以便于施术。

2. 手法

术者用掌根于患者痛点处，行按揉法（由浅及深）3~5分钟后，拿捏臀部条索状物。然后用双拇指顺臀中肌纤维方向，向下推压3~5分钟，并弹拨之。继而点揉腰臀部痛点及承扶、委中穴，最后在患侧腰及下肢后侧施行滚法3~5分钟，结束治疗。每日1次，7次为1个疗程，效果较显著。

【按语】臀上皮神经综合征，亦称"臀上皮神经嵌压症"、"臀上皮神经损伤"、"臀上皮神经炎"、"臀上皮神经痛"、"臀上神经综合征"及"臀上皮神经长压综合征"等。其是以一侧腰臀部疼痛为主要症状的急慢性损伤性疾患，在腰腿痛疾患中颇为多见，国内有资料报告在腰部急性软组织损伤中，该病占40%~60%，青壮年发病率最高，病程长短不一，急性损伤较多见。该病属中医学中的"筋伤"、"筋出槽"等范畴。

一般认为，臀上皮神经由$L_{1~3}$脊神经后支的外侧支构成。有的学者认为，臀上皮神经可来自T_{12}~L_4神经后支的外侧支，并且各腰神经后支的外侧支间均有吻合。

臀上皮神经行程较长，穿行于肌肉、筋膜及骨纤维性骨之中，全程有6个固定点：①出孔点，从椎间孔发出后穿出骨纤维管处；②横突点，即行经横突的背面和上面时被纤维束固定的部分；③入肌点，即该神经进入骶棘肌处；④出肌点，即穿出骶棘肌处；⑤出筋膜点，即走出深筋膜并穿行皮下浅筋膜层处；⑥入臀点，即走经皮下跨越髂嵴进入臀部的部分。当腰部伸屈、旋转活动时，由于该神经较为固定，故容易受到牵拉，特别是在入臀点处，要通过浅表的骨纤维管道，腰部活动时此段神经移动幅度较大，易致劳损、变性和增生，以致整个神经干变粗，从而影响其在骨纤维管中的活动。

臀部的软组织外伤、出血、水肿致骨纤维管道发生炎性改变，也可压迫该神经。髋骨部位的各种手术，可影响该神经的正常解剖关系，故手术时宜注意保护。有人认为，臀上皮神经综合征患者，大多数髂骨发育有缺陷，站立或端坐时髂嵴下方内凹明显，向前弯腰或身体旋转时，有一分力促使臀上皮神经与其下剥离，不利于平复，易在外力作用下发病。

该病的临床表现：腰臀部尤其是臀部刺痛、酸痛或撕裂样疼痛；急性期疼痛剧烈，弯腰起坐均感困难；臀部髂嵴下4~5cm和距后正中线外13~14cm范围内有明显的局限性压痛点，常可触摸到条索状物或小结节，深压时可有下肢的疼痛或酸胀感，其放射痛多不过膝。

该病应注意与腰椎间盘突出症、腰椎管狭窄症、腰椎小关节紊乱症、第三腰椎横突综合征、梨状肌综合征及髂骨肿瘤等相鉴别。

中医学将该病归属于"筋痹"的范围，筋伤血瘀、经络不通，复感风寒湿等外邪，致筋失所养，从而出现筋脉拘挛，"筋有弛纵、翻转离合"的各种症状。故其治，首选"按揉弹拨"手法，以疏散筋结，理顺筋络，活血化瘀，其病可愈。或配用中药，急性期宜用"复元活血汤"加减；慢性期则用"六味地黄"合"桃红四物汤"治之。

八、分筋弹拨深压抒顺法治疗梨状肌综合征

1. 术前准备

患者俯卧于按摩床上，使其肌肉充分放松（可在臀部痛点处行轻度按揉法）。术者立于患者俯卧位的左侧，便于施术。

2. 手法

术者用拇指按压梨状肌肌腹，继之用分筋法沿与梨状肌纤维垂直的方向来回拨动。必须注意：

拇指按压时不能只在皮肤上揉擦，而是要用力深压，使其力量透过皮肤、皮下组织、臀大肌，直接作用于梨状肌。然后再顺梨状肌纤维走行方向施行捋顺手法，最后再按压梨状肌。目的是分离粘连，解除痉挛，促进血液循环，使梨状肌恢复正常功能。

【按语】由于梨状肌病变刺激或压迫坐骨神经而引起臀腿疼痛者，称为梨状肌综合征，或梨状肌损伤综合征。

1928年Yoeman报道坐骨神经痛与梨状肌有关；1937年Freibrg曾作梨状肌切断术治疗不明原因的坐骨神经痛，12例中10例有效。自20世纪70年代以来，我国医务工作者开展了以手法为主的中医疗法，总有效率达98.7%，对其发病机制有了更进一步的认识。

髋部突然扭闪，久站久蹲及感受风寒等，都可使梨状肌受损。损伤后，发生充血、水肿、痉挛、肥大、增生甚至挛缩，刺激或压迫坐骨神经而出现臀腿痛。有人报道当骶髂关节和髋关节有病变或骨盆底横膈肌病变时，可累及梨状肌。还有人报道在髋关节炎及人工髋关节手术后也可导致梨状肌综合征。

梨状肌下孔受压机会较多，故可累及臀下神经及阴部神经，出现臀肌萎缩及会阴部不适等相应症状。

一般临床表现：臀部疼痛、酸胀、发沉，多伴有下肢放射痛，偶有小腿外侧麻木；重者臀部有"刀割样"或"烧灼样"疼痛，双下肢屈曲、大小便或咳嗽时患者自觉下肢窜痛；自觉患肢变短，走路跛行，或间歇性跛行；腰臀部疼痛可向小腹部及小腿后侧扩散，会阴部不适或阴囊、睾丸抽痛，阳事不举；梨状肌部位可触及钝厚的条索状物，且有明显压痛，或见臀肌萎缩；直腿抬高60°以前受限，疼痛明显，超过60°疼痛反而减轻；梨状肌张力试验阳性，即患者平卧位，内收、屈曲、内旋髋关节时疼痛加重，又称Tbiele试验。

该病应注意与腰椎间盘突出症、腰椎小关节紊乱症、臀上皮神经综合征等相鉴别。

治疗该病首选中医推拿手法，将可取得较显著疗效。若臀部疼痛剧烈，行走困难的急性期患者，乃气血瘀滞，经络不通，宜配用活血化瘀、行气止痛药，如桃红四物汤加川牛膝、没药、延胡索、青皮、苏木等；若久病体虚、气血不足，其疼痛较缓和，可有臀肌萎缩、患肢麻木、乏力等慢性期症状。宜配用补养气血、活血舒筋中药，如养血壮筋汤等。

第二节 临床经验方精选

一、骨质增生丸

【处方】熟地黄300g，淫羊藿200g，鹿衔草200g，骨碎补200g，肉苁蓉200g，鸡血藤200g，莱菔子100g。制成浓缩丸（每丸2.5g）。

【功能】补益肝肾，强筋健骨，活血止痛。

【主治】肥大性脊柱病、颈椎病、足跟痛、增生性骨关节病，大骨节病等。

【用法】每次服2丸，每日3次。

【禁忌】孕妇忌服。

【方解】方中以熟地黄为君，取其补肾中之阴（填充物质基础），臣药淫羊藿兴肾中之阳（生化功能动力）及肉苁蓉入肾充髓，骨碎补、鹿衔草补骨镇痛；再加入佐药鸡血藤配合骨碎补等诸药，在补益肝肾、益精填髓的基础上，进一步通畅经络，行气活血，不仅能增强健骨舒筋的作用，而且可收到"通则不痛"的功效；使以莱菔子之健胃消食理气，以防补而滋腻之弊。

【药理作用】动物实验结果表明：①该复方及单味药熟地黄和肉苁蓉具有抑制炎性肉芽囊的增生和渗出作用；②有一定的镇痛效应；③其抑制增生的作用，可能是由于刺激垂体–肾上腺皮质系统释放肾上腺糖皮质激素的结果。

【应用情况】从20世纪60年代开始应用于临床至70年代末治疗各类骨质增生病34 571例（其中包括131例地方性大骨节病患者），收到较满意的效果。系统观察的1181例患者，总有效率94.3%，可以证明该药的临床疗效是很高的，并且深受广大患者的欢迎。

二、壮骨伸筋胶囊

【处方】熟地黄100g，淫羊藿83g，鹿衔草83g，骨碎补（炙）66g，肉苁蓉66g，鸡血藤66g，赤人参66g，延胡索（醋炙）100g，茯苓33g，葛根33g，威灵仙33g，麻黄33g，豨莶草33g，姜黄33g，桂枝33g，山楂33g，洋金花6.6g。制成1000粒（每粒装0.3g）。

【功能】补益肝肾，强筋健骨，活血化瘀，通络止痛。

【主治】颈椎病、腰椎间盘突出、腰椎管狭窄症、骨质疏松，以及增生性（退行性）骨关节病等。

【用法】每次6粒，每日3次，口服。

【禁忌】孕妇及青光眼者忌服。

【方解】该方选用熟地黄以滋肾阴、淫羊藿以兴肾阳为方中之君药。合臣药肉苁蓉之入肾充髓，骨碎补、鹿衔草、延胡索补骨镇痛，再加入鸡血藤配合骨碎补等诸药，在补肾益精、滋肝舒筋的基础上，进一步通畅经络，行气活血。如此，君臣药力集中，不仅可补肾生髓，髓充则骨健，而且可养血滋肝，肝舒则筋展，于是改善由肝肾虚损所导致的筋骨退行性变而致的颈臂痛及腰腿痛等证。佐以威灵仙、豨莶草、麻黄、葛根、姜黄、桂枝等舒筋络、止痹痛之品，通十二经以利关节也。使人参、白茯苓之补气健脾，安神益智，目的有二：一可扶正，二可和调气血，因"气运乎血，血本随气以周流"（《杂病源流犀烛·跌仆闪挫源流》），虽所谓"痛无补法"，但与行散药相结合，可提高患者的抗病能力，促进医病的功效。方中洋金花少量，与诸药偕行，其解痉、止痛之力尤著。更用生山楂之健胃消食理气，以防补而滋腻之弊，这是该方的特点所在。故该方药对颈肩臂痛、腰膝酸软疼痛不仅有良效，而且无不良反应，是一安全可靠，符合中医药理论的中药新药配方。

【药理作用】经动物实验证实，该品具有明显的镇痛消炎和抑制肿胀、活血化瘀的作用。

【应用情况】该方药临床应用已二十多年，疗效可靠，无任何不良反应。经系统观察的420例神经根型颈椎病之颈肩臂痛、手麻痛等总显效率为65.3%，总有效率为95.3%。

三、健骨宝胶囊

【处方】淫羊藿550g，熟地黄370g，鹿角霜277.5g，骨碎补277.5g，肉苁蓉277.5g，龟甲277.5g，生黄芪277.5g，生牡蛎277.5g，鹿衔草222g，鸡血藤222g，全当归222g，川杜仲222g，汉三七222g，广陈皮222g，淮山药222g，鹿角胶（烊化）222g，莱菔子111g。制成1000粒（装胶囊，每粒0.5g）。

【功能】补肾健骨，益血舒筋，通络止痛。

【主治】骨质疏松、骨质增生、骨无菌性坏死等。

【用法】每次服6~8粒，每日3次。

【禁忌】孕妇慎服。

【方解】方中淫羊藿入肝肾经，补命门、兴肾阳、益精气，以"坚筋骨"也，主腰膝酸软无力，肢麻、痹痛，为君药；合臣药肉苁蓉、鹿角霜、鹿角胶之入肾充髓、补精，养血益阳，与君药相配伍，其强筋健骨之力益著；佐熟地黄、龟甲之滋阴益肾健骨，骨碎补、鹿衔草以入肾补骨镇痛，归芪补血，牡蛎、杜仲益气敛精，盖有形之血赖无形之气而生，故久病或年老体衰，气血不足，精少、力疲，骨痿筋弱者，由此将会获得很大裨益；加入鸡血藤、三七之活血补血，通经活络住痛，以收"通则不痛"之功。淮山药、陈皮、莱菔子理气健脾和胃，且可拮抗该方滋补药腻膈之弊，皆为佐使药。以上诸药相伍有补命门、壮肾阳、滋阴血、填精髓、通经络、坚筋骨之功效。

药理作用：动物实验结果表明：健骨宝胶囊药，能够明显减轻肾虚模型动物性器官和肾上腺重量减轻程度，并有增加动物的自主活动、抑制体重下降的作用。

【应用情况】该方药临床应用三十多年，疗效可靠，无任何不良反应。

四、颈痛胶丸

【处方】天麻100g，钩藤100g，葛根100g，血竭100g，儿茶25g，当归100g，乳香（炙）100g，没药（炙）100g，自然铜（煅）25g，川芎50g，白芷50g，半夏（制）50g，茯苓50g，桂枝50g，姜黄5g，砂仁50g，陈皮50g。制粉末（装胶囊，每粒0.3g）。

【功能】活血化瘀，平肝息风，清眩镇痛。

【主治】颈僵痛、肩臂痛、手足麻木，以及头痛、眩晕、恶心呕吐、耳鸣等症。

【用法】每次服6～8粒，每日3次。

【禁忌】孕妇及妇女月经期忌服。

【方解】方中以血竭之活血化瘀，散滞血诸痛为君药；配乳、没、自然铜之通十二经，散结气、通滞血、伸筋镇痛为臣药；天麻、钩藤、葛根、姜黄、桂枝、白芷平肝息风、解痉、清眩晕、止头痛、除项强、止耳鸣。归、芎与君臣诸药同用，不仅能补血活血，而且可行气开郁、止肢体麻痛，皆为佐药；使以陈、夏、苓、砂并儿茶之化痰生津，理脾和胃，固护中州。诸药君臣佐使相伍，共奏活血化瘀、解痉镇痛、清眩晕、止头痛、镇呃逆、除项强、解肢痛之功效。

【应用情况】该方药临床应用近三十年，疗效可靠，无任何不良反应。

五、舒 筋 片

【处方】马钱子（炙）80g，川乌（炙）60g，穿山龙60g，麻黄50g，桂枝50g，独活50g，千年健50g，地枫50g，当归50g，姜黄50g，豨莶草50g，络石藤50g，苍术50g，威灵仙50g，延胡索（醋制）50g，蜈蚣30条。制成片剂，0.3g/片。

【功能】舒筋活络，驱风散结，解痉止痛。

【主治】治筋络（软组织）伤痛，风寒湿邪侵注，关节挛痛，以及神经痛等证。

【用法】每次服6～8片，每日2～3次。

【禁忌】儿童须遵医嘱，孕妇忌服。

【方解】马钱子又名番木鳖，入肝、脾经，以其有"开通经络，透达关节之力"且能消肿散结、化瘀定痛，为方中之君药，合臣药川乌、穿山龙、麻黄、桂枝、独活、延胡索、蜈蚣以宣痹解痉住痛；配千年健、地枫、豨莶草、络石藤、威灵仙、苍术之祛风湿、通经络、除肢痛为佐药；当归虽为之使，以其有补血、活血、养血之力，与上述诸药相伍，其功甚著。故该方具有通经利节、驱风除湿、温经化瘀、宣痹止痛之功效。

【应用情况】该方药应用于临床近40年，对风湿骨痛，腰肢神经痛均有良好的治疗效果。

六、活　血　丸

【处方】血竭100g，红花100g，土鳖虫100g，三七100g，骨碎补100g，续断75g，苏木75g，五灵脂50g，蒲黄50g，地龙50g，赤芍50g，大黄50g，当归50g，木香50g，乳香（制）50g，没药（制）50g，马钱子（炙）25g，琥珀25g，朱砂15g，冰片5g，麝香3g。制成片剂，0.3g/片。

【功能】活血化瘀，消肿止痛。

【主治】治跌打损伤，初、中期瘀血肿胀，筋骨疼痛等证。

【用法】每次6~8片，每日3次。

【禁忌】儿童须遵医嘱，孕妇忌服。

【方解】方中血竭入心、肝经，专入血分，"散血滞诸痛"（《本草纲目》），红花亦入心、肝经，善"活血润燥，止痛散肿，通经"（《本草纲目》）为君药；合土鳖虫、三七、苏木、五灵脂、蒲黄、赤芍及乳香、没药等主血药，而且兼入气分，其辅君药活血化瘀、通经止痛之力益著，为臣药；骨碎补、续断、当归、地龙补肝肾、益气血、利关节，是为佐药；木香理气和中，大黄气味重浊，直降下行，走而不守，血瘀能化，血滞能散，血痛可止，合马钱子之开通经络、透达关节，琥珀、朱砂以安神益智，冰麝之通关开窍、活血散结，皆为使药。于是君臣佐使相互配伍，共奏活血化瘀、消肿止痛、舒筋展痹之功效。

【应用情况】该方药临床应用50年，疗效可靠，消肿止痛迅速，无不良反应。

七、接　骨　丹

【处方】血竭75g，黄瓜籽（炒）50g，三七50g，红花50g，土鳖虫50g，自然铜（煅）50g，方海50g，龙骨50g，骨碎补50g，续断50g，补骨脂50g，陈皮50g，硼砂25g，白及25g，儿茶25g，乳香25g，没药25g，琥珀25g，朱砂10g，冰片5g，麝香5g。按法炮制，研粉末，水泛小丸绿豆大，或制成片剂。

【功能】破瘀生新，接骨续筋。

【主治】骨折筋伤。

【用法】每次服5~7.5g，每日3次。

【禁忌】少儿须遵医嘱，孕妇忌服。

【方解】方中血竭入心、肝经，专入血分，"散血滞诸痛"，黄瓜籽主骨折筋伤，为君药；合三七、红花、土鳖虫、自然铜、方海（螃蟹）以活血化瘀、疗筋伤骨折，为臣药；骨碎补、续断、补骨脂、龙骨入肝、肾经，以补骨续筋，与君臣药相伍，其接骨续筋之力益著，是为佐药；硼砂、儿茶、白及化瘀生津止内出血有良效，益以乳没之通十二经分行气血而止痛，琥珀、朱砂以安神，冰麝之通关开窍皆为使药。于是君臣佐使诸药相伍，共奏接骨续筋之效。

【应用情况】该方药应用近50年，骨折愈合快，疗程短，优于同类接骨药。

八、风湿骨痛胶丸

【处方】榛蘑1500g，马钱子（制）100g，狗骨100g，乌蛇50g，蜈蚣30条，麻黄30g，桂枝30g，地枫30g，千年健30g，乳香（炙）30g，没药（炙）30g，羌活30g，独活30g，防风30g，牛膝30g，木瓜20g，杜仲20g，萆薢30g，甘草15g。制成蜜丸，9g/丸。

【功能】通经络，驱风湿，散寒痹，止疼痛。

【主治】风湿性关节炎、类风湿关节炎,神经痛等症。

【用法】每次服 1 丸,每日 2～3 次。

【禁忌】儿童须遵医嘱,孕妇忌服。

【方解】方中榛蘑、马钱子为君药,取其"开通经络,透达关节"、驱风化痰、强健筋骨之功;合狗骨、乌蛇、蜈蚣及麻桂、二活、地枫、千年健、防风、萆薢祛风湿、逐寒邪、温经络、强筋骨、止痹痛,为臣药;用乳、没以通十二经解痉镇痛,杜仲、牛膝、木瓜、桂枝等引经药偕诸药直达病所也,是为佐药;使甘草以调和诸药,共奏奇功。

【应用情况】该方药于 20 世纪 70 年代应用于临床,对大量风湿性关节炎、类风湿关节炎疗效较满意;对部分神经痛患者亦有良效。

九、伤湿止痛丸

【处方】薏苡仁 1000g,苍术 500g,防己 500g,土茯苓 500g,鸡血藤 350g,红花 350g,桃仁 250g,豨莶草 250g,泽泻 250g,山慈菇 250g,黄柏 250g,生石膏 250g,茜草 250g。研面,水泛小丸绿豆大,青黛为衣。

【功能】清热利湿,通经散结,化瘀止痛。

【主治】静脉炎、滑膜炎、类风湿关节炎初期、风湿热及结节性红斑等症。

【用法】每次服 5～7.5g,每日服 3 次。

【禁忌】儿童须遵医嘱,孕妇忌服。

【方解】方中以薏苡仁之渗湿、健脾、除痹,"解筋急拘挛,不可伸屈",为君药;苍术、防己、土茯苓、泽泻为臣药,化湿、通络、除痹之力益著;鸡血藤、桃仁、茜草、豨莶草养血、补血、活血化瘀、通经络、祛风湿,进一步化解经络阻遏之虞,为佐药;山慈菇能行肢体脉络,消坚散结,合石膏、黄柏以凉血化斑,此其妙用之处,为使药。上述诸药相互配伍,共奏活血化瘀、渗湿通络、散结止痛之效。

【应用情况】该方药临床应用三十余年,对滑膜炎、静脉炎、风湿热等效果甚佳,类风湿关节炎早期有热者亦有良效。

十、消 肿 膏

【处方】五灵脂 500g,穿山甲(炮)150g,红花 100g,山栀子 100g,乳香 100g,没药 100g,大黄 100g,桃仁 100g,合欢皮 100g。研面,炼蜂蜜调膏外用。

【功能】活血化瘀,消肿止痛,舒筋散结。

【主治】跌打损伤,红肿热痛等症。

【用法】调成 50% 软膏,涂布贴患处,24 小时更换。

【方解】方中五灵脂行血散瘀止痛为君药,伍臣药穿山甲(炮)、桃仁、红花以增强活血化瘀、消肿止痛之力;佐乳、没以通经镇痛;使大黄、山栀子、合欢皮,清热凉血解毒化瘀。上述诸药相伍,共奏活血化瘀、消肿止痛、舒筋散结之功效。

【应用情况】该方药应用于临床已四十余年,对跌打损伤、瘀血肿痛、青紫瘀斑难消,涂于损伤局部,消肿止痛迅速,疗效满意。

十一、熏洗 I 号

【处方】透骨草 150g,威灵仙 150g,急性子 100g,川椒 100g,海桐皮 100g,红花 100g,伸筋草

50g，骨碎补 50g，羌活 50g，独活 50g，防风 50g，生川乌 50g，生草乌 50g，木鳖子（去壳）25g，荆芥 25g，艾叶 25g，白芷 25g，细辛 25g，洋金花 25g，大青盐 25g。制成粗末装袋（每袋 100g）。

【功能】驱风散寒，舒筋壮骨，宣痹止痛。

【主治】陈伤瘀肿难消，风寒湿痹，关节挛痛等症。

【用法】将药袋放水盆内浸泡 1 小时后加热熬开后用于患处，先熏后洗，再用药袋熨熁患处。每次持续 1 小时以上，每日 2~3 次。每袋可用 2 日。

【禁忌】熏洗时避风冷。有破皮伤者勿用，此药不宜口服。

【方解】方中透骨草为祛风湿止痹痛之要药，威灵仙活血通经，疗骨关节疼痛，麻木不仁，风湿骨痛，为君药；合急性子、木鳖子以通经软坚，川椒、细辛、二乌、二活、防风、荆芥、艾叶温经散寒，通血脉、除痹痛、行肢节，为臣药；海桐皮、伸筋草、白芷、洋金花驱风邪、通经络、止疼痛，为佐药；使大青盐入血分，且能软坚祛瘀，并有渗透肌肤之功，骨碎补、红花善活血化瘀，与诸药相伍，通畅经络，使寒湿之邪得除，瘀遏之经络得解，拘挛之筋脉得舒，何患而不除也。

十二、熏洗 II 号

【处方】透骨草 250g，威灵仙 250g，急性子 250g，乌梅 250g，生山楂 500g，伸筋草 150g，防风 100g，三棱 100g，骨碎补 100g，红花 100g，莪术 100g，白芷 100g，白芥子 50g，皂角 50g，麻黄 75g，马钱子（制）75g。制成粗末装袋（每袋 100g）。

【功能】化瘀散结，舒筋展痹。

【主治】骨刺作痛，关节挛痛，组织硬化，腱鞘炎等症。

【用法】将药袋放水盆内浸泡 1 小时，然后加热熬开，于患处先熏后洗，再用药袋熨熁患处，每次持续 1 小时以上，每日 2~3 次。每袋可用 2 日。

【禁忌】熏洗时避风冷，皮肉破损者勿用，此药不宜口服。

【方解】方中透骨草为祛风湿止痹痛之要药，威灵仙活血通经，疗骨关节疼痛、麻木不仁、风湿骨痛，为君药；合急性子、生山楂、乌梅、三棱、莪术之活血化瘀、软坚散结，为臣药；伸筋草、麻黄、防风、白芷祛风湿、通经络、止疼痛，为佐药；骨碎补、红花活血通经，皂角、白芥子祛痰消癥、利气散结，益以马钱子之开通经络、透达肢节，为使药。上述诸药相互配伍，共奏活血化瘀、消癥散结、舒筋展痹之功效。

【应用情况】该方药临床应用三十余年，疗效满意，无不良反应，安全可靠。

十三、壮骨伸筋丹

【处方】熟地黄 75g，狗脊 50g，杜仲 50g，骨碎补 50g，鹿衔草 50g，地龙 50g，桑寄生 50g，独活 25g，羌活 25g，制乳香 25g，制没药 25g，无名异 25g，麻黄 20g，桂枝 20g，红花 20g，土鳖虫 20g，炙马钱子 20g，煅自然铜 20g，牛膝 20g，香附 20g。共为细末，炼蜜为丸，10g/丸。

【功能】补肾壮腰，活血通经，舒筋健骨。

【主治】腰椎间盘突出症、腰扭伤等。

【用法】每次 1 丸，日 3 次，白开水送下。

【禁忌】孕妇忌服。

十四、通督活络丸

【处方】鹿角霜 50g，鹿衔草 50g，狗脊 50g，杜仲 50g，当归 50g，黄芪 50g，牛膝 50g，丹参 50g，地龙 50g，五加皮 30g，骨碎补 30g，三七 30g，乌药 30g，天麻 25g，乌蛇 25g，泽泻 25g，延胡索 25g，没药 25g，红花 25g。共为细末，炼蜜为丸，10g/丸。

【功能】通督活络，壮腰健肾。

【主治】腰椎管狭窄症、慢性腰部劳损等症。

【用法】每次 1 丸，日 3 次，白开水送下。

【禁忌】孕妇忌服。

十五、土　龙　散

【处方】地龙 50g，白花蛇 50g，土鳖虫 25g，僵蚕 25g，豨莶草 25g，鸡血藤 25g，蜈蚣 15 条，曼佗罗花 10g，共为极细末。

【功能】祛风散寒，温经止痛。

【主治】类风湿关节炎、风湿症、神经痛等症。

【用法】每次服 2.5g，日服 2~3 次。

十六、骨 结 核 散

【处方】蜈蚣 40 条，土鳖虫 50g，全蝎 50g，守宫 50 条，百部 30g，川贝母 30g，甲珠 30g，乳香 30g，没药 30g，骨碎补 30g，露蜂房（炒黑）30g，三七 10g。共为极细末。

【功能】解毒消肿，抗痨。

【主治】骨关节结核，可长期服用至病愈。

【用法】成人服 5g，日服 2 次，或用黄芪 50g 煎汤冲服。

十七、骨 结 核 膏

【处方】露蜂房（炒黑）300g，紫荆皮（炒）200g，重楼 200g，香附 200g，文术 200g，三棱 200g，南星 150g，山慈菇 150g，黄药子 150g，百部 150g。共为细末。

【功能】解毒消肿，散结软坚。

【主治】骨关节结核，滑膜结核等。

【用法】炼蜜调膏敷患处，日换 1 次。

十八、骨　痨　丸

【处方】熟地黄 250g，土鳖虫 150g，鳖甲 150g，山慈菇 150g，当归 50g，陈皮 30g，白芥子 50g，肉桂 50g，麻黄 50g，炮姜 50g，附子 50g，守宫 10 条，甘草 30g，鹿角胶（烊化）200g。共为细末，炼蜜为丸，10g/丸。

【功能】温阳散寒，化瘀软坚。

【主治】骨关节结核初中期。

【用法】每次服 1～2 丸，日服 2～3 次。

十九、骨 结 核 丸

【处方】百部 100g，熟地黄 100g，当归 75g，鹿角胶（烊化）75g，人参 30g，白术 30g，甘草 30g，肉桂 30g，生龙骨 50g，丹参 50g，麦芽 50g，守宫 50 条，陈皮 30g。共为细末，炼蜜为丸，10g/丸。

【功能】益肾抗痨，化瘀散结。

【主治】骨关节结核。

【用法】每次服 1～2 丸，日服 2～3 次。

二十、化瘀止痛膏

【处方】香油 1000g，黄丹 200g，血竭（研）50g，五灵脂（研）50g，乳香（炙研）30g，没药（炙研）30g，紫荆皮 100g，独活 50g，赤芍 50g，南星 50g，白芷 50g，石菖蒲 50g，川乌 50g，草乌 50g，香附 50g，红花 50g，土木鳖（去壳）50g，合欢皮 50g，大黄 50g。

【功能】活血化瘀，消肿止痛。

【主治】跌打损伤，骨折筋伤等症。

【用法】先将紫荆皮等 13 味草药浸入香油内泡 3 日，慢火熬起青烟，将渣滤清，再将油熬开，徐徐放入黄丹等细药，熬至滴水成珠，离火放冷出火毒后可用。临用时摊白布上贴患处。

二十一、千 锤 膏

【处方】松香 300g，杏仁（去皮）10 个，土鳖虫（去壳）10 个，黄丹 10g，血竭（研）10g，制乳香（研）10g，制没药（研）10g，铜绿（研）10g，冰片（研）3g，轻粉（研）3g，蓖麻仁（去壳）50g。

【功能】活血化瘀，消肿止痛，解毒散结，生肌收口。

【主治】疔疮、瘰疬、无名肿毒等症。

【用法】先将土木鳖、杏仁捣碎，再同蓖麻仁同捣如泥，边捣边加入松香细粉，逐渐加黄丹、血竭等细粉，捣千锤如膏。将膏制成小块，涂上滑石粉。用时捏一小块摊白布上贴患处。

二十二、红 油 膏

【处方】香油 1000g，白腊 100g，当归 100g，生地黄 100g，忍冬藤 75g，甘草 60g，白芷 30g，紫草 30g，制乳香（研）30g，制没药（研）30g，儿茶（研）30g，大黄 30g，血竭（研）30g，轻粉（研）10g，冰片（研）5g。

【功能】活血化瘀，祛腐生肌，解毒止痛。

【主治】汤烫火伤，皮肉烂痛，以及诸般溃疡，久不收口等症。

【用法】先用 500g 油将紫草单味浸泡 1 日。另 500g 油将当归、生地黄、忍冬藤、甘草、白芷、大黄等浸泡 1 日后，先用油熬紫草 1 味，至优呈紫红色，草枯再过滤干净，后将另 500g 油与浸泡的草药一起熬药枯为止，然后加药粉，搅匀，入白腊再搅。稍凉加入冰片细粉搅匀，待凉成膏可用。

附录　天池骨伤流派常用药

中药是治病的重要武器，历代医家经过长期的医疗实践，积累了丰富的用药经验，值得我们继承发扬。现结合刘柏龄教授临床经验介绍 25 味治疗骨伤骨病有较好疗效的常用中药。大体分为 5 类：①解表类：麻黄、桂枝、羌活、葛根。②祛风湿类：独活、桑枝、五加皮、威灵仙、豨莶草、伸筋草、桑寄生。③活血祛瘀类：鸡血藤、牛膝、土鳖虫、泽兰、自然铜。④平肝息风类：天麻、牡蛎、蜈蚣。⑤补益类：熟地黄、狗脊、续断、杜仲、骨碎补、山茱萸。下面分别介绍这些药物的性味归经、功效、临床配伍应用及现代药理研究，重点介绍其在治疗骨伤骨病方面的应用价值。

第一节　解　表　类

一、麻　黄

【处方用名】 麻黄、净麻黄、炙麻黄、麻黄绒。

【性味归经】 辛、微苦，温，归肺、膀胱经。

【药物功效】 发汗解表，止咳平喘，利水消肿。

【临床应用】 该品善散肺与膀胱经风寒。脊柱疾病用麻黄，取其轻扬之性，能使肌肉间郁积之邪透达皮外。常作为佐使药用于治疗脊柱退行性变、颈腰部急性扭挫伤瘀肿疼痛等的方剂之中。常用量为 5～10g。

（1）用于腰椎管狭窄症，配鸡血藤、骨碎补、杜仲、鹿角霜、地龙、狗脊、苏木、独活、乳香、没药、天麻等。即通督壮腰汤（刘氏经验方）。

（2）用于肥大性脊柱炎，配熟地黄、淫羊藿、肉苁蓉、杜仲、骨碎补、鹿衔草、鸡血藤等。

（3）用于瘀血阻滞之腰腿痛，配儿茶、血竭、没药、乳香、穿山甲、土鳖虫、红花、地龙。

（4）用于膝关节滑膜炎，配黄柏、苍术、薏苡仁、赤芍、鸡血藤、威灵仙、虎杖、牛膝。

（5）用于腰部损伤中后期，配杜仲、狗脊、肉桂、熟地黄、白芍、菟丝子、牛膝、泽兰、续断、丝瓜络等。

（6）用于类风湿关节炎，遇寒加重者，配五加皮、制川乌、桂枝、防风、青风藤、鸡血藤、细辛等。

【现代研究】 麻黄碱不能诱发出汗，但当人处于高温的环境时能增加其发汗量，其作用可能是中枢性的；麻黄碱有松弛支气管平滑肌，解除支气管痉挛而平喘的作用；D-伪麻黄碱有明显的利尿作用；麻黄水提取物及乙醇提取物能抑制过敏介质的释放，但无抗组胺的作用；麻黄碱对骨骼肌有抗疲劳作用，且可用于重症肌无力的治疗；麻黄碱能兴奋大脑皮质和皮质下中枢，引起精神兴奋、失眠等症状；麻黄挥发油乳剂有解热作用，对流感病毒亦有明显的抑制作用。

二、桂　　枝

【处方用名】桂枝、嫩桂枝、桂枝尖。

【性味归经】辛、甘、温，归心、肺、膀胱经。

【药物功效】发汗解肌，温经通脉，助阳化气，平降冲逆。

【临床应用】该品主入心、肺、膀胱经，兼走脾、肝、肾经。桂枝辛散，温通经脉，活血散寒，横通肢节，上可用治胸阳不振，心脉痹阻，胸痹绞痛；中可用治脾胃虚寒；下可用治妇女血寒经闭及癥瘕腹痛。常用量为 3～10g。外感热病、阴虚火旺、血热妄行的出血证均当忌用。

（1）用于风寒湿痹、肩背肢节酸痛，配附子、姜黄、羌活、桑枝等。

（2）用于颈部扭伤而兼风寒侵袭者，配麻黄、白芍、葛根、甘草、生姜、大枣，水煎服，并用药渣湿热敷颈部。

（3）用于腰膝酸痛、肢体无力，配杜仲、牛膝、木瓜、鱼鳔，先将鱼鳔土炒成珠后，与诸药共研为末服。

（4）用于坐骨神经痛，配豨莶草、牛膝、地龙、赤芍等。

【现代研究】桂皮油能使血管扩张，调整血液循环，使血液流向体表，有利于散热和发汗，故有解热作用。桂枝水煎剂有抗菌、抗病毒作用。桂枝醛有镇静作用，可增强环巴比妥钠的催眠作用，有镇痛及利尿作用。另外，桂枝还有抗过敏和健胃作用。

三、羌　　活

【处方用名】羌活、川羌活、西羌活。

【性味归经】辛、苦、温，桂膀胱、肾经。

【药物功效】解表散寒，祛风胜湿，通利关节，蠲痹止痛。

【临床应用】该品辛温，上升发表，气雄而散，主散太阳经肌表游风及寒湿之邪。对外感风寒湿邪引起的项背强痛、关节疼痛诸症，皆可应用。而尤适用于上半身肌肉关节风湿痛或腰背部肌肉自觉畏冷挛缩者。与桂枝相比，该品长于散头颈脊背风寒，桂枝善于散四肢风寒。常用量为3～10g。

（1）用于肩背臂痛，配天仙藤、姜黄、桂枝。

（2）用于全身肢节疼痛、二便不利，配当归、独活、粉防己、车前子、大黄、枳实等。

（3）用于筋骨损伤、发热体痛，配独活、当归、川芎、防风、续断、牡丹皮、桃仁、生地黄、乳香、黄芩、柴胡。

（4）用于历节风痛、关节疼痛，配独活、松节、秦艽，各等份，酒煎。

【现代研究】羌活有抑制结核杆菌及真菌的作用，又有解热、发汗及镇痛作用。

四、葛　　根

【处方用名】葛根、粉葛根、干葛根、炜葛根。

【性味归经】甘、辛、凉，归脾、胃经。

【药物功效】解肌退热，透发麻疹，生津止渴，升阳止泻。

【临床应用】葛根在脊柱疾病的治疗中应用较多，各型颈椎病均可在辨证的基础上加入该品。近年来，以葛根为主治疗颈椎病的报道逐渐增多。葛根能发表解肌，升阳生津，祛风邪，尤对改善颈椎病之头晕头痛、项背强痛、耳鸣、肢麻疗效为佳。葛根单用或提炼葛根酮制成片剂（愈风宁心片）可以改善脑血液循环，扩张冠状动脉，用治高血压、颈项强痛、心绞痛及突发性耳聋有较好的疗效。常用量为 10~15g，可用至 30g。

【现代研究】葛根含大豆黄酮，有解痉作用，能对抗组胺及乙酰胆碱的作用。葛根有加热和轻微降血糖作用，能降血压并能增加心脑及管状血管流量。

第二节　祛风湿类

一、独　活

【处方用名】独活、川独活。

【性味归经】辛、苦、温，归肝、肾、膀胱经。

【药物功效】祛风除湿，舒筋活络，散寒止痛。

【临床应用】该品辛散苦燥温通，主入肾经，善祛风湿止痛，为治疗风寒湿痹的要药。凡风寒湿邪痹着肌肉关节者，无问新久，均可应用。对下半身风湿、腰腿疼痛、双足痿痹、不能行走者尤为适宜。该品与羌活均有祛风湿作用，但羌活善攻，透肌表之游风及上半身风寒湿邪，还有通经活络、强筋骨、辽痹痛之效。常用量为 10~15g。

（1）用于腰脊损伤后期，肝肾虚损之风寒湿痹、腰膝冷痛无力等，如独活寄生汤。

（2）用于坐骨神经痛、肩周炎、风湿关节炎，配羌活、全蝎、蜈蚣、三七、麻黄、白芍、威灵仙、红花、甘草等。

（3）用于腰椎管狭窄症属于风寒湿邪痹阻经络出现腰膝酸痛、下肢麻木，配桑寄生、秦艽、豨莶草、防风、粉防己、木瓜、杜仲、牛膝等。

【现代研究】独活具有抗关节炎、镇痛、镇静及催眠作用；能直接扩张血管、降低血压；同时有兴奋呼吸中枢的作用；对兔回肠及大鼠子宫均有解痉作用。

二、桑　枝

【处方用名】桑枝、嫩桑枝、炒桑枝。

【性味归经】苦、平，归肝经。

【药物功效】祛风通络，行水消肿。

【临床应用】该品通达四肢，祛风湿、通经络、利关节、舒痉挛、镇疼痛，不论风寒或湿热痹证均可应用。尤以肩臂关节拘挛疼痛用之为佳。《本草纲目》"利关节，除风寒湿痹诸痛"。常用量为 15~30g，大量可用至 60g。

（1）用于腰部损伤初期，积瘀肿痛；或兼小便不利，配赤芍、当归、续断、白木通、秦艽、延胡索、枳壳、厚朴、木香。

（2）用于风湿关节炎红肿热痛者，如桑洛汤。

（3）用于上肢痹痛，配姜黄、当归、川芎。

（4）用于关节痹痛，屈伸不利，四肢拘挛，遇寒加剧，配威灵仙、秦艽、海风藤、桂枝等。

（5）用于颈椎病之肩背上肢麻木疼痛，配葛根、桃仁、红花、姜黄、白芥子、威灵仙、没药、陈皮、木瓜、白芍、甘草。

【现代研究】桑枝能提高淋巴细胞转化率；用桑柳汤（桑枝、柳枝、老鹳草、五加皮、当归、没药、木瓜、红花、防风）治疗慢性布氏杆菌病，获一定疗效。

三、五 加 皮

【处方用名】五加皮、南五加、北五加、香五加。

【性味归经】辛、苦、温，归肝、肾经。

【药物功效】祛风湿，强筋骨，通经络，逐痹痿，利水道。

【临床应用】该品辛、苦、温，并有芳香之气，在外散风寒之邪，在里温升肝肾之阳，为强壮性祛风湿要药。与通经药同用，则祛风除湿作用强；与强壮药同用，则强壮筋骨。故民间有"浑身软如泥，离不开五加皮"之说。常用量为5~10g。

（1）用于肝肾不足，腰膝酸软，筋骨无力者，配杜仲、牛膝、川续断、菟丝子、桑寄生等；也可单用五加皮浸酒服。

（2）用于骨折愈合不良，配骨碎补、自然铜、续断等。

（3）用于风湿关节疼痛，配秦艽、豨莶草、苍术、老鹳草，泡酒服。

（4）用于腰椎间盘突出症术后腰膝酸软无力，配丹参、粉防己、杜仲、续断、牛膝、何首乌等。

【现代研究】无梗五加皮有抗关节炎作用；对肠管及子宫均有兴奋作用。刺五加有"适应原"样作用，能增强机体对有害刺激因素的抵抗能力。对于高血糖，有降血糖作用；而在胰岛性低血糖时，又能升高血糖。有抗疲劳作用，能增强机体抗病能力；对反射性损伤有保护作用；有明显抗紧张作用。香五加有强心、镇静和利尿作用。过量能中毒。对肿瘤有抑制作用。

四、威 灵 仙

【处方用名】威灵仙、灵仙。

【性味归经】辛、咸、温，归膀胱经。

【药物功效】祛风湿，通经络，止痹痛。

【临床应用】该品味辛行散，性温通利，主入膀胱经，宣通十二经脉，有较强的祛风湿、通经络、止痹痛的作用，为治风湿痹痛的要药。既可祛在表之风，又可化在里之湿，通达经络，治全身痹痛。常用量为5~10g。治骨鲠可用至30g。该品能损真气，气弱者不宜服。忌茶、面汤。

（1）治风湿腰痛，配当归、桂心，为神效丸。

（2）用于肥大性脊柱炎和腰部劳损，威灵仙注射液于华佗夹脊穴注射，一般每次取穴2~4个，每穴注射1ml，日1次。

（3）用于腰部损伤中后期之腰部酸痛等症，配川续断、杜仲、当归、熟地黄、牛膝、白芍、桑寄生、炙甘草。水煎服，药渣热敷腰部。

（4）用于关节疼痛，日久变形，或腰腿疼痛沉重者，取威灵仙60g，酒浸3~7日，晒干研细末，炼蜜为丸（9g），每次1丸，日2次。

（5）用于跟骨骨刺之足跟痛，单味威灵仙用醋煎，熏洗患足。

（6）用于跌打损伤疼痛及风寒腰背疼痛，配大茴香、桂心、当归名神应丸。

【现代研究】威灵仙有镇痛作用；有溶解尿酸、抗利尿作用；并有抗组胺作用；醋浸液对鱼骨刺有一定的软化作用，并使局部肌肉松弛，促使骨刺脱落；煎剂能抑制革兰菌和真菌。

五、豨 莶 草

【处方用名】豨莶草。

【性味归经】辛、苦、微寒，归肝、肾经。

【药物功效】祛风湿，通经络，清热解毒。

【临床应用】该品生用，善化湿热，用于祛风湿、平肝阳较宜。酒蒸后性变甘温，用于风湿痹痛兼有腰膝酸软者较好。常于治疗脊柱疾病的方剂中加入该品。现代应用治疗高血压、尿酸性痛风及坐骨神经痛。常用量为 10~15g，该品为燥散之品，无风湿者不宜服。

（1）用于四肢麻木、疼痛，配熟地黄、制川乌、羌活、防风，名为豨莶丸。

（2）用于腰椎管狭窄症，如通督壮腰汤。

（3）用于湿热痹证，配臭梧桐、桑枝、忍冬藤、地龙、粉防己等。

（4）用于风湿痹痛损及肝肾者，配桑寄生牛膝、杜仲、菟丝子、熟地黄、木瓜、当归。

【现代研究】豨莶草有抗关节炎、降低血压及扩张血管、抗菌及抗疟作用。

六、伸 筋 草

【处方用名】伸筋草。

【性味归经】辛、苦、温，归肝、肾经。

【药物功效】祛风胜湿，通利关节，舒筋通络，健骨止痛。

【临床应用】该品常用于骨关节损伤后关节肿痛、屈伸不利及风寒湿痹之腰膝冷痛等症。常用量为 9~12g，熏洗方中多用至 30g。孕妇及出血过多者忌用。

（1）用于风寒湿痹之腰腿疼痛，配桂枝、牛膝、秦艽、细辛、当归、杜仲、防风、蜈蚣。

（2）用于损伤性关节僵硬、屈伸不利，配千年健、五加皮、制川乌、制草乌、红花、白芥子、威灵仙等。

（3）用于腰椎骨质增生及强直性脊柱炎等症，配透骨草、制川乌、忍冬藤、青风藤、红花、威灵仙、防风、乳香、没药水煎熏洗并热熨。

【现代研究】对小肠与子宫有兴奋作用；有利尿、增进尿酸排泄的作用；还能解除小儿之痉挛性尿潴留及便秘等。

七、桑 寄 生

【处方用名】桑寄生。

【性味归经】苦、甘、平，归肝、肾经。

【药物功效】祛风湿，补肝肾，强筋骨，养血安胎。

【临床应用】该品质润，能蠲血中风湿，为祛风养血之品，兼能润筋通络。尤长于补肝肾。强筋骨，为治疗肝肾不足、腰膝酸痛的要药。常用量为 10~20g。

（1）用于经常性腰痛，动则加重者，桑寄生 60g、红糖 30g，水煎服。

（2）用于腰膝关节疼痛、屈伸不利之痹证，配续断、独活、牛膝、木瓜、五加皮、伸筋草。

（3）用于肥大性脊柱炎之腰背酸痛，常在辨证的基础上加入该品。

（4）现代临床治疗高血压、血管硬化、四肢麻木，配夏枯草、生白芍、地龙、决明子。

【现代研究】桑寄生有降低血压及扩冠作用；有利尿作用；该品10%煎剂或浸剂在体外对脊

髓灰质炎病毒和其他肠道病毒有明显抑制作用（直接灭活）。

第三节 活血祛瘀类

一、鸡 血 藤

【处方用名】鸡血藤。

【性味归经】苦、微甘、温，归肝、肾经。

【药物功效】活血补血，舒筋通络。

【临床应用】该品既能活血又能补血，且有舒筋活络之功，是脊柱外科常用中药之一。也可用于骨关节损伤后期，肢体肿胀、活动不利及腰膝酸痛、筋骨麻木、风湿痹痛等症。常用量为10～15g。大剂量可用至30g。

（1）用于骨质疏松症之腰背疼痛，配骨碎补、续断、鹿角霜、鹿衔草、山药、白术、牡蛎、熟地黄。茯苓。

（2）用于强直性脊柱炎，配忍冬藤、络石藤、海风藤、青风藤、豨莶草、五加皮、蜈蚣、制川乌等。

（3）用于腰椎间盘突出症恢复阶段之下肢麻木、腰膝酸痛，配续断、杜仲、豨莶草、当归、天麻、威灵仙、狗脊等。

（4）用于腰椎管狭窄症，如通督壮腰汤。

（5）用于颈椎病之头晕目眩、颈肩臂痛等症，配天麻、钩藤、丹参、白芍、半夏、茯苓等。

【现代研究】丰城鸡血藤酊剂给大鼠灌胃，对甲醛性关节炎有显效；给大鼠注射酊剂，有镇静催眠作用；煎剂可促进肾脏及子宫的总磷代谢。昆明鸡血藤煎剂对试验动物已孕及未孕子均有兴奋作用，小剂量能增强节律性收缩，较大剂量收缩更明显，振幅明显增大。

二、牛 膝

【处方用名】牛膝、怀牛膝、淮牛膝、川牛膝。

【性味归经】苦、酸、甘、平，入肝、肾经。

【药物功效】活血通络，强筋壮骨，利尿通淋，引血下行。

【临床应用】怀牛膝细长，肉润而柔，走而能补，长于补益肝肾，强壮筋骨。凡损伤而致肝肾不足、腰膝微弱之症均可用之。川牛膝粗短而微黑，柔而枯，为通络破血下降、宣通关节之品，凡瘀血阻滞、筋脉不利诸症多用之。酒制牛膝通经络，盐制补肝肾，生用散恶血、破瘀、引血下行，故牛膝亦可作为引经药。牛膝配泽兰能利腰膝间死血。常用量为3～10g，量大者可用到30g。

（1）用于骨痿筋弱，配杜仲、萆薢、防风、菟丝子、肉桂、肉苁蓉，炼蜜为丸（《保命集方》）。

（2）用于跌打而致腰膝疼痛，配杜仲、木瓜、天麻、菟丝子、白芍、续断、当归、苏木。

（3）用于风湿所致腰痛、四肢无力，配山茱萸、肉桂，共为末，温酒送服。

（4）用于跌打损伤、肿痛或骨折瘀肿，配骨碎补、苏木、自然铜、没药、乳香。

【现代研究】该品所含昆虫变态六体激素具有较强的蛋白质合成促进作用。其醇提液对离体蛙心有抑制作用，能直接扩张蛙血管。牛膝有抗炎、镇痛及利尿作用。

三、土　鳖　虫

【处方用名】 土鳖虫、地鳖虫、土鳖、土鳖虫。

【性味归经】 咸、寒，有小毒，归肝经。

【药物功效】 破血逐瘀，续筋接骨。

【临床应用】 该品破血逐瘀之力较强，多用于急性腰肌损伤。常用量：内服煎汤为 5 ~ 10g。研末后服每次 1 ~ 1.5g。

（1）用于骨折筋伤瘀滞肿痛，可配骨碎补、桃仁、红花、乳香、没药、煅自然铜等同用。

（2）用于急性腰扭伤，可单用该品，焙干研末吞服。

（3）用于腰椎间盘突出，可配杜仲、狗脊、骨碎补、续断、桑寄生、红花、桃仁、牛膝等同用。

【现代研究】 试管内用美蓝法测得土鳖虫浸膏有抑制白血病患者白细胞的作用。但用瓦泊呼吸器法则为阴性结果。

四、泽　　兰

【处方用名】 泽兰、泽兰叶。

【性味归经】 苦、辛、微温，归肝、脾经。

【药物功效】 活血祛瘀，行气消肿。

【临床应用】 该品辛散温通，性较温和，行而不峻，能舒肝气而通经脉，具有祛瘀散结而不伤正气的特点。常用量：内服煎汤 10 ~ 15g。

（1）用于跌打损伤，瘀血肿痛，可与当归、川芎、桃仁、红花等配伍。

（2）用于胸胁痛，可与丹参、郁金、柴胡、白蒺藜等合用。

（3）用于腰腿痛，可与杜仲、狗脊、桑寄生、牛膝、木瓜配伍应用。

【现代研究】 泽兰全草制剂有强心作用；泽兰水煎剂 15 ~ 20g 给大鼠灌胃，能够对抗血小板聚集，对抗血栓形成；泽兰水提物每千克体重 2g 腹腔注射能扩张微血管管径，加快微血流速度。

五、自　然　铜

【处方用名】 自然铜、煅自然铜。

【性味归经】 辛、平，归肝经。

【药物功效】 散瘀止痛，接骨疗伤。

【临床应用】 该品为伤科要药。常用量：内服煎汤 10 ~ 15g，入散剂每次 0.3g。

（1）用于跌仆骨折，瘀血肿痛，可与当归、泽兰、赤芍、土鳖虫等药配伍。

（2）用于扭挫筋伤，瘀肿疼痛，与桃仁、红花、乳香、没药配伍同用。

（3）该品宜醋煅用。可广泛用于跌打损伤、筋伤骨折、瘀血肿痛、心气刺痛等症。

【现代研究】 该品有促进骨折愈合的作用。试验证明：含自然铜的接骨散对家兔桡骨骨折愈合有促进作用，加强其骨折愈合强度，表现为横牵力和旋转牵力加大，并促进骨痂生长，骨痂量多且较成熟。

第四节 平肝息风类

一、天 麻

【处方用名】天麻、明天麻、炜天麻。

【性味归经】甘、平，归肝经。

【药物功效】息风止痉，平肝潜阳，祛风通络，通痹止痛。

【临床应用】该品甘平质润，主入肝经，凡头晕目眩、痉挛抽搐、肢体麻木、手足不遂等一切风证，皆可应用，故有"定风草"之美称。古方中多用治风寒湿痹等症；现各种眩晕均多用之。常用量 3 ~ 10g，研末吞服，每次 1 ~ 1.5g。

（1）用于椎动脉型颈椎病，配半夏、陈皮、茯苓、钩藤、丹参、石菖蒲等。

（2）用于风寒湿痹、四肢拘挛，配秦艽、桑枝、羌活、川芎、蜈蚣。

（3）用于坐骨神经痛，配豨莶草、川牛膝、蜈蚣、防风、乌梢蛇。

（4）用于腰椎管狭窄症，如通督壮腰汤。

（5）用于落枕，配当归、川芎、羌活、乌药、葛根、白芍、甘草。

【现代研究】天麻有镇静和抗惊厥作用；有镇静作用；天麻水煎剂和注射液能增加心脑血流量，降低血管阻力及舒张外周血管；有促进胆汁分泌作用。

二、牡 蛎

【处方用名】牡蛎、生牡蛎、煅牡蛎。

【性味归经】咸、涩，微寒，归肝、胆、肾经。

【药物功效】补阴潜阳，收敛固涩，软坚散结，镇静安神。

【临床应用】该品性寒质重，能清热镇惊；味咸涩，有软坚散结收敛之功。用于骨折和创面迟缓愈合及各种创伤后期，身体软弱无力、多汗、盗汗者。刘柏龄教授常用于治疗骨质疏松症。常用量为 15 ~ 30g，先煎，收涩宜煅用，其他均生用。

（1）用于跌打损伤疼痛，如牡蛎散。

（2）用于骨质疏松症之腰背疼痛，配熟地黄。骨碎补、续断、鸡血藤、鹿衔草、补骨脂、三七。

（3）用于损伤后心悸不安、胆怯惊恐、烦躁失眠等属于肝阴不足者，配夜交藤、龙骨。远志、炒枣仁、白芍、当归等。

【现代研究】牡蛎主要含碳酸钙、磷酸钙及磷酸钙，并含镁、铝、硅、氧化铁等。所含碳酸钙具有收敛、制酸、止痛等作用。牡蛎有调节整个大脑皮质的作用。

三、蜈 蚣

【处方用名】蜈蚣。

【性味归经】辛、咸、温，有毒，归肝经。

【药物功效】息风止痉，解毒散结，通络止痛。

【临床应用】该品性善走窜，为息风止痉要药。多用于脊柱疾病诸痛症，以增强止痛之效。常用量为 1~3g，研末吞服 0.6~1g。外用适量研末或油浸敷患处。该品用量不宜过多，用时不宜过长。血虚发痉及孕妇忌用。

（1）用于腰椎管狭窄症，如通督壮腰汤。

（2）用于致密性骶髂关节炎，配当归、川芎、茯苓、苏木、天麻、没药、忍冬藤、海风藤、豨莶草。

（3）用于强直性脊柱炎，配忍冬藤、鸡血藤、络石藤、青风藤、海风藤、豨莶草、伸筋草、杜仲、狗脊等。

（4）用于顽固性风湿痹痛，配全蝎、穿山甲、当归、鸡血藤。

【现代研究】蜈蚣有镇静、抗惊厥及降低血压的作用；能抑制结核杆菌和皮肤真菌，对肝癌细胞有抑制作用。

第五节　补　益　类

一、熟　地　黄

【处方用名】熟地黄、大熟地、熟地、熟地炭
【性味归经】甘、微温，归心、肝、肾经。
【药物功效】养血滋阴，补精益髓。
【临床应用】该品甘温味厚，质地柔润，既补精血，又益肝肾，为骨伤科常用的补益肝肾之药，补阴诸方中均以该品为主药。常用量为 10~30g。宜与健脾胃药如砂仁、陈皮等同用。

（1）用于骨质疏松症，配骨碎补、续断、鸡血藤、牡蛎、陈皮等。

（2）用于坐骨神经痛，配桂枝、没药、牛膝、白术、郁金、地骨皮、生姜、甘草、生茶叶、茄子花、公鸡 1 只。将上药用纱布包好和公鸡一起入砂锅中，加水淹没为度，用火煮熟，食肉喝汤。

（3）用于损伤后气虚血滞证，配党参、香附。

（4）用于骨质增生，配肉苁蓉、骨碎补、鹿衔草、鸡血藤、淫羊藿、莱菔子（骨质增生丸）。

【现代研究】熟地黄含地黄素、甘露醇、维生素 A 类物质，有强心、利尿、降低血糖、抗过敏及抗炎作用。

二、狗　脊

【处方用名】狗脊、金毛狗脊、生狗脊制狗脊。
【性味归经】苦、甘、温，归肝、肾经。
【药物功效】补肝肾，强腰膝，祛风湿，利关节，镇疼痛。
【临床应用】该品苦能燥湿，甘能养血，温能益气，有温而不燥、补而能走、走而不泄的特点。对肝肾不足兼风寒湿邪之腰脊强痛、不能俯仰、足膝软弱最为适宜，为治疗脊柱疾病常用药物。该品补肾之功不及续断，祛风湿作用则较续断为优。近代临床多以该品与补肝肾、祛风湿、通血脉药物同用，治疗脊椎骨关节炎、脊髓病、压缩性骨折后遗症等。常用量为 10~15g。

（1）用于腰椎损伤后遗症，腰不能伸，配骨碎补、龙骨、续断、牛膝、没药、乳香、白术。

（2）用于坐骨神经痛，配牛膝、木瓜、杜仲、薏苡仁、制川乌，泡酒内服。

（3）用于腰膝软弱胀痛、时轻时重，配秦艽、海桐皮、川芎、木瓜、五加皮等，泡酒喝。

（4）用于强直性脊柱炎，腰背僵硬、屈伸不利，配续断、杜仲、牛膝、海风藤、桑枝、木瓜、秦艽、熟地黄、桂枝、当归。

【现代研究】 狗脊含绵马酸及淀粉约30％，甲醛提取物水解产生山萘醇。有强筋骨、抗风湿作用。

三、续　　断

【处方用名】 续断、川续断。

【性味归经】 苦、甘、辛、微温，归肝、肾经。

【药物功效】 补肝肾，行血脉，续筋骨，活血止痛。

【临床应用】 该品具有补而不宣、行而不泄的特点，为骨伤科常用药物。用治疗腰腿脚弱，有补而不滞、行中有止之效；用治软组织损伤的早、晚期关节疼痛、软弱无力，有通利关节、接骨续筋之效，又可通行血癌。常用量10～20g。

（1）用于一切筋骨关节酸软疼痛，配丹参、千年健、伸筋草、海桐皮、五加皮等。

（2）用于腰膝酸痛无力，配牛膝、补骨脂、杜仲、木瓜等，为蜜丸（《扶春精方》）。

（3）用于肥大性脊柱炎，配熟地黄、鹿衔草、骨碎补、威灵仙、鸡血藤等。

【现代研究】 续断含续断碱、挥发油、维生素E等，对痈疡有排脓、止血、镇痛、促进组织再生的作用。

四、杜　　仲

【处方用名】 杜仲、厚杜仲、绵杜仲、炒杜仲、焦杜仲。

【性味归经】 甘、温，归肝、肾经。

【药物功效】 补肝肾，强筋骨，固胎元。

【临床应用】 肝主筋，肾主骨，肾充则骨强，肝充则筋健。脊柱乃筋骨聚集之处，筋骨病变繁多，因而该品乃治疗各种脊柱病变之要药。《神农本草经》云："主腰脊痛，补中益精气，坚筋骨，强志。"另外，凡腰腿部创伤、骨折后期筋骨无力及损伤后遗症均可用之。妙用治疗损伤性胎动不安或习惯性流产。常用量10～15g。

（1）用于颈椎病之头目眩晕等症，配白芍、石决明、天麻、钩藤、半夏、茯苓等。

（2）用于外伤劳损腰腿痛及跌打损伤、瘀阻作痛，配当归、赤芍、乌药、延胡索、牡丹皮、桃仁、续断、红花，水煎服（《伤科补要》）。

（3）用于腰椎管狭窄症、腰椎间盘突出症等，如通督壮腰汤。

（4）用于关节韧带软弱无力，配儿茶、五加皮、续断、松节、海桐皮等外敷。

【现代研究】 该品有降低血压、扩张血管、降低胆固醇的作用，其煎剂对家兔离体心脏有明显加强作用；有镇静、镇痛及抗炎作用；有利尿作用；能提高网状内皮系统的吞噬作用；能使收缩状态的子宫恢复正常。

五、骨　碎　补

【处方用名】 骨碎补、猴姜、毛姜、骨碎补。

【性味归经】苦、温，归肝、肾经。

【药物功效】补肾强筋续骨，祛风活血止痛。

【临床应用】该品苦温性降，既能补肾，又能收浮阳，还能活血。常用于各类骨折、筋伤、骨质增生、肾虚腰痛等症，为治疗脊柱疾病之要药。常用量 10～20g。阴虚内热及无瘀血者不宜服。

（1）用于肾虚腰痛，配补骨脂、牛膝、胡桃仁等（《太平圣惠方》）。

（2）用于颈椎病、腰椎病、跟骨骨刺等，配熟地黄、肉苁蓉、鹿衔草、鸡血藤、淫羊藿、莱菔子，即骨质增生丸。

（3）用于骨质增生症之腰背酸痛，配熟地黄、牡蛎、续断、鹿衔草、山药等。

（4）用于腰椎管狭窄症，如通督壮腰汤。

（5）用于肌肉韧带伤及闭合性骨折，配大黄、续断、当归、乳香、没药、土鳖虫、血竭、硼砂、自然铜，研末外敷，即接骨散。

【现代研究】该品含橙皮苷、淀粉及葡萄糖，在试管内能抑制葡萄球菌生长。

六、山茱萸

【处方用名】山茱萸、山茱萸、枣皮、酒制山茱萸、酒枣皮。

【性味归经】酸、微温，归肝、肾经。

【药物功效】补益肝肾，强筋壮骨，涩精固脱。

【临床应用】该品质润不燥，补涩俱备，标本兼顾，为平补肝肾阴阳之要药。常用量为10～20g。

（1）用于肝肾亏虚、头晕目眩、腰膝酸痛、阳痿等证。

（2）用于坐骨神经痛，配乳香、没药、牛膝、当归、丹参。

（3）用于损伤所致肾气不足、腰膝酸痛、足痛、梦遗滑精、自汗盗汗，配熟地黄、山药、牡丹皮、茯苓、泽泻、黄柏、知母，入知柏地黄丸，或加锁阳、龟甲、牛膝，疗效益著。

（4）用于寒性腰痛，配川牛膝、桂心，捣为细末，每于食前温酒调服（《太平圣惠方》）。

【现代研究】该品有升血压、降血糖和抗凝血作用；煎剂对痢疾杆菌、金黄色葡萄球菌、伤寒杆菌、某些皮肤真菌有抑制作用；对因化疗及放疗所致的白细胞下降，有使其升高的作用。